명문가의 장수비결

명문가의 장수비결

초판 1쇄 인쇄 2011년 1월 20일
초판 2쇄 발행 2011년 3월 10일

지은이 정지천
펴낸이 김영범
펴낸곳 토트 · (주)북새통

기획·편집 신종호
마케팅 김병국, 추미선, 이선호
관리 최보현, 남재희

디자인 아르떼203

출판등록 2009년 3월 19일 제 315-2009-000018호
주소 서울시 마포구 서교동 464-59 서강빌딩 6층
대표전화 02)338-0117 **팩스** 02)338-7161
이메일 thothmedia@booksetong.com

ISBN 978-89-94702-03-2　03510

- 책값은 뒤표지에 있습니다.
- 잘못된 책은 바꿔드립니다.

조선시대 명문가의 건강비책

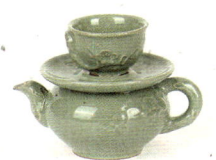

명문가의 장수비결

정지천 (동국대 한의학과 교수) 지음

머리말

　동서고금을 막론하고 무병장수는 모든 사람들의 소망입니다. 그러나 진시황 같은 역사상 최고의 권력자도 장생불멸은커녕 고희(古稀 : 70세) 근처에도 이르지 못한 채 생을 마감하고 말았듯이 많은 사람들이 장수하려 수단과 방법을 가리지 않고 애를 썼지만 허사였습니다.

　초고령 사회에 접어든 근래에도 여러 분야의 많은 학자들이 노화를 조절하거나 예방할 수 있는 방법을 찾고자 연구를 거듭하고 있습니다. 필자도 한의과대학의 임상 교수가 된 이래 성인병, 노인병 환자를 진료하면서 노화로 인해 발생하는 질병을 치료하고 노화를 억제할 수 있는 처방을 찾는 것을 주된 연구 과제로 삼고 있습니다. 특히 우리나라와 중국의 궁중에서 전해 오는 건강법과 장수법에 대하여 깊은 관심을 가지고 연구해 왔습니다.

　필자는 MBC 라디오 「건강한 아침」의 '옛날 옛적에' 코너를 통해 조선시대 왕실의 질병과 건강관리에 대한 내용을 2년 동안 방송하면서 우선 〈조선시대 왕들은 어떻게 병을 고쳤을까?〉를 출간한 바 있습니다.

　조선시대 왕들은 왕의 건강과 장수를 위해 당대 최고의 명의들이 최고의 진찰에다 최상급의 음식과 약으로 돌보았지만, 왕이라는 특수한 신분에다 그에 따른 부담과 장애들로 인한 스트레스 때문에 천수를 누린 경우가 매우 드물었습니다.

그랬기에 선비들의 건강과 장수비결은 어떠했는지에 대한 관심이 생겨 자료를 찾아보게 되었고, MBC 라디오「건강한 아침」의 '역사 속의 한의학', KBS 라디오「뉴스와이드」의 '선조들의 건강법',「건강플러스」의 '조상들의 건강법' 코너를 통해 일부 소개한 바 있습니다. 그러면서 청취자들의 관심이 뜻밖으로 많은 것을 알고 본격적으로 원고 집필에 매달려 이제 출간을 하게 되었습니다.

필자는 성인병, 노인병을 진료하고 노화를 억제시키는데 '신장腎臟의 정기精氣'를 중시하고 있습니다. 신장의 정기는 원기元氣의 근본으로써 인체의 생장, 발육, 생식, 노화의 모든 과정에 결정적인 작용을 하고 있습니다. 그러므로 신장이 강해야 인체는 제 구실을 할 수 있으며 왕성한 육체적, 정신적 활동을 해 나갈 수 있고, 반면에 신장의 기가 약하면 성인병에 잘 걸리고 노화가 빨리 진행됩니다. 그러니 건강, 장수의 가장 기본적인 조건이 바로 신장의 정기가 강한 체질을 물려받는 것이라고 하겠습니다.

조선시대에는 평균 수명이 40세가 되지 않았기에 회갑을 맞이하는 경우가 흔치 않았으며 심지어 70~80세를 넘긴다는 것은 대단히 드문 일이었습니다. 그러므로 자손이 번성하며 대대로 장수를 누려온 명문 집안이라면 신장의 정기가 강한 체질을 대물림해 왔을 것으로 짐작되고, 아울러 신장의 정기를 보존할 수 있는 비결이 있었을 것입니다. 그런데 명문 집안들 중에서 특히 건강하게 장수한 분들이 많은 집안을 선정하는데 애를 먹었습니다. 개인의 건강법이나 집안에 내려오는 건강법을 찾기 위해 역사서, 전기문 등에 나오는 단편적인 일화까지도 찾아내려고 노력하였지만 자료가 부족했기 때문입니다. 그러한 관계로 우선 수집이 된 집안을 먼저 선택하여 이번에 책으로 펴내게 되었습니다.

　이 책을 읽고 명문 집안의 건강비결을 따라 할 경우에 건강 장수의 길이 그리 멀리 있지 않다는 것을 느끼게 될 것입니다. 물론 옛 선비들은 기본적으로 한의학에 대한 식견이 풍부했기에 자신의 체질에 맞는 양생법을 찾아서 부단히 실천하였던 것이고, 그래서 장수할 수 있었던 것이라고 생각합니다.

　그렇다면 옛날에는 없었던 온갖 공해와 환경호르몬, 각종 인플루엔자, 유해색소 첨가 식품, 유전자 변형 식품 등으로부터 건강을 위협받고 있는 요즘의 실정에서는 더더욱 자신의 체질에 적합한 건강법을 마련해야 하지 않겠습니까? 나아가 중병에 걸리고 나서 의사나 한의사를 찾을 것이 아니라 질병이 오기 전에 예방하는 지혜를 가지려면 평소 생활 건강에 대한 관심과 노력이 반드시 필요합니다.

　끝으로 부족함이 많은 원고를 책으로 펴내는데 많은 도움을 주신 토트 출판사의 편집부, 한약재 사진을 제공해 주신 우석대학교 한의과대학 주영승 교수님, 꼼꼼하게 교정을 보아 주신 대구한의대학교 신현철 교수님, 한방내과 전문의 조은영 선생님께 감사드리며, 지도해 주시고 격려해 주신 많은 분들께 고마움을 전합니다. 아울러 이 책이 건강 장수를 바라는 많은 분들에게 도움이 되기를 바라는 마음 간절합니다.

2011년 새해
東岳 연구실에서 鄭 智 天

차례

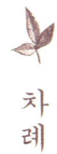

머리말 5

명문가의 장수비결 11
명문가 선비들이 건강하고 장수했던 이유 16
장수에 결정적인 영향을 끼치는 변수 20

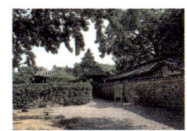

제1부 명문가의 장수비결

여주 이씨 이익 집안
소식과 콩 식품 먹기로 생활습관병을 예방하라 33

나주 정씨 정약용 집안
남성 갱년기에 현명하게 대처하라 47

연안 이씨 이정구 집안
계일정을 보며 지나침을 경계하라 69

배천 조씨 조헌 집안
노동하고 의지를 굳건히 하며 양탕으로 정기를 길러라 85

경주 김씨 김정희 집안
종교 생활을 하고 녹차를 즐겨 마셔 성인병을 예방하라 99

경주 이씨 이항복 집안
유머를 가져라 115

반남 박씨 박지원 집안
빈둥거림으로 몸을 다스려라 127

달성 서씨 서유구 집안
약주와 고구마로 건강을 다스려라 143

해남 윤씨 윤선도 집안
자연과 더불어 살며 음악으로 마음을 다스려라 163

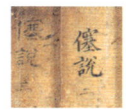

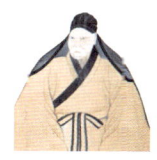

진성 이씨 이황 집안
'활인심방活人心方'을 실천해서 장수의 틀을 만들라 179

초계 정씨 정온 집안
의지를 굳건히 하고 고사리로 기막힘을 다스려라 207

은진 송씨 우암 송시열 집안
구기자로 노화를 방지하라 221

은진 송씨 송준길 집안
한의학 공부로 질병을 예방하고, 요리법을 전수하라 243

양천 허씨 허목 집안
인내하고 절제하며 18훈계를 따르다 259

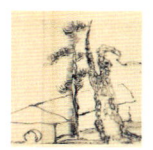

양천 허씨 허엽 집안
음식을 비롯한 양생법을 공부하고 실천하라 271

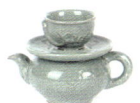

제2부 왕과 영웅들의 장수비결

영조의 장수 비결 295
건륭황제의 장수비결 303
공자의 장수 비결 312
자희태후의 장수 비결 318
무측천의 장수 비결 325
소식의 양생 비결 332

나오는 말 343
참고문헌 350

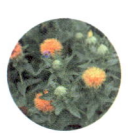 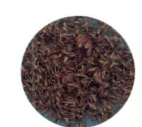 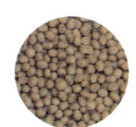

9

명문가의 장수비결

몇 백 년을 이어오는 경문가는 선비정신의 전통을 지키면서 수많은 인물들을 배출해 왔는데, 그에 걸맞게 건강, 장수도 내림으로 이어받은 것 같다. 장수의 가장 큰 요인은 쉽게 말해 건강하고 장수하는 유전자를 부모에게 이어받았기 때문이다.

현대인들도 금연, 절주, 규칙적인 운동, 절제하는 식생활 등 바람직한 생활습관을 가진 부모의 신체조건을 이어받은 자녀는 가족력 질환에 걸릴 가능성이 많이 줄어든다.

 신장의 기운이 건강과 장수의 핵심

선천품부先天稟賦는 쉽게 말해 부모에게 이어 받은 건강인자라고 생각하면 되는데, 선천품부가 좋으면 음양이 조화로워 건강하고 수명이 길다. 반대로 선천품부가 나쁘면 신체가 허약하고 수명이 짧다. 그런데 이 선천품부의 근본 기운은 신장이다. 그러므로 장수자가 많은 명문 집안은 당연히 신장이 강한 집안이라고 할 수 있다.

신장의 기가 왕성하면 생장·발육이 왕성하여 신체가 건장해지고 성기능도 좋지만, 신장 기운이 쇠퇴하면 기력이 쇠약해지고 정력이 감퇴하며 뇌졸중, 치매, 당뇨병, 골다공증 등의 성인병에 걸리고 빨리 늙는다.

　신장이 강한 사람의 특징은 나이가 들어도 허리가 튼튼하고 다리 힘이 강해서 항상 잘 걷고 계단 오르기나 등산을 잘 한다. 허리에도 별로 통증을 느끼지 않는다. 60세가 넘어도 기억력이 좋아 잘 잊어버리지 않고 업무 처리가 정확하다. 70세가 지나서도 눈이 밝아 늘 책을 읽는다. 머리카락도 오래도록 검은 빛을 유지하고 머리숱도 많다. 소변은 자주 보지 않으며 굵고 세찬 오줌 줄기를 내보내 소리가 유난히 크고, 성기능이 강해 부부 생활도 원만해서 슬하에 자녀도 많다. 중병을 별로 앓지 않고, 치아도 튼튼하여 음식을 먹는 데도 문제가 없다. 그리고 나이보다 확실히 동안인 사람이 많다.

　이렇게 신장 하나만 좋아도 신체 여러 부위가 좋아지는데, 이것은 신장의 역할이 그만큼 매우 넓고 중요하다는 것을 의미한다.

　한의학에서 신장은 콩팥Kidney뿐만 아니라 부신, 고환을 포함한 비뇨생식기 전부와 성 호르몬을 비롯한 각종 호르몬을 모두 합한 개념이다. 그래서 방광, 뇌, 허리, 생식기, 뼈, 치아, 귀, 머리카락 등까지 신장의 정기를 받아야만 정상적으로 기능을 유지하는 부위를 '신장 계통'으로 분류한다. 두뇌가 총명한 것도, 뼈대가 튼튼한 것도 실은 신장의 정기가 충만하기 때문이다.

　최근 흥미로운 연구 결과가 발표되었는데, 지능지수가 높은 남자일수록 건강한 정자의 숫자가 많다는 것이다. 미국 뉴멕시코대학 진화심리학자 제프리 밀러 교수팀은 베트남 참전군인 400명의 지능을 테스트하고 정자 샘플을 받아 분석하였는데, 지능지수가 높을수록 건강한 정자가 더 많은 반면 지능지수가 낮은 남자일수록 정자 숫자가 적고 건강도도 떨어졌다고 한다. 신장과 신장 계통의 연결을 짐작할 수 있는 실험 결과다.

신장이 약하면 그 증상 또한 여러 가지다. 어지럽고 쉽게 피로해지거나 몸이 붓고 치아가 흔들리거나 새벽에 설사가 오래 지속되기도 한다. 폐나 기관지에 이상이 없는데도 숨이 차게 된다. 그리고 신장염, 신부전, 당뇨병, 갑상선, 전립선 질환 등이 오기 쉽고, 고혈압이나 중풍도 잘 생긴다. 방광의 힘이 약해져서 소변을 찔끔거리고 화장실도 자주 가게 되는데 특히 밤에 심하다. 뇌의 기능이 약해져서 건망증이 생기고 치매가 나타나게 된다. 뼈가 약해져서 골다공증이 생기고, 허리가 약해져서 '신허腎虛 요통'이 생긴다. 이 통증은 특별한 원인이 없이 몸이 뻐근하면서 기분 나쁘게 아프다. 다리에 힘이 없고 심하면 무릎이 시큰거리는 것이 특징이다. 또 귀에서 매미 우는 듯한 소리가 나거나 멍멍해져서 잘 들리지 않게 되고, 머리카락이 희어지고 잘 빠진다.

🌿 신장은 우리 몸의 멀티 플레이어

멀티 플레이어란 여러 가지 기능을 모두 감당하는 사람을 가리킬 때 쓰는 말이다. 그런데 우리 몸에서 신장이 바로 그런 역할을 한다. 우리 몸의 정기는 음기와 양기로 구성되는데 이 근본이 신장이므로, 다른 장부는 신장으로부터 음기와 양기를 공급받아야 제 구실을 할 수 있기 때문이다. 그래서 신장은 인체 전반에 걸쳐 영향을 끼친다. 이것은 호르몬이 신장 계통으로 분류되는 것으로 설명할 수도 있다. 호르몬은 인체의 모든 생리작용에 관여하고 있다.

우리 몸은 장臟과 부腑가 별도로 작용하는 것이 아니고 서로 짝이 되어 조화를 이루게 되어 있다. 일반적으로 우리 몸은 '5장 6부'로 되어 있다고 알고 있지만 실은 '6장 6부'가 되어야 한다. 그래서 한의학에서는 간장, 심장, 비장, 폐장, 신장의 5장과 담낭(쓸개), 소장, 위장, 대장, 방광, 삼초三焦의 6부에 '명문命門'이라는 장이 하나 더 있는 것으로 인식한다.

명문과 삼초는 짝이 되는 부부 장부로서 둘 다 형체가 없는 기관이다. 삼초는 전신에 기氣를 통행시키는 작용을 하고, 명문은 신장의 양기를 주관하여 삼초가 활동할 수 있게 열에너지를 공급한다.

명문이 제 역할을 하느냐 못 하느냐에 목숨이 달려 있기에 글자 그대로 '생명의 문'인 것이다. 명문은 우신右腎이라고도 하여 신장에 포함시켜 하나로 보기도 해서 5장이라고 하는 것이다.

서양의학적으로 보면 명문은 부신 호르몬, 삼초는 자율신경에 해당되는 것으로 알려져 있다. 명문과 삼초의 기는 맥으로 진단할 수 있는데, 한의사들은 목숨이 위태로운 상태의 중환자의 명문 맥을 짚어보고 예후를 판단한다.

이럴 때 신장 기운이 약해진다

당연한 말이지만 부모의 신장 기운이 충실해야 아기도 신장 기운이 튼튼하게 태어날 수 있다. 그러나 부모의 신장 기운이 약하면 신장이 허약한 체질을 그대로 물려받게 된다. 또 나이가 들면서 신장이 쇠약해지게 된다. 찬바람이나 건조한 기후 또는 습기에 오래 노출된 경우, 두려움·무서움·공포감을 많이 느낀 경우에도 신장이 약해진다. 또한 과로하거나 성생활을 과다하게 하거나, 오래도록 만성 질환을 앓아도 신장이 허약해진다. 특히, 신장은 사계절 가운데 겨울철과 연계가 되는데 차고 건조한 날씨에 무리하게 생활하면 신장이 쉽게 허약해진다. 그러므로 겨울에는 과로하지 않고 신장의 정기를 잘 갈무리해야 하며, 그래야 봄이 되어 춘곤증에 걸리지 않게 된다.

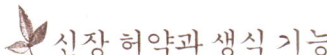
신장 허약과 생식 기능

한의학에서는 남성의 음경을 '외신外腎'이라 하고 음낭을 '신자腎子'라고 하여 신장에 포함시키고 있다. 그래서 신장이 허약하면 생식기의 기능도 약해져 남녀 모두 성기능이 떨어지거나 의욕이 없어지고, 불감증이나 불임증이 되기도 한다.

신장이 허약한 남성에게서는 정액을 저절로 흘리는 '유정遺精'이나 '조루무漏' 등이 생기며, 여성에게서는 월경 장애가 나타나서 월경 량이 확 줄거나 혹은 쏟아지듯이 많이 나오게 되기도 한다. 또 신장이 허약한 여성은 자궁도 약하므로 임신할 경우 태가 부실해서 출혈이 있기도 하고, 습관성 유산(활태, 滑胎 : 태가 미끄러워 떨어진다는 의미)이 되기 쉽다.

사상 체질 가운데 소양인은 선천적으로 신장이 약한 체질로서 성기능이 약한 편인데, 소양인 여자는 임신이 잘 되지 않을 뿐만 아니라 임신이 되더라도 유지가 힘들다.

명문가 선비들이 건강하고 장수했던 이유

명문 집안의 선비들은 '가문'이라는 든든한 배경을 가지고 있었다. 재력도 뒷받침이 됐기 때문에 집안 특유의 건강 음식과 약주가 있는 등 일반 사람들에 비해서 여러 가지로 건강하고 오래 살 수 있는 밑바탕이 갖춰져 있었으며, 학문을 닦으면서 의학 지식도 같이 습득해서 자신과 주변 사람의 건강을 돌볼 수 있는 능력을 갖추고 있었다. 이밖에도 여러 요인들이 있는데, 아주 간략하게 살펴보고 넘어가겠다. 여기서 살펴보는 것들이 책 전체를 이해하는 데 큰 도움을 주기 때문이다.

가문 의식과 가문의 영향력

명문세족으로서의 부귀를 누리는 사람들은 가문에 대한 강한 귀속 의식을 가지고 있었다. 그들이 그러한 지위를 누릴 수 있었던 이유는, 그들 개개인이 관직생활에서나 학문적으로 이룩한 업적 때문만은 아니었기 때문이다.

조선 후기로 갈수록 관리 임용 및 임용 후의 인사관리 문제에 있어서, 개인의 능력이나 노력 내지는 그 노력의 성과보다는 오히려 그가 어떤 가문에 속하는 지가 훨씬 더 큰 비중으로 작용했다. 문과에 급제했다는 사실 하나만으로는 관계 및 사회에서의 성공을 보장받는 데 충분하지 못했다. 문과 급제 위에 '명문가 출신'이라는 요건이 첨가되어야 출세할 수 있었다. 심지어 좋은 가문의 출신자는 문과를 거치지 않고도 얼마든지 출사할 기회가 있었으며, 출사 후의 승진이나 출세에 있어서도 가문의 배경이 미약한 집안의 문과 출신자보다는 훨씬 유리한 위치에 있었다.

그것은 신분제도 및 문벌의식이니 하는 것들이 후기로 갈수록 더욱 강해졌으며, 그에 따라 정치 및 사회 각 영역에서의 영향력도 더욱 커졌기 때문이다. 그랬기 때문에 가문에 대한 소속감과 자부심이 남다를 수밖에 없었다.

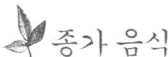
종가 음식

우리 민족은 아무리 가난해도 제사 음식만은 정성을 다해 예법에서 규정한 대로 치러야 했다. 그런 가운데 각 지방에서만 나는 물산의 특색이나 각 집안의 비방에 의해 집안마다 고유의 제사 음식이 전해 내려오게 되었다. 또한 궁중 음식 중 일부가 사대부가로 전해져 종가 음식으로 계속 이어지고 있기도 하다. 특히 왕비나 부마를 배출한 집안에서는 궁중과 교류가 많기 때문에 궁중 음식 중 많은 부분이 사대부가에 전해질 수 있었다.

양반 집안에서는 대부분 집에서 술을 빚었다. 술은 제사를 치르고 손님을 대접하는 데에 필수였기 때문에 이 역시 집안마다 전해 내려오는 술이 있는데 대개 청주淸酒나 약주藥酒였다.

농가에서도 고달픈 농사 중에 힘을 내고 시름을 잊고자 농주農酒를 빚었다. 농주는 탁주濁酒라고도 불리는데, 요즘 그 맛과 효능이 재발견되어 한창 인기를 누리고 있는 '막걸리'이다.

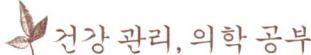
건강 관리, 의학 공부

과거에 급제하고 벼슬길에 올라, 조정 일에 정신없던 대신이 어떻게 질병과 약을 알아 처방을 할 수 있었을까? 그것은 미수 선생을 비롯하여 상당수가 유학자이면서 의사인 '유의儒醫'였기 때문이다.

임진왜란 때의 명재상이었던 '서애 유성룡' 선생도 퇴임 후에 고향인 안동에 내려가 대민 의료봉사를 실시했고, 〈침구요결鍼灸要訣〉과 〈의학변증지남醫學辨證指南〉이라는 의서를 저술했다. 서애 선생은 사실상 한의사였다. '다산 정약용' 선생도 다방면에 뛰어난 천재였으며, 의학에도 정통하여 〈마과회통麻科會通〉이라는 의서를 저술했다.

이밖에도 많은 유학자들이 의학에도 조예가 깊었는데, 사실은 조선시대에 유학을 공부한 선비들 대부분이 기본적으로 〈의학입문醫學入門〉이라는 의서 정도는 공부해서 한의학에 대한 기본적인 식견을 가지고 있었다. 〈의학입문〉은 의학에 처음 입문하는 사람들을 위해 지어진 책이지만 단순한 입문서가 아니라 기초 이론과 생리, 병리, 진단, 약물을 비롯하여 내과, 외과, 부인과, 소아과, 피부과 등의 각종 질병의 병인과 치료법이 있는 종합 임상 의서이다.

명나라의 유학자이자 한의사인 '이천李梴'이 저술했는데, 유학적인 수양론修養論과 양성론養性論이 많고, 한시체漢詩體로 되어 있어 선비들이 공부하기에 편리한 책이었다. 그랬기에 선비들은 오래 공부에 시달리면서도 건강을 돌볼 수 있었고, 자신의 질병은 물론이고 가족들의 질병을 직접 치료하고 예방할 수 있었다.

중산층 이상의 선비 집안에서는 약장을 많이 사용하였다. 동네마다 의원이 귀해서 갑자기 환자가 생기면 낭패를 당하는 경우가 많았는데, 유의 집안에선 중병이 아닌 경우에는 집안 어른이 한약을 지어주었다. 그래서 평소에 한약재를 상비해 둬야 했기에 약장이 반드시 필요했던 것이다. 특히 허준 선생의 〈동의보감東醫寶鑑〉이 편찬되어 나오면서 약장은 선비 집안의 필수 목가구가 되었다. 선비들이 당쟁으로 유배를 떠날 때도 반드시 지참해 갔던 물건이 바로 약장이었다고 한다.

장수에 결정적인 영향을 끼치는 변수

조선시대의 선비들이 건강, 장수에 큰 영향을 받는 조건이 몇 가지 있었다. 명문 집안에서 태어나더라도 이런 변수에서 나쁜 영향을 받으면 건강에 타격을 받을 수밖에 없었다. 바로 혼인과 성생활, 삼년상, 과거공부, 벼슬살이 그리고 귀양(유배) 등이다. 이런 요소는 요즘과 달리 조선시대의 특성이었기 때문에 읽어두면 재밌을 것이다.

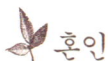 혼인

조선시대에는 요즘에 비해 상당히 빠른 나이(15~18세)에 혼인했다. 그런데 어린 나이에 성생활을 시작하는 것은 건강상에 문제가 될 수 있다. 정精이 미숙한 상태에서 성생활을 하면 '방로상房勞傷'을 일으켜 정기신精氣神에 병을 일으킬 수 있기 때문이다.

연소하여 장성하지 않은 시기는 정기가 충만하지 못해서 장부臟腑가 취약하다. 그런데 이 상태에서 성생활을 일찍 알아서 정욕이 좇는 대로 몰입해 자제하지 못하면, 정기가 최고로 왕성한 시기에 이르지 못하게 되고 병에도 걸린다.

한의학에서는 정精을 보존하기 위해 너무 일찍 혼인하지 말라고 했다. 어린 나이에 성생활로 인해 정精을 소모하는 것이 건강에 이상을 초래할 수 있기 때문이다.

양나라의 명의 도홍경(陶弘景, 456~536)은 "일찍 결혼하여 정을 사용함이 과하면 기혈氣血이 부족해진다."라고 하였고, 명나라의 명의 공정현(龔廷賢, 1522~1619)은 "남자가 파양破陽이 너무 이르면 정기가 손상되고, 여자가 파음破陰이 너무 이르면 혈맥이 손상된다."고 하였다.

그렇다면 적절한 결혼 연령은 얼마일까? 이는 한의학의 최고 원전인 〈황제내경黃帝內經〉을 참고하자.

'여자는 21세에 신기腎氣가 균형이 잡혀 사랑니가 생기며 최고로 발육이 되고, 28세에 근골이 견실해지고 모발이 풍성하게 자라고 신체가 장대해진다. 남자는 24세에 신기가 균형이 잡혀 근골이 단단해지고 사랑니가 생기며 최고로 발육이 되고, 32세에 근골이 융성하며 기육肌肉이 장대해진다.'라고 하였다.

이에 따르면 가장 적절한 결혼 연령으로 여자는 21~28세, 남자는 24~32세 사이가 된다고 볼 수 있다.

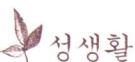 성생활

조선시대 양반들은 대부분 정실부인 외에 첩실을 두었고, 관리가 되어 외직으로 부임해 가는 경우에는 관기들이 있었기에 마음만 먹으면 언제든지 성생활이 가능했다. 특히 요즘처럼 다양한 놀이문화가 발달하지 않았기에 자칫하면 성생활이 지나칠 수 있었다.

본래 선천적으로 허약하거나, 오래 병을 앓아 쇠약해졌거나 혹은 중병에 걸려 완전히 회복되지 않은 상태에서는 성생활을 하지 않아야 하는데도 불구하고 성생활을 강행하면 정기가 지탱하지 못하여 허증의 증상들이 벌떼처럼 일어나게 된다. 또한 노년기가 되면 힘이 미치지 못하는데, 절제함을 알지 못하면 정기가 허손해지고 음양이 균형을 잃게 된다.

성에 마음을 뺏겨 버리면 정精이 속에서 고갈되어, 나중에는 일시적으로 성욕이나 성기능을 항진시키는 작용을 하는 최음제의 힘을 빌리는 경우도 적지 않았다. 최음제를 동양에서는 춘약春藥 혹은 장양약壯陽藥, 미약媚藥, 비약秘藥이라고 하는데 건강, 장수에는 도움이 되지 않는 약이다.

한의학에서 성기능의 핵심은 열에너지이므로 춘약은 열성으로써 불火기운, 즉 양기를 넣어주는 것이다. 춘약으로는 열성이 아주 강한 부자附子, 음양곽淫羊藿, 양기석陽起石, 유황硫黃 등이 대표적이다.

이러한 춘약을 남용하면 여러 가지 질병이 유발되고, 나아가 요절하게 된다. 일시적으로 불을 붙여주는 작용으로 성교가 과도해져서 정기가 많이 손상되기 때문이다. 특히 춘약의 건조한 성질이 극에 달하여 조독燥毒이 되어 열을 일으키므로 몸속의 진액을 말려버리기 때문에 정수精髓가 고갈되어 버린다.

그렇다고 아예 성생활을 하지 않는 것도 문제가 된다. 성욕이 있는데 이를 적절히 해소하지 못하고 아침저녁으로 생각만 하면, 정신이 안에서 지켜지지 못해서 몽정이나 수음으로 정을 내보내게 된다. 그러면 음욕으로 정이 상하고 사려과용思慮過用하여 신神으로 말미암아 정기가 상하게 된다.

요즘 청년 남성들에게 전립선염이, 중·노년 남성들에게 전립선비대증이 많이 발생하는데 이는 성생활 부족이 큰 요인으로 작용한다.

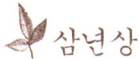 삼년상

　삼년상은 공자가 〈예기禮記〉에서 삼년상을 행하는 이유를 "자식이 태어난 지 3년이 된 뒤에라야 비로소 부모의 품을 떠나는 것이다. 대체로 삼년상은 천하의 공통된 법이다."고 한데서 유래했다. 실제로는 만 2년이다. 삼년상을 지내는 동안에는 벼슬도 내놓고, 부부 관계도 멀리 했다. 아침저녁 문안으로 밥을 지어 올리며 고기도 먹지 않고 지내느라 건강을 상하는 경우가 많았다.

　퇴계의 손자인 안도와 순도는 아버지인 준이 사망하고 시묘를 하는 동안에 건강을 크게 해쳐, 다음 해에 각각 44세와 31세의 젊은 나이로 죽고 말았다. 양자로 들어간 경우에는 생부, 생모와 양부, 양모의 삼년상을 모두 치러야 했기에 더욱 힘들었을 것이다.

　경우에 따라 벼슬살이와 피 말리는 당쟁에서 오는 스트레스에 술과 기름진 음식, 여색 등으로 지친 마음과 몸을 추스르는 휴식기간이 되기도 했을 것이다. 하지만 부모를 잃은 슬픔이 큰 상황에서, 먹는 것도 예전과 같지 않기 때문에 삼년상은 건강 장수에 큰 변수였다.

과거 공부

　대과에 급제해야 벼슬길에 오를 수 있는데, 벼슬은 사회적 위상의 상징이자 정치권력의 보루이며, 수입의 원천이었다. 특히 조선왕조는 관료 사회여서 벼슬을 얻는 것이 출세의 지름길이었다. 또한 신분제 사회인 조선에서 3대가 연이어 문과 급제를 못하면 명문 반열에서 떨어져 나가기 때문에 가문의 유지를 위해서도 문과 급제는 필수적이었다. 이런저런 이유로 경쟁이 치열하다 보니 과거에서 부정을 저지르는 일도 적지 않았다.

따라서 집안이 과거에 응시할 수 없게 되어 있다거나 혹은 스스로 과거 응시를 포기한다는 것은 엄청난 의미였다. 선비들에게 가장 큰 형벌이 되는 것이 정거(停擧 : 과거 응시 자격 박탈)였다고 한다. 정거는 개인적으로는 사람 구실을 할 수 없게 되고 가문의 차원에서는 집안 몰락을 의미하니 사회적 생명을 끊는 극형이었다.

조선시대 선비들은 대개 10대 후반부터 과거 공부를 시작했다. 20대 초반에 문과에 급제하는 경우는 드물었고, 평균 25년에서 30년 정도 공부해야 급제할 수 있었다. 물론 대부분의 사람들은 평생 공부하고 과거만 보면서 세월을 보냈다. 다행스럽게 골방 같은 원룸이 아니라 공기 맑고 경치 좋은 곳에서 공부했기 때문에, 심신 건강에 좋을 뿐만 아니라 적당한 운동도 되었기에 건강을 유지하는 데는 좋은 여건이었다고 볼 수 있다.

그렇지만 성균관이나 사부 학당의 숙식 여건은 좋지 않았다. 태종실록에는 '서울의 세력 있는 집안의 자제들은 요행히 생원시에 합격하여 성균관에 들어가도 곧 거처와 음식이 맞지 않기 때문에 모두 집안의 힘을 빌어서 관직을 얻어 나가려 한다.'고 나와 있다.

성균관 유생들은 나물죽과 소금밥을 먹어서 생기는 영양실조에 걸렸고, 난방시설이 안 된 숙소에서 추위에 떨었다. 과도한 학습으로 인해 기력이 저하되고, 그러다보니 부종병에 걸려 사망하는 경우도 더러 있었다. 원점법圓點法으로 원점(성균관 식당에서 아침 및 저녁 식사를 하면 동그라미 한 개를 받도록 되어 있었음)이 300개가 있어야만 대과에 응시할 수 있다는 규정이 있었기 때문이다.

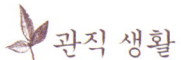
관직 생활

벼슬길에 오르는 것은 분명 가문의 영광으로 선망의 대상이었지만 무척이나 고되고 힘들었다. 우선 소과에 합격하여 생원, 진사가 되는 순간부터 어려움이 시작된다. 성균관에 들어가도 '신방례新榜禮'를 치러야 하는데, 선배들에게 술과 음식을 대접하고 온갖 희롱과 모욕을 참고 견뎌내야 했다. 규율을 잡으려는 선배들 등쌀에 입소를 기피하는 유생들이 있을 정도였다고 한다.

대과에 급제하여 관직에 올라도 신참은 힘들었다. 신참 길들이기가 너무나 과격했기 때문이다. 정식으로 관직을 제수 받을 때까지 수습기간을 거쳐야 했는데, 관청마다 신참이 오면 선임들이 길들이기를 했다. 배속 받은 관청의 관원들 앞에서 '창신례唱新禮'라는 '신래 불리기'(과거에 급제한 사람을 선배들이 축하하는 뜻으로, 얼굴에 먹으로 그림을 그리고 앞으로 오랬다 뒤로 가랬다 하며 괴롭히던 일)를 시작으로, 신참이 처음 관청에 출근하는 날 치르는 예비 신고식인 '허참례許參禮', 정식 신고식인 '면신례免新禮'를 거쳐야 했다. 허참례가 끝나기 전까지는 동료 관원으로 끼워주지 않았으며, 면신례를 마치기 전까지는 관직 이름을 부르지 않고 무조건 '신래新來', 즉 신출내기라고 불렀다고 한다.

허참례와 면신례를 치를 때 신래는 선진들에게 크게 주연을 베풀어야만 했다. 뿐만 아니라 면신 전까지 신래들은 매일 밤 선배들의 집을 빠짐없이 명함을 돌리면서 인사를 다녀야 했는데, 부서진 관자에 찢어지고 더러워진 옷을 입고 돌아다니는 꼬락서니가 마치 귀신 몰골이라 '신귀新鬼'라고도 불렀다. 신참 관원들은 선배들에 대한 예물이나 음식, 술대접 등으로 너무나 고달팠기에 아예 관직에 들어가는 것을 포기하는 경우도 있었으며 심지어 병약한 신참이 기절하고 죽는 경우도 있었다고 한다.

조선시대 관리들의 근무시간은 일반적으로 묘시(卯時 : 5시~7시)에 출근하고 유시(酉時 : 17~19시)에 퇴근하도록 규정되어 있었다. 겨울에는 진시(辰時 : 7시~9시)와 신시(申時 : 15~17시)였다. 그러나 조선 초부터 말까지 이런 규정은 거의 지켜지지 않았으니, 정승들도 수시로 몸이 불편하다며 집에 머무는 경우가 허다했다고 실록에 나와 있다. 심지어 근무시간에 일은 하지 않고 술이나 마신 경우도 적지 않았다.

관리들은 휴일이 얼마나 되었을까? 공휴일로는 설날, 대보름, 단오, 추석과 같은 명절과 매월 1일, 8일, 15일, 23일이 있었다. 또한 동지, 하지, 춘분, 추분처럼 24절기에 해당하는 날도 쉬었다. 거기에 임금의 생일, 왕자의 출산, 왕의 가례, 왕자의 가례 등의 왕실 행사에는 출근은 했겠지만 업무는 하지 않았을 것이다. 하지만 휴일이라고 해서 매번 쉴 수 있는 것은 아니었으며, 경우에 따라서는 일을 할 때도 있었다. 대개 말단 관리들은 모든 휴일을 합쳐 일 년에 20일 정도를 쉬었다고 한다.

그런데 고위 관리 중에도 승지들은 잘 쉴 수 없었다. 오죽했으면 비가 오나 눈이 오나 엄동설한에도 불구하고 대궐로 출근하는 도승지를 보고 거지가 불쌍히 여겼다는 얘기도 있다.

벼슬을 얻기도 힘들었지만 벼슬을 떠나기도 어려웠다. 유능하고 신망이 높은 관원인 경우에는 임금이나 윗사람이 놓아주지 않아서 몇 차례 상소를 올려 사임을 청하기도 했다.

지방관들은 임기가 끝나 떠날 때면 후임자와 인계인수를 해야 했는데, 그 절차가 몹시 까다로웠다. 절차를 해유解由라고 하는데, 해解는 관원의 임기가 만료되어 그 직책에서 해제된다는 뜻이고, 유由는 그 임기 중의 치적에 대한 평가를 거쳤다는 것이다. 이러한 해유 절차는 장부상의 목록과 실물을 하나하나 대조하여 확인하는 과정이 1년 넘게 걸렸다고 하며, 만약 여기서 문제가 생기면 승진이나 녹봉 산정에 엄청난 불이익을 받게 되었다고 한다.

청백리清白吏

조선시대를 통틀어 219명의 청백리가 배출되었다. 청백리가 되려면 자신은 물론 집안까지 청빈해야 했는데, 뽑는 절차가 엄격하여 선임되기가 대단히 어려웠다. 2품 이상 당상관과 사헌부의 대사헌, 사간원의 대사간이 천거하고 임금의 재가를 얻어서 의정부에서 뽑았다. 청백리가 되면 후손들이 과거시험을 거치지 않고도 벼슬길에 나갈 수 있는 특전도 주어졌다. 이 특전이 바로 선조의 음덕을 입어 관리가 되는 음서제도이다.

재상 청백리는 더욱 드물어서 세종 때의 황희黃喜, 유관柳寬, 맹사성孟思誠, 세조 때의 구치관具致寬, 연산군 때의 허침許琛, 선조 때의 유성룡柳成龍, 이원익李元翼, 이항복李恒福, 인조 때의 김상헌金尙憲, 효종 때의 이시백李時白, 숙종 때의 이상진李尙眞 등 모두 16명에 불과하다.

청백리에 대한 몇 가지 일화를 보자.

세종 때의 청백리인 유관은 초가집에서 살았는데 어느 해 장마 때 천장에서 비가 줄줄 새자 우산으로 비를 막으며 부인에게, "우산도 없는 집에서는 어떻게 견디겠소."라고 말했다. 부인이 "우산 없는 집엔 다른 준비가 있답니다."라고 쏘아붙이자 유관이 웃었다고 〈필원잡기筆苑雜記〉에 전한다.

황희 정승이 워낙 빈한하게 지낸다는 얘기를 들은 세종은 하루 동안 남대문으로 들어오는 모든 물건을 사서 황희에게 주라고 명했다고 한다. 공교롭게도 새벽부터 폭풍우가 몰아쳐 상인의 발길이 없어서 저녁이 되어서야 겨우 달걀 한 꾸러미를 구할 수 있었는데, 집으로 가지고 와 삶아먹으려 하자 모두 곯아 먹을 수 없었다고 〈송남잡지松南雜識〉에 전한다.

유성룡이 세상을 떠날 때 남은 재산이 없어 여러 아들들이 추위와 굶주림에 시달려 거의 살아갈 도리가 없었다고 〈성호사설星湖僿說〉에 전한다.

이렇게 청백리로 살아가는 것은 대단한 명예였지만, 건강에 좋지 못한 영향을 줄 수 있었다. 옛날의 겨울 추위는 견디기가 힘들었는데, 비바람이 줄줄 새는 초옥에 옷과 이불이 모두 얇고 영양도 부실하다면 체온을 유지하기에도 어려울 수밖에 없다. 당연히 면역력도 떨어지고 질병에 걸리기 쉽다. 반면 기름진 음식을 먹지 않고 소식하게 되니 건강, 장수에 도움이 될 수도 있었다.

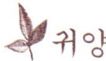 귀양

조선시대 형벌은 태笞, 장杖, 도徒, 류流, 사死 등으로 나뉘었다. 태형과 장형은 비교적 가벼운 죄를 지은 사람에게 가해지는 형벌로 10에서 100대까지 곤장을 치는 것이고, 도형은 그보다는 무거운 형

벌로 지금의 징역에 해당된다. 유형은 죄인을 먼 변방이나 외딴 섬에 유배를 보내 살게 하던 형벌이다. 귀양이라고도 하는데, 원래의 말은 '귀향歸鄕'으로 죄를 지어 관직에 나갈 수 없는 자들을 귀향하게 한 데서 비롯되었다.

조선시대에도 처음에는 방축향리放逐鄕里의 뜻으로 쓰다가 후기에 와서는 도배徒配·유배流配·찬배竄配·정배定配 등의 뜻으로 쓰였다. 그동안 생활하고 활동하던 본거지를 떠나게 해서 고독을 짊어지어주는 형벌인데, 요즘 말로 하면 인맥을 모두 끊어버리는 것이다. 죄인을 몹쓸 땅으로 내몰아 외롭게 만드는 것이 목적이라고 할 수 있지만, 그 유배지는 하나같이 아름다웠다. 제주, 강진, 남해, 진도, 강화도, 흑산도, 거제도 등이 대표적이다.

유형에도 종류가 많은데 행동반경을 제한하는 형벌이 '안치安置'이다. 안치에도 등급이 있는데 중죄인에게 내리는 가장 혹독한 형벌이 '위리안치圍籬安置'로서 탱자나무나 가시울타리를 집주변에 둘러쳐 거주를 제한하고 외인의 출입을 금하였다. 가극안치加棘安置라고도 하는데 집에서는 하늘만 보이도록 조치하여 세상으로부터 철저하게 격리시키는 지독한 가택연금이었다.

귀양은 놀러 가는 것이 아니기 때문에 정신적 육체적으로 영향을 주는 건강 변수였다. 하지만 역설적으로 귀양이 몸과 마음을 편안히 하는 휴식시간이 되기도 하였다.

제1부

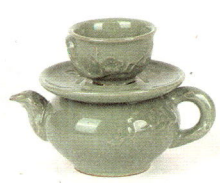

명문가의 장수비결

소식과 콩 식품 먹기로
생활습관병을 예방하라

여주 이씨 이익 집안

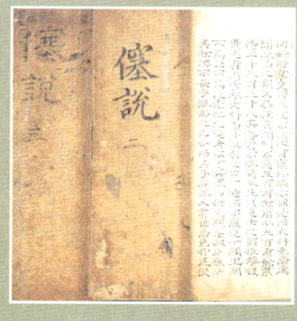

못 먹고 못 살던 시절 모두가 원했던 것은 배불리 마음껏 먹는 것이었다. 하지만 요즘은 건강하게 먹는 것이 화두다. 그래서인지 경제위기가 들이닥쳤어도 육류나 건강보조식품 소비는 그다지 줄어들지 않고 있다.

그렇다면 건강하게 먹는다는 게 뭔지 고민을 할 필요가 있다. 얼핏 생각하면 독자는 육류나 건강보조식품을 아침저녁으로 챙겨먹는 것으로 생각할지도 모르겠다. 하지만 요즘처럼 영양과잉 시대에 그것이 과연 건강하게 먹는 것일까?

우리 몸은 운동량에 비해 영양 섭취가 지나치게 많아지면 오히려 문제가 생긴다. 혈액에 중성지방이 많아지면서 혈관질환이 시작되기 때문이다.

건강하게 먹는 것은 적게 먹는 것이다. 우리나라 명문가 집안에도 '소식小食'을 생활화한 사람이 있다. 바로 성호 이익선생인데, 그는 어떤 식으로 소식을 실천했는지 알아보자.

이익선생은 대표적인 실학자로 〈성호사설星湖僿說〉의 저자이고, 호는 성호星湖이다. 성호는 선영이 있는 고향 광주에 있는 호수의 이름을 차용한 것이다. 실학자들 사이에서 그의 위치와 명성은 그의 호처럼 '별들의 호수'에 비유할 수 있을 정도로 컸다. 반계 유형원柳馨遠에서 출발하여 이익에 와서 정정한 교목을 이루어 하나의 학파를 형성했다.

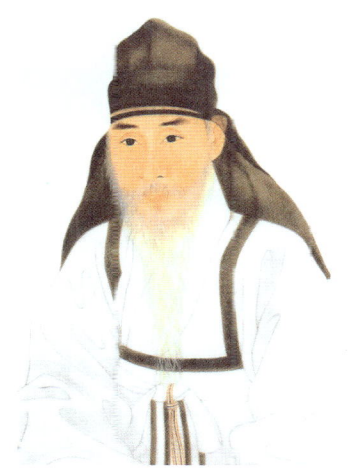

이익(李瀷, 1681~1763, 83세)

성호 선생은 대사헌을 지낸 부친 이하진李夏鎭과 모친 권씨 부인 사이에서 막내로 태어났다. 남인 정권의 핵심이었던 부친이 53세(1680년)에 경신환국庚申換局으로 서인에게 패배하여 평안도 운산에 유배된 다음 해에 그를 낳았다. 그리고 그 다음 해에 부친은 유배지에서 55세로 세상을 떠났다. 이로 인해 일찍 홀로 된 어머니와 함께 선산이 있는 경기도 광주 첨성리(瞻星里 : 현재 경기도 안산시 성포동)에서 살았고, 어려서부터 몸이 약해 10세까지도 글을 배울 수 없을 정도였다고 한다. 이처럼 늙은 부친에게서 태어나 허약했던 그가 83세까지 장수할 수 있었던 비결이 무엇일까?

🍁어려운 여건에서 피어난 학문

성호는 형 이잠李潛에게서 글을 배웠는데 밤낮으로 많은 책을 읽었고, 기억력이 뛰어나서 한 번 읽으면 그 핵심 내용을 모두 머리에 넣을 정도였다고 한다. 25세(1705년)에 증광문과增廣文科에 응시하였으나 격식에 문제가 있다고 하여 시험을 보지 못했다.

이듬해 형 이잠이 장희빈을 두둔하는 상소를 올렸다가 역적으로 몰려 47세로 장살되자 벼슬할 뜻을 버리고 첨성리로 낙향하여 학문에만 몰두했다.

35세에 모친상을 당했는데 복상이 끝나자 모든 재산과 노비, 가재도구가 남김없이 종가의 소유로 돌아가 별안간 살림이 어려워졌다. 갑자기 생활환경이 변하는 변고를 겪었지만 좌절하지 않고, 농사짓기에 전력을 기울여 그것으로 생계를 유지하는 검소한 생활을 했다. 오래도록 양봉과 양계도 했다고 한다.

여기서 알 수 있듯이 기름진 음식을 배불리 먹고 운동을 하지 않던 벼슬아치들과는 달랐기에 그는 장수할 수 있었다.

47세(1727년) 때 그의 학문이 높다는 명성을 듣고 조정에서 선공감繕工監 가감역(假監役 : 종9품)을 제수하였으나 나가지 않았다. 83세(1763년)에 조정에서 노인을 우대하는 예에 따라 첨지중추부사의 자급資級을 내렸으나 그 해 세상을 떠났다. 후에 이조판서에 추증되었다.

박학다식이 〈성호사설〉로 결집되다

그의 깊은 학문은 부친이 중국에 사신으로 갔다가 돌아올 때 가지고 온 수많은 서적들이 밑바탕이 되었다. 처음 성리학에서 출발하였으나 차차 경직된 학풍에서 벗어나 사회 실정에 맞는 실용적인 학문의 필요성을 역설하였다. 그리하여 율곡 이이李珥와 반계 유형원의 학문에 심취했고, 특히 유형원의 학풍을 계승하여 천문·지리·율산律算·의학 분야까지 능통하게 됐다. 이러한 관심 분야는 한문으로 번역된 서양의 책들을 접하면서 더욱 영역이 확대되고 깊어졌다.

〈성호사설〉은 천문·지리·역사·제도·군사·풍속·문학 등 여러 분야에 걸쳐 평소 제자들과 문답을 나누었던 것들이 집대성되어 있는 실학의 대 저술이다.

성호 선생이 40세 전후부터 생각이 미치는 대로 그때그때 기록한 내용을 80세 무렵에 그의 집안 조카들이 엮어서 30권 30책으로 펴낸 것이다.

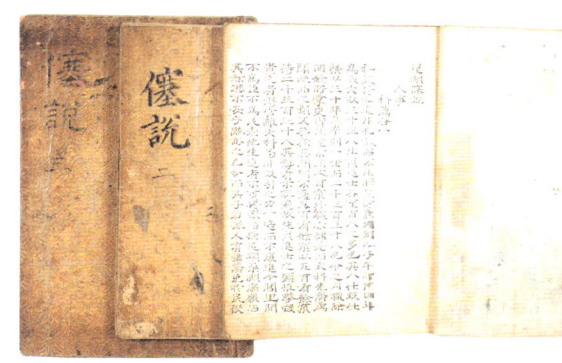

성호사설

〈성호사설〉은 천지문天地門, 만물문萬物門, 인사문人事門, 경사문經史門, 시문문詩文門의 다섯 부분으로 이루어져 있다.

🌿 소식하는 것이 건강장수의 지름길

우리나라 사람들은 대식大食 민족이라 할 만하다. 실제로 조선은 동북아 3국 중에서 가장 밥을 많이 먹은 나라였기에 대식국으로 불리었다고 한다. 다른 나라에서 하루 먹을 양식을 한 끼에 다 먹었다는 것이다.

청나라에 다녀온 홍대용은 '그들의 밥그릇이 꼭 찻잔만 하더이다.'라고 했고, 일본에 다녀온 김세렴은 '왜인들은 한 끼에 쌀밥 두어 줌밖에 먹지 않더이다.'라고 했다.

성호가 장수하는 데는 적게 먹는 것이 큰 요인으로 작용한 것으로 보인다. 물론 가난한 살림 때문이기도 했겠지만 그게 전부는 아니고, 의학에도 능통했던 그의 학식을 보면 소식이 질병을 예방하고 건강하게 살아가는 데 좋다는 것을 알았을 것으로 생각된다.

소식을 하면 비만해지지 않아 성인병에 걸리지 않는다. 그래서 소식은 건강하게 살아가기 위한 최상의 방법 중의 하나이다.

당나라 때의 명의 손사막(孫思邈, 581~682)은 소식으로 식사는 자주 하되 자기 양의 70~80퍼센트 정도로 적게 먹으라고 했다. 밥은 적게 먹되 반찬은 많이 먹으라고 했고, 특히 배가 고프면 식사를 하고, 목이 마르면 물을 마시라고 했다. 그렇게 살았던 손사막은 무려 101세까지 살았다.

당송팔대가의 한 사람인 소동파는 미식가로도 유명하지만, '절음식설節飮食說'이라는 글에서 하루 동안 술 한 잔, 고기 한 조각만 먹겠다고 하면서 음식을 절제하는 것이 최고의 건강법이라고 했다.

조선의 임금 중에 83세까지 살아서 최고로 장수한 영조 임금도 소식가였다. 더욱이 영조는 가뭄이 들면 하루 다섯 번 먹던 수라(정식 식사는 두 번이었다)를 세 번으로 줄이고 반찬 수도 반으로 줄였으며 심지어 간장만으로 수라를 받기도 했다고 한다.

순조 때의 문인 이양연(李亮淵, 1771~1853)이 지은 〈절식패명節食牌銘〉에도 과식에 대한 경계가 들어 있다.

適喫則安 過喫則否 적끽즉안 과끽즉부
적당히 먹으면 편안하고 지나치게 먹으면 편치 않다.

儼爾天君 無爲口誘 엄이천군 무위구유
의젓한 너 천군이여 입의 유혹에 넘어가지 말라.

이양연은 젊은이들이 모여 함께 밥을 먹을 때마다 한 사람이 이 팻말을 두드리고 거기 적힌 글을 소리 내어 읽음으로써 좌중의 사람들에게 과식을 경계하고 적게 먹을 것을 권했다고 한다. 밥 덜기 직전에 밥맛 떨어지는 얘기를 한 셈이다.

인용문에 '천군'이라는 표현은 몸의 주재자인 마음·의지를 비유한 것인데, 식욕을 떨쳐내기 쉽지 않다는 것을 잘 알고 있는 것 같다. 이런 패를 만들었던 그는 당연히 83세까지 장수했다.

요즘도 이렇게 한다면 비만으로 고생하는 사람의 수가 엄청나게 줄고, 성인병에 걸리는 사람도 눈에 띄게 줄어들 것이다. 그렇게 되면 의사의 숫자도 확 줄어들게 될지도 모르겠다.

실제로 서양 학계의 연구에 의하면 소식하는 경우 암 유전자의 발현이 억제된다고 보고되어 있다. 물론 무조건 적게 먹으라고 하는 것은 문제가 있다. 노동이나 운동으로 육체활동을 많이 하는 사람의 경우에는 당연히 조금 더 먹어도 괜찮다. 에너지 소비량이 그만큼 많기 때문이다.

 ### 소식에 의한 노화 억제 효과

소식은 지금까지 밝혀진 노화 조절법 가운데 가장 효율적이면서 세계의 노화 학자들이 입을 모아 그 효과를 인정하고 있는 방법이다.

소식은 저산소증을 개선하여 ATP(adenosine triphosphate, 아데노신 삼인산 : 생체 내에서 직접적인 에너지원으로 이용되는 물질) 생성을 유지시키고 세포 손상과 세포가 죽는 것을 막는다. 그렇게 되면 몸 안에 염증이 생기는 것을 막고 활성산소와 활성질소가 덜 만들어지게 돼서 노화를 억제하는 것으로 알려져 있다.

세계적인 노화 학자인 유병팔 교수(텍사스 주립대 의대 교수, 노화연구소장)는 흰쥐에게 먹이를 15퍼센트, 20퍼센트, 40퍼센트씩 줄여서 먹이고 수명 연장 효과가 어떻게 나타나는지 살펴봤다. 결과를 검토해 보니 40퍼센트 줄여 먹인 쥐가 수명 연장 효과가 가장 좋았으며, 평균 수명이 40퍼센트 정도 늘어났다고 한다.

미국 국립노화연구소의 라쓰 박사 팀도 원숭이에게 먹이를 10퍼센트, 20퍼센트, 30퍼센트씩 줄여 먹인 실험을 한 결과 30퍼센트 줄여 먹인 집단의 효과가 가장 좋았다고 한다.

위의 두 가지 실험 결과만 보더라도, 성호 선생은 이미 300여 년 전에 절식을 실천하여 장수한 것을 보여준 사례라고 할 수 있다. 잡곡밥에 된장, 고추장, 김치, 나물 등으로 이루어진 소박한 식단으로 적게 먹었던 것이 건강장수의 비결이었던 것이다.

 소식을 하더라도 빼놓지 말아야 할 음식

성호 선생의 경우를 통해 알아보자. 선생은 선비의 체모는 내핍과 절약으로써 유지해야 한다는 인식을 가지고 있었다. 당시의 집권층이 경화세족京華世族으로 귀족화하고 사치 풍조가 성행했지만, 선생은 이런 사회 현실을 비판하며 '삼두회三豆會'를 조직했다.

삼두회는 콩죽, 콩장, 콩나물 등 콩으로 만든 음식을 먹으며 절식 생활을 하자는 취지로 만든 친척 모임이었다. 당시에는 육류가 귀했고, 성호 선생은 살림이 넉넉지 못했기에 육식을 쉽게 할 수 없었다. 이럴 경우에는 단백질이 부족해져 문제가 생길 수 있다. 그런데 선생은 매일 콩을 먹었기에 영양 부실을 막아서 건강을 유지하고 83세까지 장수하는데 큰 도움이 되었던 것으로 생각된다.

콩은 장수식품

남미의 안데스산맥에 있는 에콰도르의 빌카밤바Vilcabamba 마을은 세계 3대 장수촌의 하나이다. 이 지역은 쌀 재배가 적당하지 않다. 이 마을의 장수 비결에는 마그네슘, 칼륨, 철, 금, 은 등의 미네랄이 풍부하게 함유되어 있는 빌카밤바 강물을 마시는 것, 90대의 노인이 되어서도 노동을 한다는 것과 함께 콩을 주식으로 하는 것에 있다.

우리나라에서도 마늘이나 콩 재배가 많은 지역이 장수촌으로 밝혀졌다.

콩은 '밭에서 나는 쇠고기'라고 불릴 만큼 식물성 단백질이 풍부하고 특히 곡류에 부족한 라이신, 시스테인, 트립토판을 비롯하여 아르기닌, 글루타민산 등의 아미노산이 풍부하게 들어 있다. 또한 칼륨, 칼슘, 인, 비타민B1 및 B2 등이 들어 있고, 비타민E가 상당량 들어 있어 미용과 노화 방지에도 좋다. 게다가 불포화지방산이 들어 있어 콜레스테롤을 줄여서 동맥경화를 예방하고, 혈당을 떨어뜨리므로 당뇨병에 좋으며 혈압 상승을 억제한다.

콩에 들어 있는 이소플라본isoflavon은 여성 호르몬인 에스트로

겐과 구조가 비슷하여 식물성 에스트로겐이라고 불린다. 그 중 제니스틴genistein이란 물질은 뼈의 형성을 촉진하여 골다공증을 예방하고 악성종양의 증식을 억제하여 유방암, 직장암, 전립선암 등에 대한 항암 효과를 나타낸다. 동맥경화, 심장병, 뇌졸중(중풍)의 예방과 치료에도 좋고 안면홍조, 과민반응, 수면장애 등의 갱년기 장애 증상의 개선에도 도움이 된다.

콩은 단맛에 중간 성질인데 몸에 좋은 효능이 한두 가지가 아니다. 특히 해독 효과가 뛰어나서 예로부터 해독제로 쓰여 왔다. 검은 콩과 감초甘草를 함께 달인 '감두탕甘豆湯'은 각종 약물에 중독되었을 때 가장 흔히 쓰는 해독제이다. 그러므로 온갖 식품 공해와 중금속에 오염된 식재료가 많아지면서 식생활이 위협받고 있는 요즘에 반드시 먹어야 하는 음식이 바로 콩인 것이다. 콩을 비롯하여 녹두, 팥 등의 콩류 식품은 모두 해독 효과가 뛰어나다.

콩은 여러 가지 색깔이 있는데 색에 따른 차이가 있을까

한의학에서는 약과 음식의 색에 따라 작용하는 장부가 다른 것으로 인식한다. 동양학에서는 만물을 종류별로 5가지로 나누어 목화토금수의 오행에 각각 배속시켰는데 색깔도 청적황백흑의 오색으로 나누어진다. 그래서 오색은 오장에 연계가 되니 파란 색은 간장, 붉은 색은 심장, 노란 색은 비장, 흰 색은 폐, 그리고 검은 색은 신장으로 들어가 작용하는 경우가 많다.

검은 콩(흑대두黑大豆)은 주로 신장에 작용하는데, 한의학에서 신장은 콩팥은 물론이고 성기능과 호르몬을 포괄한 개념으로써 우리 몸의 원기元氣의 근본이며 음기와 양기의 본산이다. 그래서 검은 콩은 신장의 정기를 보강하는 보약이 되며 특히 음기를 도와준다. 신장이 허약해서 생기는 요통, 당뇨병의 치료에 쓰이며 어지럽고 눈이

흐릿한 것을 밝게 해 준다. 그래서인지 조선시대 왕들은 콩 중에서 검은 콩을 보양식으로 먹었던 것이다. 그밖에도 혈을 잘 통하게 하고 경맥을 통하게 하며 소변과 대변을 잘 나오게 한다. 비장을 건실하게 하고 습기를 물리쳐 주므로 몸이 붓는 경우에도 쓰이고, 팔다리가 저리고 아프며 떨리는데도 활용된다.

노란 콩(황대두黃大豆)은 주로 비장에 작용하여 비장을 보충하고 소화를 돕는 효력이 크다. 비·위장이 허약하여 입맛이 없고 소화가 잘 되지 않고 수척하며 기운이 없는 사람에게 적합한 음식이다. 또한 대장을 이롭게 하여 대변을 잘 나오게 하는데 콩의 섬유질은 대장암 예방에 좋다고 알려져 있다. 해독 효과도 뛰어나 음식물에 중독되었을 때 노란 콩으로 즙을 내어 마시거나 혹은 갈아 마시고 토하면 낫게 된다.

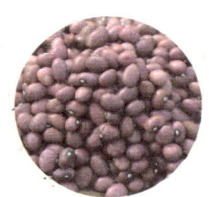

흰 콩(백두白豆)은 오장을 보하고 경맥을 도와주는 효능이 있으며 모든 종기와 창독(瘡毒 : 부스럼의 독기)에 붙이면 농과 독을 빨아내는 효과를 나타낸다. 흰 콩을 삶은 즙도 각종 독약물에 대한 해독 효과가 크다.

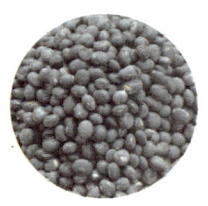

푸른색인 완두豌豆는 비·위장의 기를 돕는 효능이 있어 뱃속을 편안하게 조화시켜주며 비위가 허약한 사람에게서 구토, 구역이 있거나 산후에 젖이 잘 나오지 않는 경우에 쓰인다. 소변을 잘 나오게 하고, 창독을 풀어주는 효능이 있다. 곽란(癨亂 : 요즘의 식중독)에 걸려 근육이 뒤틀리고 경련이 생기는 경우에 쓰였는데, 푸른색은 간과 연관이 있고 간이 근육을 주관하기 때문이다.

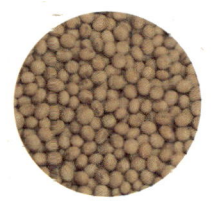

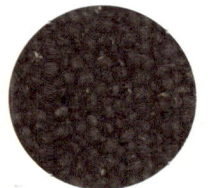

여러 색 콩

콩은 많이 먹어도 탈이 없을까?

무슨 음식이든 적당히 먹어야 몸에 탈이 생기지 않는다. 콩도 많이 먹으면 氣를 막히게 하고 痰을 생겨나게 하며 기침을 유발할 수 있고 몸을 무겁게 한다. 얼굴에 누런 부스럼을 생기게 할 수도 있다. 그러니 콩을 많이 먹는 대신 된장, 청국장, 두부 등을 많이 먹는 것이 좋다.

콩나물은 어떤 약효가 있을까?

콩나물(두아豆芽)은 술 마신 뒤에 숙취를 풀어주는 해장국으로 잘 알려져 있다. 약리학적으로는 알코올 분해효소를 많이 만들게 하는 아스파라긴산이 많이 함유된 때문인데, 콩나물에는 비타민도 꽤 들어 있다. 콩에는 비타민C가 거의 들어있지 않지만 콩나물에는 비타민C가 들어 있고, 비타민B2도 싹이 나면서 2배가량 늘어난다.

한의학에서 콩나물은 달고 약간 쓴 맛에 약간 서늘한 성질로 '대두황권大豆黃卷'이라는 거창한 이름을 가지고 있다. 주독을 풀어주려면 술의 열과 습

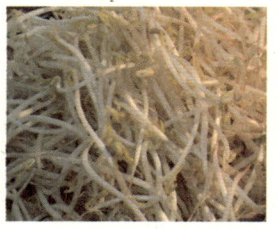

콩나물

기를 없애줘야 하는데 콩나물은 열을 내리고 습기를 풀어주며 땀을 잘 나게 하는 효능을 가지고 있다.

우황청심환을 구성하는 약재에도 포함되어 있는데, 습기와 열기(특히 비·위장에 쌓인 열)를 풀어 주며 기운을 잘 통하게 하는 효능이 있기 때문이다. 그리고 몸속에 쌓인 노폐물을 풀어주며 어혈도 제거해 준다. 운동 부족으로 찌뿌드드하거나 목·등·어깨 등이 결리고 저린 경우나 근육이 뒤틀리고 무릎이 아픈 경우에도 좋다. 그러니 단순한 감기 몸살이라면 콩나물국만 먹어도 쉽게 나을 수 있다.

콩나물은 피부와 털에 윤기를 주고, 몸이 붓거나 가슴과 배에 물이 많아 배가 부르고 답답한 것을 치료하며 소변이 잘 나오지 않는 경우에도 좋다. 고혈압, 신장 질환, 부종이 있는 사람들에게도 효과적이다. 그러나 속이 차서 설사를 하거나 손발이 찬 사람은 많이 먹지 않는 것이 좋은데, 고추장을 넣어 먹는다면 별 탈이 없으리라.

메주는 어떤 효과가 있을까?

메주로 담근 간장이나 된장, 청국장이 면역 기능을 증강시켜 암을 비롯한 성인병 예방에 좋다는 것은 이미 밝혀진 사실이다. 또한 메주는 한약재로도 쓰여 왔는데, 이름을 '두시豆豉'라고 한다. '두시'는 몸살로 열이 많고 머리가 아픈 경우에 열을 내리고 악한 기운을 몰아내어 낫게 해 주는데, 파뿌리와 함께 달여 먹으면 더욱 좋은 효과를 낼 수 있다. 가슴에 열이 있어 답답하고 잠이 오지 않는 경우에도 메주가 약이 되는데, 히스테리가 있는 여성들의 가슴에 열이 쌓여 맺히고 답답한 것도 해결해 줄 수 있다.

남성 갱년기에
현명하게 대처하라

나주 정씨 정약용 집안

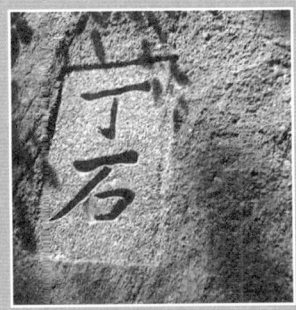

지난 1997년 IMF와 2008년 금융위기로 경제 위기가 닥치면서 생활에 지쳐 허덕이는 중년 남성들이 많아졌다. 가뜩이나 가장으로서의 책무가 어깨를 누르는데다 경기 침체와 불황으로 언제 실직이나 명예퇴직으로 잘려나갈지 모른다는 걱정 때문에 스트레스를 많이 받고 있다. 심지어 우울증 증상이 나타나는 경우도 적지 않다고 한다.

상황이 이렇더라도 많은 남성들은 그냥 모든 것을 참기만 한다. 하지만 이것은 절대로 현명한 처신이 아니다. 그렇게 계속 자신을 방치하면 호르몬 균형도 깨지고, 우울증에 걸리기도 쉽다.

남성 갱년기 장애는 여성의 갱년기 장애보다 표시가 덜 나기 때문에 제대로 인식하기 어려우므로 미리 대응해야 한다. 다산 정약용의 사례에서 남성 갱년기 장애를 현명하게 극복하는 방법을 배워보자.

나주 정씨 가문은 8대에 걸쳐 연달아 옥당(玉堂 : 홍문관의 별칭)에 들어간 명문 집안이다. 특히 정약용은 썩어 문드러졌다고 개탄한 세상을 치유하기 위해 온갖 방책을 강구하고 수많은 저술을 남겼던 위대한 실학자요, 개혁사상가였다.

〈목민심서牧民心書〉, 〈흠흠신서欽欽新書〉, 〈경세유표經世遺表〉 등을 지었고, 역사와 지리에도 깊은 관심

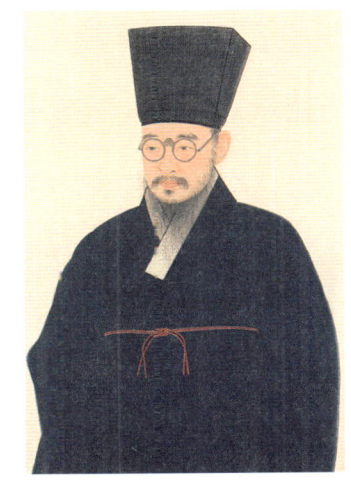

정약용 (丁若鏞, 1762~1836, 75세)

을 두고 주체적인 입장을 제시했으며, 서양의 과학지식과 기술에도 관심을 갖고 한강의 배다리 가설과 수원 화성의 설계, 거중기를 제작하기도 했다. 의학에도 능통하여 〈마과회통〉을 저술했고 종두법種痘法을 소개했다.

다산 선생의 부친 정지원(丁載遠, 1730~1792, 63세)은 벼슬길에 환멸을 느껴 전원으로 돌아가 농사나 지어야겠다고 작정했다.

그때 태어난 자식이 다산茶山이었으므로 첫 이름을 '귀능歸農'이라고 불렀다. 모친은 고산 윤선도의 증손녀이자 시, 서, 화에 두루 이름을 떨친 공재 윤두서의 손녀인 해남 윤씨였다.

다산은 9세 때에 모친상을 당해 큰 상실감을 느꼈는데, 이를 독서와 작문으로 극복했다고 한다. 어머니에 대한 참을 수 없는 그리움 때문에 열 살의 어린 나이에 경서經書와 사서史書를 모방해 작문한 글을 자신의 키만큼 쌓았다고 한다.

15세(1776년)에 한 살 연상의 풍산豊山 홍씨(1761~1838, 78세)

와 혼인하였다. 부친은 뒤에 진주목사까지 지냈다.

 다산과 불교와의 만남

　　다산은 소년시절 이래 생을 마쳤던 노년기에 이르기까지 사찰생활을 많이 했다. 자연스럽게 도가 깊은 승려들과의 대화와 만남이 이어지면서 몇몇 스님과는 아주 깊은 정을 나누기도 하였다.
　　고향집에서 가까운 수종사水鍾寺는 소년시절부터 출입하였고, 17세 때 아버지의 임소이던 전남의 화순에서는 동림사東林寺라는 절에서 독서하고 사색하면서 요순시대의 이상 사회를 꿈꾸기도 했다. 그때 큰 학승인 연담유일 스님과의 만남이 있었고, 20세 전후에는 봉은사(奉恩寺 : 당시에는 경기도 광주군, 현재 서울 삼성동 소재)에서 과거 공부를 했다. 36세의 단옷날에는 고향에서 가까운 퇴촌면의 천진암에 형제들이 함께 찾아가 시를 짓고 대화를 나누면서 절간에서 밤을 새우기도 했다.
　　또 강진 유배 시절에 다산초당의 이웃에 있는 만덕산의 백련사白蓮寺를 유람하는 길에 혜장선사를 만나 교유하면서 그 암자에서 오래 거처하기도 하였다. 그리고 초의선사를 제자로 두기도 했다. 이렇게 이어진 불교와의 인연은 다산의 정신세계에 영향을 주었을 뿐만 아니라 건강에도 큰 도움을 주었을 것이다.

 자녀들의 질병과 마과회통 편찬

　　다산은 7세 때 천연두를 앓았는데 다행히도 눈썹 한가운데가 나누어지는 작은 흔적만 남았을 뿐 별 탈 없이 지나갔다. 다산은 이 흔적을 부끄럽게 여기기보다 '눈썹이 세 개인 사람'이란 뜻의 '삼미자三眉子'라는 호를 지었다.

부인과의 사이에 6남 3녀를 얻었으나 4남 2녀를 천연두로 잃고 말았다. 장녀는 출생 4일 만에 사망, 세 번째 아들은 2살에 천연두와 정기로 사망, 차녀는 3살에 천연두로 사망, 네 번째 아들은 3살에 천연두와 아감창으로 사망, 다섯 번째 아들은 얻은 지 며칠 만에 천연두로 사망, 여섯 번째 아들은 4살에 홍역과 천연두로 잃었으니 기가 막힐 노릇이었을 것이다. 아이와 사별하면 부모는 자식을 가슴에 묻는다고 하는데 다산이 받은 슬픔과 충격은 상상 이상이었을 것이다.

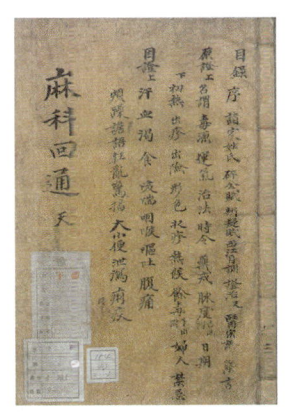

마과회통

그나마 맏아들 학연(學淵, 1783~1859, 77세)과 둘째 아들 학유(學遊, 1786~1855, 70세)는 비교적 오래 살았다. 자식을 잃은 슬픔을 극복하기 위함인지, 다산은 36세(1797년)에 황해도 곡산부사로 부임하면서 63종의 의서들을 철저히 고증해서 마진痲疹, 즉 홍역과 천연두를 치료하기 위한 〈마과회통麻科會通〉을 지었다.

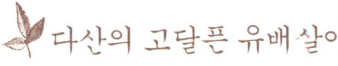 다산의 고달픈 유배살이

정조가 승하하고 장례 절차가 끝나자마자 정순왕후와 노론들은 남인과 시파가 재기하지 못하도록 정계에서 몰아내기도 하고,

그들을 성리학을 부정하는 사교집단으로 몰아 대대적인 검거에 나섰다. 특히 다산은 워낙 천재적인 재능을 가졌고 성격도 강직하였기에 노론의 집중적인 시기와 견제의 대상이 되었다. 그래서 유배를 당하고도 오래도록 해배되지 못했다.

순조가 즉위했던 40세(1801년) 2월에 신유사옥辛酉邪獄으로 정약종, 이승훈은 참수되고 정약전과 다산은 의금부에 체포되어 하옥됐다. 이들은 각각 신지도薪智島와 경상도 장기현(長鬐縣 : 현재의 포항시 장기면, 구룡포읍)으로 유배를 떠나 3월에 도착했다. 장기현에 귀양 온 직후에 다산은 병들었다. 낯선 곳에서 외로운 생활을 하면서 거처라고는 일어날 때 머리를 부딪칠 정도로 낮고 겨우 무릎을 펼 정도의 작은 방이었으니 병이 날 만도 했다.

"습한 데서 봄을 나니 마비 증세 일어나고
북녘에서 길들인 입맛 남녘 음식 맞지 않네."

당시 상황을 이렇게 표현했는데, 집에서 의서 수십 권과 약초 한 상자를 보내와 그것으로 약을 달여 먹고는 병석에서 겨우 일어섰다.

신유년(1801년) 11월에 다산은 강진으로 이배되었다. 두 번이나 국청에 선 그를 만나려는 사람은 아무도 없었다. 재앙을 부르는 인물이라 여겼기 때문이었다. 강진에 유배 와서 처음 거처는 읍성의 동문 밖에 있던 밥과 술을 파는 주막이었다. 그것도 흙으로 담을 쌓아 위에 몇 개의 서까래를 걸치고 짚으로 이은 집이라 겨우 비바람을 가려주는 정도였지만, 그러한 집도 다산에겐 감지덕지였다. 고달픈 몸 하나 누일 방도 구할 수가 없었는데, 다행히도 노파가 기거할 방을 내준 것이었다. 여기서 1805년 겨울까지 4년 동안 살았다.

심신이 고달팠던 다산이 활력을 되찾을 수 있었던 까닭

주막집에 있을 때 다산의 몸과 마음은 지칠 대로 지쳐 있었다. 팔다리가 저리기도 하고 병치레도 잦았다. 병치레를 할라치면 입맛도 떨어져 곡기를 입에 넣지 못하였다. 이럴 때 주모가 미음도 쑤어 올리고 입맛 당길 만한 젓갈도 만들어 줬다. 그러나 다산은 고개를 젓고 그대로 상을 물렸다.

주막에서 일을 거들던 표 서방은 평소에 유바지에서 고생하는 다산의 처지를 안타깝게 여겼다. 다산이 병치레로 입맛을 잃자 음식 솜씨 좋은 딸을 시켜 호박씨를 까서 갈아 만든 죽을 다산에게 가져다주었다. 다산은 고소한 냄새가 나는 죽을 대하고 모처럼 입맛을 찾아 한 그릇을 다 비웠다고 한다. 그리고는 자리에서 일어나 책을 읽고 산책도 했다.

호박은 단 맛에 따뜻한 성질로서 '남과南瓜'라고 하는데 비·위장을 보충하고 기를 끌어올려 준다. 특히 호박의 노란 색은 오행의 토에 속해 오장 중의 비장에 해당되는 색으로 주로 비장에 작용한다. 그러므로 호박은 소화 흡수가 잘 되어 비·위장의 기능이 약한 사람이나 질병을 앓은 후 회복기에 있는 환자들에게 좋다.

표 서방은 음식 솜씨 좋은 딸이 만든 음식을 다산에게 매일 날라다 주었다. 표씨 여인의 음식으로 다산이 입맛과 기력을 되찾은 낌새를 눈치 챈 주모는 아예 다산의 밥상까지 그녀에게 들려 방안으로 들여보냈다. 그렇게 되면서 표씨 여인은 다산의 잔심부름까지 맡게 되는데, 그녀가 끼니마다 정성껏 마련해 주는 음식은 보약이 되어 다산의 건강을 회복시켰다.

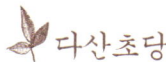
다산초당

다산은 강진의 동문 밖 주막과 보은산방에서 7년을 보낸 다음 1808년 봄 만덕리 귤동橘洞 마을 뒤 다산 기슭에 있는 윤단尹慱의 산정山亭으로 거처를 옮겼다. 윤단과 그의 아들 윤규노가 중심이 되어 윤단의 손자들을 교육시키기 위해 다산을 초빙하였던 것이다. 결국 윤단의 손자 6명을 포함한 18제자들을 가르치게 되었는데, 그곳에 동암東菴과 서암西菴을 지어 다산은 동암에 거처하고 학동들은 서암에 거처했다고 한다.

축대를 쌓고 물줄기를 끌어 연못을 만들었으며 골짜기의 비탈진 땅을 개간하여 사다리 논을 만들었다. 또 초당 주변에 채소밭과 화목단을 가꾸고 약천藥泉 뒤 큰 바위에 '정석丁石'이라고 새겨 자신이 이곳에 머문 표적을 남겼다. 다산학의 산실인 다산초당이 마련된 것이다.

다산초당은 남해 바다가 한 폭의 수채화처럼 보이는 만덕산萬德山 자락에 있다. 초당에서 백련사에 이르는 산길은 그림 같은 바다를 감상할 수 있는데, 너무나도 아름다워서 몸은 산에 두고 마음과 눈은 바다에 두고 걸을 수 있다. 다산은 야생 차나무와 잡목들이 우거진 그 길을 셀 수도 없이 많이 걸어 다녔을 것이다.

귤동마을은 유자나무가 많아서 그런 이름이 붙었고, 귀양살이

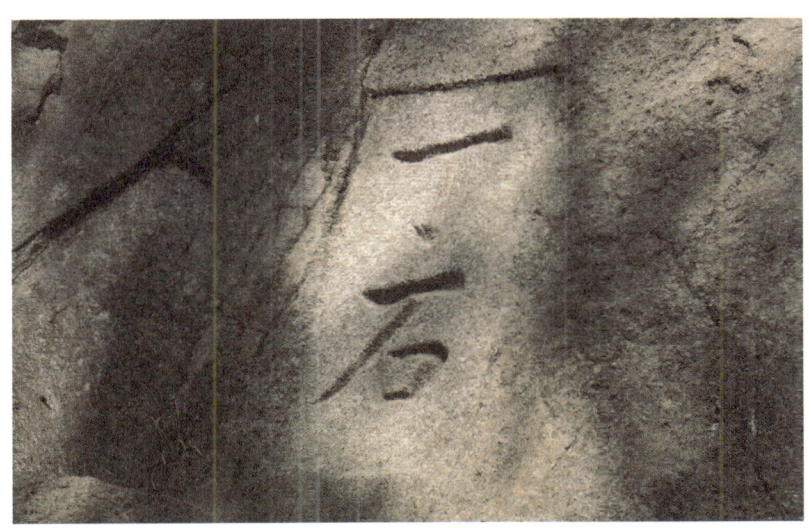
다산초당, 丁石

를 했던 곳은 귤동마을 뒤편 차나무가 많은 산자락에 위치하고 있다. 다산이 했던 몸 고생 마음고생 다 떼고, 이런 구양살이라 한다면 그렇게 나쁠 것도 없을 것 같다. 이보다 더 좋은 건강 낙원이 따로 없을 것 같기 때문이다.

🍃 노년기에 접어든 다산에게 핀 꽃

강진의 동문 밖 주막집에서 다산의 음식 수발을 들던 표씨 여인은 스물 두 살의 청상과부였다. 그녀는 열다섯 살 때 가난하고 나이 많은 남자에게 시집갔다가 자식도 낳지 못한 채 남편이 돌림병으로 죽자 친정에 돌아와 있었다. 워낙 가난한 친정 형편 때문에 고을 부자 양반댁의 찬모로 들어가 생활에 보탬이 됐어야 했다. 그때 전라도 음식을 하나하나 익혔던 것이다.

그렇게 얼마 지나는 동안 다산은 그녀가 밥상을 들고 들어오는 것을 기다리게 되면서 어느 시점엔가 자연스레 몸을 섞게 됐다.

다음 해 혜장선사의 주선으로 다산이 백련사의 암자인 보은산방(寶恩山房 : 현재의 고성사)으로 거처를 옮겼을 때, 그녀는 여자의 몸으로 절집에서 기거할 수 없었기에 그대로 주막에 머물면서 다산의 음식과 의복 수발을 거들었다. 뒤에 다산이 해남 윤씨 댁에서 마련해 준 귤동초당에 머무르게 되면서 여인도 동암 뒤쪽에 지은 초막에 기거하게 되어 한 집에 머물게 됐다. 그런 중에 다산과 그녀 사이에 딸 홍님紅任이가 태어났다. 아들이 낳은 손자가 돌이 지났을 때 손자보다 어린 딸아이를 얻은 것이다.

다산이 기러기 시절을 극복할 수 있었던 요인

다산은 한창 왕성하게 식견과 포부를 펼쳐나가야 할 40세에 형제들이 풍비박산을 당하고 유배를 떠나왔으니 심신이 쇠약해질 수밖에 없었다. 더욱이 요즘의 '기러기 아빠'처럼 외롭게 혼자 지내야 하는데다 성생활을 할 수 없었기에 건강에 큰 이상이 생길 수 있었다. 이런 상황에 있는 남자는 우울증에 걸리기 쉽고, 갱년기 장애가 일반인보다 빨리 나타나고 증상도 심하다.

일반적으로 갱년기 장애가 생기면 남자는 전립선염, 전립선비대증, 성기능장애가 생기는 경향이 있고, 여자는 조기 폐경이나 요실금이 생기기 쉽다. 이런 경우를 종합적으로 보면, 다산은 요즘의 '갱년기 장애'에 걸리기 쉬운 환경에서 살았다고 할 수 있다. 그런데 다행스럽게도 다산은 표씨 여인과의 만남과 사돈댁의 경제적인 도움으로 갱년기 장애를 피해갈 수 있었던 것으로 생각된다.

남성 갱년기 장애의 원인

갱년기라는 용어는 주로 여성 위주로 쓰이기에 '남성 갱년기'라 하면 약간 생소하게 들릴지 모르겠다. 하지만 남성도 분명 갱년기가 있다. 여성의 경우 폐경이 오면서 여성 호르몬이 급격하게 줄어드는 등 갱년기 장애 증상이 뚜렷하게 나타나지만, 남성은 고환 기능의 쇠퇴와 남성 호르몬의 감소가 서서히 진행된다. 그래서 전혀 갱년기 증상을 못 느끼고 지나가는 경우가 많다.

남성이 갱년기 장애에 걸리는 것은 대개 40대 중반부터 고환의 기능이 위축되면서 정자 수와 남성호르몬의 분비가 감소하면서이다. 전립선조직이 위축되며 부신이나 갑상선 등의 내분비기관의 기능이 떨어져 면역계통이 약해지면서 생기기도 한다. 또 뇌세포의 위축과 뇌세포 감소로 인체 내 평형상태가 깨지면서 신경계통과 정신활동이 약해지면서도 생긴다. 특히 생활환경의 변화나 지나친 스트레스 등으로 생기기 때문에 퇴직, 실직 등의 스트레스에 시달리는 50대 남성에게 나타나기 쉽다. 한의학에서 말하는 남성 갱년기 증상을 보자.

"40세가 넘으면 음기가 반으로 줄고 50세가 넘으면 양기가 날로 쇠퇴해져서 건망증이 생기고 나태해진다. 시력과 청력이 떨어지고 화를 잘 내며 식욕이 없고 불면증도 생긴다."

이 같은 갱년기 증상이 확실히 나타날 경우에는 노화도 빨라진다. 몸에 이런 증상이 나타나는 이유는 신장의 음기와 양기가 부족해졌기 때문이다. 선천적으로 체질이 허약한 경우도 그렇고, 음식을 제대로 먹지 못해 비·위장이 약해졌거나, 과로하여 기가 소모된 경우도 그렇다. 신경을 많이 쓰고 짜증과 화를 내는 것 등이 신장과 심장, 비·위장을 약하게 만든 것이다.

남성 갱년기 장애의 증상

남성 갱년기도 여성 갱년기와 마찬가지로 신체의 거의 모든 부위에 변화를 일으키므로 다양한 증상이 나타날 수 있다. 정신심리 증상은 우울증·망상증·강박증 등이 주로 나타나는데 불안·초조·두려움에다 우울하고 고독해 하거나 화를 잘 내기도 하고, 자신감이 없어지며 불면증이 생긴다. 또 매사에 흥미가 없어지고 의심이 많게 되어 큰 병에 걸렸다고 생각하거나 감시를 받고 있다고 여기거나 부인이 외도하고 있다고 생각하기도 한다.

갱년기 장애의 신체증상으로는 온몸에 식은땀이 나기도 하며, 얼굴이 붉어지고 화끈거리거나 가슴이 두근거리거나 답답하다. 또 숨이 찬 것 같고, 두통, 어지러움, 귀에서 소리가 나는 증상 등이 나타나기도 한다. 또 주의력과 집중력이 떨어지고 피로, 권태감, 변비, 야뇨와 배뇨곤란 등의 증상도 호소한다.

그리고 남성 갱년기 장애로 진단할 수 있는 필수적인 증상으로 성기능 감퇴가 있다. 성욕이 떨어지고 조루, 발기 장애 등이 나타나며 음낭 아래에 땀이 많아 축축하거나 그 주위가 무지근하고 불쾌한 느낌이 든다.

남성 갱년기 장애의 한방 치료

신장의 양기와 음기의 부족을 보충해야 한다. 이것이 근본적인 '회춘법回春法'인데, 서양의학에서 고환 기능과 성선 호르몬을 강화시키기 위해 남성 호르몬요법을 쓰는 것이 여기에 해당된다. 그리고 비장의 양기가 허약해진 경우도 있는데, 이 경우도 신장의 양기가 함께 허약해진 상태로 봐야 한다. 이럴 때는 신장과 비장의 양기를 함께 보충해 주면 된다.

아울러 기분 상태가 좋지 못하여 마음이 조급하고 짜증과 화를 잘 내는 경우에 간장의 기가 맺혀 잘 흐르지 못한다. 그러면 가슴이 꽉 찬 듯이 답답하면서 아프고 한숨과 트림이 자주 나오며 대변이 시원치 않고 입맛이 없는 증상이 나타나는데, 간장의 기를 풀어주고 기를 소통시키면서 비·위장을 건실하게 해야 한다.

갱년기 장애를 현명하게 극복하기 위해서는 먼저 당사자인 중년 남성은 물론이고 가족들도 남성 갱년기에 대해 인식을 해야 한다. 단순히 개인의 문제로 한정할 게 아니라 가족 모두가 이에 대처해야 현명하게 극복할 수 있다. 특히 심리적인 안정이 무엇보다 중요하므로 승진 누락, 실직 공포에 시달리거나 혹은 명예퇴직으로 인해 경제적으로 어렵고 의기소침해진 가장을 가족들이 무능력하다고 몰아붙여선 안 된다. 가족애로 남자를 이해하고 감싸줘야 한다. 기를 살려줘야 하는 것이다.

이런 상황에 화를 내는 것은 최악이다. 양기가 허약한 사람은 화를 낸 뒤에 기가 치밀어 올라 비·위장의 기능에 장애가 생겨 소화가 잘 되지 않고 입맛이 떨어져서 몸이 쇠약해진다. 음기가 허약한 사람이 화를 내면 간장의 양기가 상승하고 열이 올라 혈압, 당뇨병 등의 성인병을 일으키기 쉽다. 항상 밝고 낙천적인 마음을 가지는 것이 중요하며, 적당한 두뇌 활동을 해야 한다.

갱년기를 맞은 남성에게 좋은 음식으로는 양기를 보강해 주는 부추, 호두, 인삼, 찹쌀 등과 음기를 보해 주는 연밥, 검은 깨, 마, 더덕 등이 있다. 그밖에 해삼, 대추, 생선, 해조류, 버섯 등도 도움이 된다. 그렇지만 개개인의 상태와 체질에 어울리는 맞춤 처방이 필요하다.

남성 갱년기 장애 극복에 중요한 성생활

잘 먹고 심신의 안정을 취하는 것과 더불어 적당한 간격의 성생활이 필수적이다. 남성이든 여성이든 성생활이 부족하게 되면 성 호르몬이 덜 만들어져 성기능이 더욱 떨어진다. 그러면 갱년기 장애 증상이 더 심해지게 된다. 또 성 호르몬의 역할이 성기능뿐만 아니라 뇌기능, 골 대사, 근육과 지방 분포, 심장혈관계 등 우리 몸의 곳곳에 영향을 나타내므로 적당한 간격의 성생활을 가져 성 호르몬이 분비되도록 해야 한다.

물론 심한 급성 질병이나 호흡기나 간장 등의 만성 질환, 비만증, 고혈압, 심한 당뇨병 등에 걸리면 남성 호르몬의 생성이 떨어지는데 이럴 때는 치료를 잘 받고 조리도 잘 해야 한다. 그리고 과도한 음주, 흡연, 스트레스 등에 의해서도 남성 호르몬이 감소되므로 술과 담배를 줄이거나 끊고 스트레스를 피하거나 풀어주는 노력이 필요하다.

남성 갱년기를 극복하는 데 반드시 필요한 두 가지

첫째, 적당한 육식이다. 중·노년기에 육식을 아예 하지 않는 사람들이 꽤 있다. 육식은 콜레스테롤을 증가시키며 혈압을 오르게 하고 동맥 경화증, 심근경색증, 당뇨병, 중풍 등 각종 성인병을 발생시키는 요인이 되기 때문이다. 하지만 이는 하나만 알고 둘은 모르는 것이다. 채식으로 얻을 수 있는 영양에는 한계가 있고, 채식만 하면 기력이 약해질 수 있다. 특히 육체노동이나 정신노동이 많은 사람, 그리고 기력이 쇠약해진 사람의 경우에는 육식을 해야 활력을 유지할 수 있다.

특히 중년기 이후에 성기능이 떨어지는 원인 가운데는 동물성 음식 섭취가 너무 부족한 이유도 있다. 왜냐하면 단백질은 정액과 정자를 만들어내는 원료이며 콜레스테롤은 성호르몬의 원료인데, 동물성 식품에는 이들이 풍부하기 때문이다. 따라서 중년 이후에도 성생활을 원활하게 지속하기 위해서는 정력 보강을 위해 적당히 육식을 해야 한다. 물론 비만한 사람들이 과도하게 육식을 하면 오히려 성기능 장애에 걸리기도 한다. 지나친 육식은 어혈을 쌓이게 하여 음경동맥의 경화나 폐쇄를 유발하기 때문이다.

둘째, 허리와 하체의 근력을 강화시키는 운동을 해야 한다. 날마다 허리 체조를 하고 매일 40분 이상 약간 빠른 속도로 걷는 것이 좋다. 물론 땀이 약간 날 정도로 해야 효과가 있다. 특히 평소에 육식을 많이 하거나 체중이 많이 나가는 사람들은 더 열심히 운동해서 땀을 많이 흘리고 배가 나오지 않도록 관리해야 한다.

행복했던 다산의 귀향기

다산은 57세(1818년) 봄에 〈목민심서〉 집필을 마치고, 8월에 이태순의 상소로 유배에서 석방되어 9월에 강진을 떠나 고향 마재 본가에 돌아왔다.

60대 중반을 넘은 이후 다산은 정말로 아름답고 즐거운 노년을 보냈다. 젊은 시절에 찾았던 고향 마을 근처의 명승지를 다시 찾아 옛날을 회고하며 아름다운 시와 글을 지었다.

용문산에도 오르고 용문사에 들러 글을 지었다. 아름다운 강원도의 명승지도 찾아 나서 소양강의 흐르는 물에 뱃놀이도 하고 정자에 올라 회포를 풀기도 했다. 당대의 학자들과 함께 찾아가 젊은 시절에 형제들과 함께 노닐었던 천진암에서 글을 짓기도 했다. 외롭고 쓸쓸했던 유배 시절에 대한 보상이라도 하듯 노년기의 다산에게는 많은 친구가 있었다.

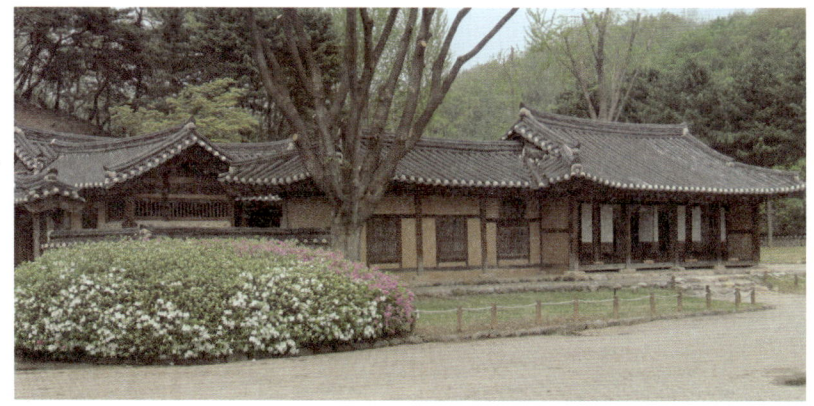
다산 생가

　다산은 늙었지만 의원으로써 조정의 부름을 받았다. 69세(1830년)에 탕제의 일로 부호군副護軍으로 단부單付되었으나 약을 올리기 전에 익종(翼宗 : 순조의 세자)이 승하하고 말았다.
　73세(1834년) 11월에는 순조의 환후가 급해 소명을 받고 상경 중 승하 소식을 듣고 귀향했다고 한다. 75세(1836년) 4월의 회혼일回婚日에 자손과 친척들이 모인 상태에서 세상을 하직하였다.

🍂 고령의 나이에도 왕성하게 저술활동을 한 원동력은?
　다산이 아들에게 쓴 편지를 보자.

　"정신력이 없으면 아무 일도 되지 않는다. 정신력이 있어야만 근면하고 민첩할 수 있으며, 지혜도 생기고 업적을 세울 수 있다. 진정으로 마음을 견고하게 세워 똑바로 앞을 향해 나아간다면 태산이라도 옮길 수 있을 것이다."

이 글만 보더라도 다산은 강인한 정신력의 소유자로 집념, 즉 끈기가 강하고, 의지가 굳건했던 것으로 보인다. 그랬기에 기나긴 유배살이를 견뎌내며 역작을 완성하고 장수할 수 있었다고 생각한다.

인간 생명력의 근원은 정精, 기氣, 신神의 3요소지만, 그 중에 모든 것을 통제하고 조절하는 주체는 신으로 인간 생명활동의 정신작용이다. 아무리 육체가 건장해도 정신이 건실하지 않으면 질병에 시달리게 되고 건강하게 오래 살 수 없다. 사람이 출세하려면 일반적으로 실력, 재력, 체력과 집안(가문)의 배경이라는 요소가 필요하지만 눈에 보이지 않으면서도 빼놓을 수 없는 것이 바로 정신력인 것이다. 다른 요소들이 다소 부족해도 정신력이 강하다면 극복해 낼 수도 있다.

다산이 흑산도에 귀양 중이던 형에게 먹기를 권했던 음식은?

다산은 흑산도에 유배가 있던 형이 공부와 저술에 열심이면서도 매일 바다에서 나는 물고기만 먹기에 몸이 쇠약해진 것을 알고 형의 건강을 염려하여 개고기 먹기를 권했다. 다산이 형 정약전(丁若銓, 1758~1816)에게 보낸 편지글을 보자.

"보내주신 편지에서 짐승의 고기는 도무지 먹지 못하고 있다고 하셨는데, 이것이 어찌 생명을 연장할 수 있는 도道라 하겠습니까. 섬에 산개가 천 마리 백 마리뿐이 아닐 텐데, 제가 거기에 있다면 5일에 한 마리씩 삶는 것을 결코 빠뜨리지 않겠습니다. 도중에 활이나 화살, 총이나 탄환이 없다고 해도 그물이나 덫을 설치할 수야 없겠습니까."

아마 다산 자신도 이미 먹고 효과를 보았던 것이리라. 그리고 실학자인 박제가 선생에게서 전수받은 요리법도 적어 놓았다.

"삶는 법을 말씀드리면, 우선 티끌이 묻지 않도록 달아매어 껍질을 벗기고 내장은 씻어도 나머지는 절대로 씻지 말고 곧장 가마솥에 넣어서 바로 맑은 물로 삶습니다. 그리고는 일단 꺼내놓고 식초·장·기름·파로 양념을 해서 더러는 다시 볶기도 하고 더러는 다시 삶는데 이렇게 해야 훌륭한 맛이 나게 됩니다."

궁중에서도, 상류층에서도 먹었던 구육狗肉

역사적으로 보면 삼국시대부터 서민은 물론 임금도 개고기를 먹었다고 한다. 고구려 벽화에 개를 잡는 장면이 나오고, 정조 19년에 있은 혜경궁 홍씨의 회갑연에 개고기찜(구증, 狗蒸)이 올랐다고 기록되어 있다. 중국에서도 한고조 유방이 항우를 물리치고 천하통일을 이룬 뒤, 부하장수인 번쾌가 잡아서 요리해준 개고기를 먹으면서 맛에 대한 찬사를 아끼지 않았다고 한다.

조선시대에도 상류층 사람들이 개고기를 먹은 기록이 있다. 조선 후기에 실학의 선구자로 대동법을 만들어 시행했던 '김육金堉'이 영의정으로 있을 때의 일이다.

영상 대감이 생신을 맞이하여 여기저기서 수많은 선물과 진귀한 음식들을 보내왔는데, 대감은 사돈이자 선조 임금의 부마인 동양위(東陽尉 : 신익성) 궁에서 가져오는 음식으로 아침을 먹겠다고 했다. 마침 내당에는 축하해 주러 온 친족 부인들로 가득했는데, 부인들의 관심은 도대체 영상 대감은 생신날에 어떤 음식을 먹을까 하는 것이었다.

시간이 되자 옹주궁에서 하녀 하나가 차반을 가지고 왔는데, 모두들 무슨 대단한 별미일까 궁금해 했다. 그런데 막상 뚜껑을 열어보니 고작 삶은 개고기와 각걸리 항아리가 들어 있을 뿐이었다. 부인들은 한편으로는 놀라고 한편으로는 비웃기도 했는데, 더욱이 옹주 마마의 딸이자 영상 대감의 며느리는 친정에서 겨우 그것을 시아버지의 생일 음식으로 가져왔다며 부끄럽고 창피하여 방안에서 서럽게 울었다. 그렇지만 정작 영상 대감과 부마는 호탕하게 웃으며 맛있게 먹었다고 한다.

개고기의 뛰어난 약효

개고기는 혐오식품이니까 먹지 말아야 한다는 얘기가 있지만, 영양이 많고 몸보신에 좋아서 먹는다는 사람도 적지 않다. 개고기를 우리나라에서는 주로 더위를 이기는 식품으로 여름에 먹지만, 대만에서는 추위를 이기는 스태미나 음식으로 겨울에 많이 먹고 있다. 개기름은 불포화지방산이 많아 소화, 흡수가 잘 되고 콜레스테롤도 적다.

개고기는 어떤 약효가 있을까? 구육은 달고 짠 맛에 따뜻한 성질로 비·위장의 기를 도와주고 따뜻하게 한다. 그래서 뱃속이 냉하고 허약한 사람의 소화를 잘 되게 하는 효능이 있다. 또 혈맥을 보강하고 허리와 무릎을 강하게 하며 오줌을 찔끔거리거나 밤에 소변을 자주 보는 데 좋다.

또 한의서를 보면 개고기를 '조양사助陽事'라 하며 성기능을 돕는다고 했다. 한의학에서는 신장이 성기능을 주관하는 데, 개고기는 신장의 양기陽氣를 도와주므로 우수한 정력제가 된다. 그러나 양기가 강하고 열이 많거나 성욕이 강한 사람이 먹으면 오히려 손해를 볼 수 있으므로, 쉽게 발기가 되는 사람은 피해야 한다.

특히 개의 음경도 물개의 음경처럼 정력제로 좋다. 물개의 음경 즉, 해구신海狗腎은 진품을 구하기 어렵고 값도 매우 비싸므로 개의 음경 3개를 대용으로 쓰는데, 이를 '구신狗腎' 또는 '구정狗精', '모구음경牡狗陰莖'이라고 한다. 신장의 양기가 허약해서 성기가 냉하고 발기가 잘 되지 않는 사람들에게 효과가 크다. 그리고 팔다리가 차고 추위를 잘 타고 허리가 시큰거리며 소변을 자주 보는 경우에도 좋고 여성의 불감증에도 효과가 있다.

그런데 개고기라도 아무 개나 다 몸에 좋은 것은 아니다. 누렁이와 검둥이가 보신에 특히 좋다. 신장의 양기를 보강하려면 검은색의 개가 좋다. 검은색이 신장에 연관되기 때문이다. 비·위장을 튼튼하게 하려면 누런색의 개가 좋은데, 황색이 비장의 색이기 때문이다.

하지만 개고기를 먹으면 안 되는 사람도 있다. 개고기는 열성이 강하기 때문에 비·위장에 습기와 열기가 많거나 고혈압이 있는 경우에는 주의해서 먹거나 피해야 한다. 체질적으로는 냉성 체질인 소음인에게는 개고기가 좋으나 열성 체질인 소양인에게는 해롭다. 물론 열병을 앓은 직후에 먹는 것도 좋지 않다. 그리고 임신부가 먹으면 아기가 소리를 내지 못하게 된다고 하니 피하라고 했다. 개고기를 먹을 때 역시 열성이 강한 마늘을 함께 먹는 것은 열을 가중시키므로 좋지 않다. 몸에 좋은 보신 음식이라고 해도 체질에 맞게 먹어야 건강에 보탬이 되는 것이다.

개고기가 내키지 않는 사람은 따뜻한 성질을 가진 닭고기, 양고기 혹은 염소고기를 먹는 것이 좋다.

닭고기는 원기를 더해 주고 정수精髓를 보충해 주므로 허약하고 수척한 몸을 회복시켜 준다. 또한 비·위장이 허약하여 입맛이 없고 설사가 나는 경우에도 좋고, 정력 강화에도 좋다.

양고기는 기를 돕고 허약을 보충하며 근육과 뼈를 튼튼하게 하는 효능이 있으므로, 몸이 마르고 쇠약하거나 허리와 무릎에 힘이 없는 경우에 좋고, 성기능도 도와준다. 그러나 열이 많은 사람은 돼지고기나 오리고기를 먹어야 한다.

정약전의 현산어보

정약전(丁若銓, 1758~1816, 59세)은 우리나라 고수산문헌古水産文獻 중의 하나인〈현산어보玆山魚譜〉의 저자이자 다산의 형으로 잘 알려져 있다.

정약전은 26세(1783년)에 진사가 되었고, 33세(1790년)에 증광별시에 급제하여 초계문신이 되었다. 40세(1797년)에는 성균관 전적典籍을 거쳐 병조좌랑이 되었다.

그는 일찍이 이벽李檗, 이승훈李承薰 등과 교우하며 역수학歷數學 등 서양의 학문과 사상을 접하였다. 44세(1801년) 봄에 다산과 함께 체포되어 신지도로 유배를 갔다가 다시 흑산도로 유배되었다. 호는 손암巽庵이다.

우이도牛耳島에 정착한 정약전은〈몽학의휘蒙學義彙〉와〈송정사의松政私議〉를 저술했다. 또 우이도에서 살던 어상魚商 문순득文淳得이 1801년 12월에 표류되었다가 1805년 정월에 돌아 왔는데 그의 표해 과정과 유구(琉球 : 오끼나와), 여송(呂宋 : 필리핀) 지역의 풍속, 가옥, 의복, 선박, 토산, 언어 등에 관한 그의 진술을 토대로〈표해록漂海錄〉을 저술하기도 하였다.

정약전은 50세(1807년)에 우이도에서 흑산도로 거주를 옮기고 모래미沙邨에서 서당 복성재復性齋를 열어 후학들을 양성했다.

1814년에는 〈현산어보茲山魚譜〉[1]를 완성하는 큰 업적을 남겼다.

 손암이 단명한 이유

손암 정약전은 흑산도에서 첩을 얻어 살면서 아들 둘을 낳았다. 그런데 젊은 시절부터 술을 즐겼고 막막한 절망감과 한을 술로 달랬다. 첩이 날마다 술을 담가 올렸고 그 술로 인해 술병을 얻어 59세로 생을 마감하고 말았다.

손암은 유배지에서 주민들과 쉽게 동화되었던 사람이다. 양반의 교만함을 드러내지 않고 어부들이나 일반 주민들과 스스럼없이 어울려 지내는 것을 즐겼다. 스스로를 낮춤으로써 현지인들에게 존경과 칭송을 받았다고 한다. 어쩌면 그 때문에 더 많은 술을 마셨는지 모른다.

역시 과음은 주독酒毒에 의해 주상酒傷을 일으켜 결국 수명을 줄인다. 정약전이 다산의 권유대로 개고기를 먹었는지 알 수 없으나, 만약 개고기를 자주 먹었다면 좀 더 오래 살았을지도 모를 일이다.

---

1) 정약전이 흑산도로 유배(1801~1816)되어 사망할 때까지 15년간 흑산도(우이도 포함) 연안에서 생산되는 각종 해산물(어패류, 해조류 등) 227종에 대한 생태계를 집중 연구한 책이다. 어패류의 생태계와 이동 경로, 습성, 맛, 이름에 대한 방언, 약효 등을 상세히 기록하고 있어 우리나라 최고의 해양백과사전으로 연구에 큰 도움이 되고 있다.

계일정을 보며
지나침을 경계하라

연안 이씨 이정구 집안

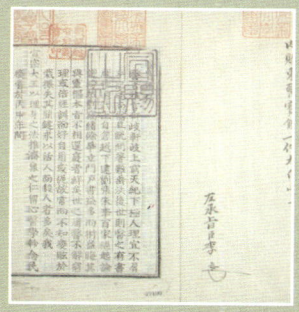

흔히 만병의 근원은 마음이라고 한다. 현실에 맞지 않게 욕심을 부려 마음이 싱숭생숭하면 그것 하나로 받는 고통이 이만저만이 아니다. 하지만 하루에도 수십 번씩 천당과 지옥을 오가는 마음만 다스려도 온갖 것이 편해진다. 특히 마음의 문제는 항상 욕심이 지나친 것이 문제이다. 무엇이든 지나친 것을 경계하게 하여 건강하게 장수한 연안 이씨 집안의 '계일정 건강법'을 소개한다.

연안 이씨 가문은 우리나라의 대표적인 문벌의 하나로 수많은 정승, 판서, 대제학 등을 배출한 17세기 최고 명문가의 하나이다.

그중 이정구(李廷龜, 1564~1635, 72세)는 탁월한 문장력으로 조선 중기 한문학 4대가로 일컬어지는데, 호가 월사月沙다. 부친은 현령을 지낸 이계(李啓, 1528~1593, 66세), 모친은 광주 김씨(현령을 지낸 김표의 딸)이다.

생후 8개월 만에 능히 걸을 수 있었고 말을 배우면서 문자를 알기 시작해서, 6세에는 유모 품에 안긴 채 술에 취해 지나가는 행인을 보고 시를 지어 사람들을 놀라게 하여 신동이라는 칭송을 들었다. 월사 선생은 한 번 본 것은 결코 잊지 않은 탁월한 암기력을 가졌다고 한다.

22세(1585년)에 진사 시험에 합격하고, 27세(1590년)에 증광문과에 급제하여 승문원에 등용되었다. 월사는 명나라에 사신으로 가서 문명文名을 크게 떨치기도 했다.

명나라의 어느 관리가 "조선이 왜병을 끌어들여 명나라를 치려 한다."고 모함하자 사신으로 명나라에 가서 그 거짓을 밝히는 글을 올려 해당 관리를 파직시킨 '구국의 문장가'였다.

50세(1613년)에 계축옥사로 모함을 받고 사직했다가 인조의 즉위와 더불어 예조판서가 되었으며, 좌의정에까지 올랐다.

월사는 18세에 안동 권씨 부인과 혼인하여 2남 2녀를 두었다. 장남 명한(明漢, 1595~1645, 51세)은 대제학과 이조판서를 지냈는데 안타깝게도 전염병에 걸려 51세로 사망하였고, 차남 소한(昭漢, 1598~1645, 48세)도 형조참판을 지냈는데 역시 전염병으로 같은 해에 사망하였다.

이 삼부자는 당송팔대가인 소순, 소식, 소철의 '삼소三蘇'에 비견될 정도로 문장으로 유명하였다. 손자로 대제학과 예조판서를 지낸 일상(一相, 1612~1666, 55세)을 비롯하여 8명이 있는데 모두 문장이 뛰어났다.

〈동의보감〉 서문을 짓고 내의원 도제조를 지내다

월사 선생은 48세(1611년)에 이조판서 겸 홍문관 대제학으로 있으면서 동의보감東醫寶鑑의 서문을 지었는데, 말미에 '이정구봉교근서李廷龜奉敎謹序'라고 적혀 있다. 후대에 길이 남을 위대한 저작이니만큼 당연히 문장이 뛰어난 인물이 서문을 써야 하지만, 서문에 보면 왕이 내의원 제조인 자신에게 서문을 지어 권수卷首에 붙이라고 명하였다고 되어 있다.

왕을 비롯한 왕실의 진료를 담당한 내의원은 실질적으로는 중인 출신의 의원들이 운영하지만 책임자는 도제조都提調, 제조提調 및 부제조副提調였다. 도제조는 삼정승 중에서 의약에 밝은 사람이 맡았고, 제조는 주로 이조판서가 맡았으며 실무책임자인 부제조는 동부승지가 맡았다. 그래서 임금의 정기 진찰인 '문안진후問安診候'는 닷새에 한 번씩 부제조가 의원을 데리고 가서 행해졌다.

월사는 뒤에 정승에 오르면서 도제조를 겸직하기도 했다. 이같이 제조와 도제조를 역임했으니 자신과 집안 식구들의 건강관리에 상당한 관심을 가졌을 것으로 짐작된다.

그의 의술에 대한 관심이 남달랐음은 〈동의보감〉 서문을 보면 알 수 있다. 서문의 일부를 살펴보자.

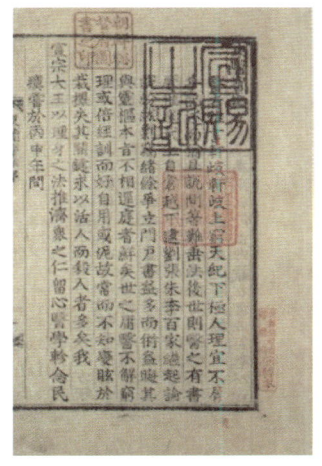 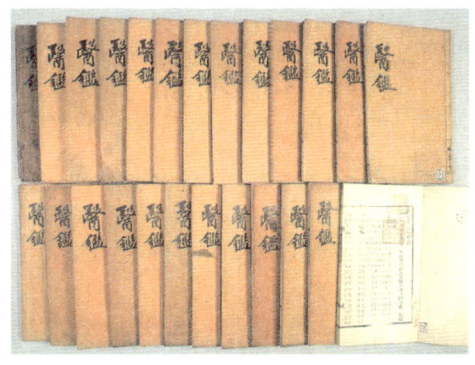

동의보감 서문

"의술이란 글이 아니면 이어지지 못하고, 글은 가리지 않으면 정밀하지 못하고, 잡기를 널리 하지 않으면 진리가 명확하지 않고, 퍼뜨리기를 널리 하지 않으면 혜택이 퍼지지 못한다. 이 책은 고금의 방서方書를 모두 모아서 군서群書를 절충하여 근본을 찾고, 연원을 따지고, 강령을 세우고, 조목을 제시하였다. 상세하면서 복잡하지 않고, 집약하되 포괄되지 않은 바 없다. ……(중략)…… 병이란 비록 천백의 증후라 할지라도 보사(補瀉: 보약으로 원기를 돕거나 사약으로 병인을 공격하는 것)의 완급을 알아 대응하던 모두 다 이치에 들어맞을 것이니, 굳이 옛날 서적에 마음 둘 필요 없고 근래 약방문을 살펴볼 필요 없이 옳게 분류해 놓은 데 따라 중첩하여 거듭 나오니 증상에 따라 투여하기만 하면 계약을 맺은 것처럼 들어맞을 것이다. 정말 보배로운 거울이요, 세상을 구하는 좋은 방법이다.……(중략)"

월사 가문은 대표적인 장수 집안

연안 이씨는 장수 집안으로도 유명하다. 기로소에 들어간 분이 무려 22명이나 되고, 월사 가문에서만 12명(이정구, 이복원, 이시수, 이정보. 이철보, 이길보, 이조원, 이학수, 이약우, 이가우, 이풍익, 이순익)이나 된다.

이렇게 집안 인물들이 건강하게 장수한 비결이 어디에 있을까? 월사의 경우에는 자신이 의약에 대한 지식이 해박했던 것도 비결이 되겠지만, 이것이 집안 대대로 장수할 수 있는 비결은 아닐 것 같다. 해답은 월사의 고조 이석형(李石亨, 1415~1477, 63세)[2]이 만든 '계일정'에서 실마리를 찾을 수 있다.

 특별하게 만든 연못이 있는 계일정

이석형의 집은 반수(泮水 : 성균관을 에워싸고 있는 물) 서쪽, 즉 관동館洞에 있었고, 숲이 울창했다. 집안의 정원에다 연못을 파고 그 옆에 정자를 지어 종일토록 소영(嘯咏 : 시가를 읊음)하는 일이 많았다고 한다. 연못을 만든 사람은 김수온(金守溫, 1410~1481)이

---

2) 이석형의 부친 이회림이 늦게까지 아들이 없어 삼각산 신령에게 빌고 난 뒤에 꿈을 꾸기를, 커다란 바위 위에 앉아 있는데 흰 용이 바위를 쪼개고 나왔다고 한다. 꿈을 깨고 나니 아들이 태어났기에 이름을 석형이라 하였다는 것이다. 부인은 연일 정씨로 포은 정몽주의 손자인 정보의 따님이다. 27세(1441년)에 생원, 진사에 수석으로 합격하고 이어 식년문과에 장원급제하여 벼슬길에 올라 집현전 학사가 되었다. 특히 사가독서(賜暇讀書 : 인재 양성을 위해 젊은 문신에게 휴가를 주어 학문에 전념케 하는 것)의 은전을 받아 이개, 하위지, 박팽년, 성삼문, 신숙주 등과 서울 진관사津寬寺에서 함께 공부하였다. 전라감사, 대사헌, 한성판윤 등을 역임하였고 연성부원군延城府院君에 봉해졌다.

라는 사람이었다.

　김수온이 보기에 이숙형이라는 사람은 천하의 복록을 죄다 누린 부족할 것이 없는 사람으로 보였기에, 부족함이 없으면 넘치기 쉬운 법인지라 이를 경계하라는 의미로 계일정을 만들었다고 한다.

　연못에 물이 차면 물마개를 열고, 부족하면 물마개를 닫아 항상 적정량의 수위를 유지하게 했으며, 정자 이름도 그가 붙였는데 넘침을 경계한다는 뜻으로 '계일정戒溢亭'이라고 하였다.

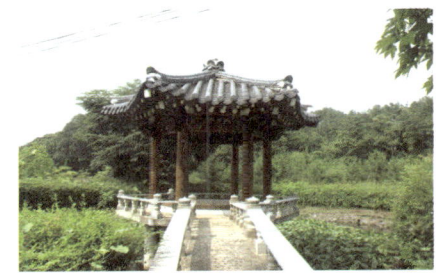
계일정

　계일정은 그 자체가 자손이나 제자, 찾아오는 손님들에게 부귀영화가 넘치게 하지 말고 적정하게 억제하라는 가르침을 전하는 인생교실이 되었다. 연못의 맑은 물에 자신을 비추어 반성하고, 물이 넘치지도 모자라지도 않게 조절하여 매사를 분수에 맞게 하라는 훈계가 담겨 있었기 때문이었다.

　월사는 후손들이 이름을 얻는데 넘치지 말고, 먹고 입고 사는데 넘치지 않는 지혜를 습득하기를 바랐다. 그리고 이러한 가르침에 후손들은 '계일戒溢의 정신'을 이어받아 염치를 알고 겸양을 중시했다. 그래서 수많은 자손들이 높은 벼슬자리에 올랐지만 탐관오리가 없는 가문으로 회자되고 있고, 청백리도 7명이나 배출되었다.

　현대의 후손들도 선조들의 고귀한 정신을 이어받아 '계일정신문화원'을 운영할 준비를 하고 있다고 하니 매우 반가운 소식이다.

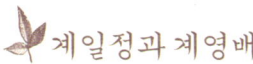
계일정과 계영배

계일정의 이야기를 들어 본 독자 중에는 '계영배戒盈杯'라는 술잔을 떠올리는 사람이 있을 것이다. 술이 일정한 한도에 차오르면 새어나가도록 만든 것으로 최인호의 소설 〈상도商道〉에 나왔던 술잔이다.

이 술잔은 조선시대 도공 우명옥이 만들었는데, 그는 스승도 이루지 못한 설백자기를 만들어 명성을 얻었지만, 방탕한 생활로 재물을 모두 탕진하고 말았다. 그리고는 뒤늦게 잘못을 뉘우치고 스승에게 돌아와 계영배를 만들었다고 한다. 이 계영배는 거상 임상옥林尙沃이 갖게 되었는데, 그는 계영배를 늘 옆에 두고 과욕을 다스렸기에 조선 최고의 거부가 될 수 있었다고 한다.

계일정은 수면의 높낮이를 조절할 수 있는 물마개가 있었으니까 조절이 가능해 보이지만, 계영배는 도대체 어떤 원리에 의해서 일정한 높이로 술이 유지될까? 그 비밀은 계영배 중심에 있는 대롱에 있다.

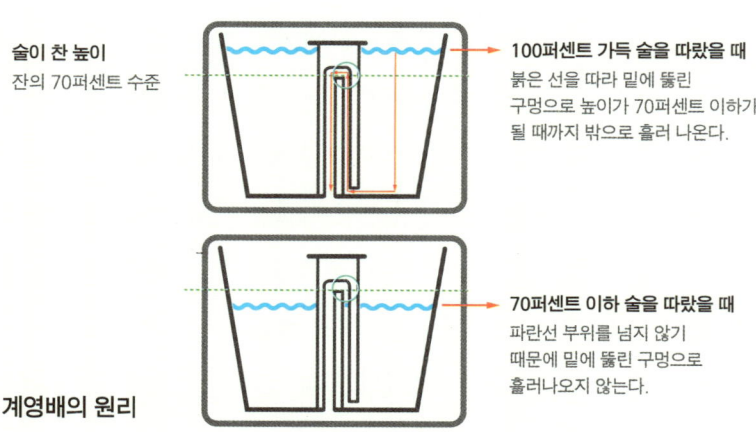

계영배의 원리

이 대롱 안에는 구부러진 빨대 비슷하게 생긴 통로가 있어서 대롱의 높이보다 술잔의 술이 많아지면 대롱으로 술이 빠져 나가는 것이다. 물론 대롱보다 술의 높이가 낮으면 술의 높이가 유지된다. 인터넷으로 계영배의 이미지를 검색해보면 잔 아래 커다란 받침이 있는 것을 확인할 수 있는데, 바로 이곳으로 넘치는 술이 모인다.

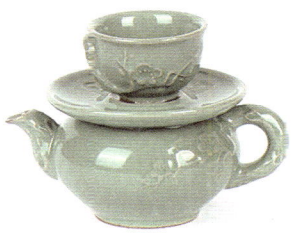
계영배

계일정의 교훈이 건강과 장수의 비결

건강, 장수의 비결도 바로 이 계일정에서 찾을 수 있다. 건강도 지나치면 부족함만 같지 못하니 항상 지나쳐서 문제가 생기기 때문이다. 이를 제대로 이해하기 위해서는 성품을 잘 수양하는 방법에 대해 살펴봐야 한다.

양성養性의 근본은 '십이소十二少'다. 즉 12가지를 적게 하라는 것인데 다음과 같다.

생각이 많으면 신경이 약해지므로 생각을 적게 할 것, 염려가 많으면 뜻이 흩어지므로 염려를 적게 할 것, 일이 많으면 과로하므로 일을 적게 할 것, 말을 많이 하면 기가 적어지므로 말을 적게 하라고 했다. 또 욕심이 많으면 뜻이 혼미해지므로 욕심을 적게 할 것, 근심이 많으면 두려움이 많으므로 근심을 적게 할 것, 성냄이 많으면 혈맥의 순환이 고르지 못하므로 성내는 것을 적게 할 것, 싫어하는 것이 많으면 즐거움이 없으므로 싫어하는 것을 적게 하라 일렀다(少思, 少念, 少事, 少語, 少慾, 少愁, 少怒, 少惡).

구체적인 설명을 곁들이지 않더라도 모두가 공감할 만한 내용일 것이다. 그런데 언뜻 이해가 되지 않을지도 모르겠지만 많을수록 좋다고 알려져 있는 것들도 적게 하라고 했다.

웃음이 지나치면 내장이 상하므로 웃음을 적게, 즐거움이 지나치면 뜻이 넘치므로 즐기는 것을 적게, 기쁨이 지나치면 착란에 빠지므로 기쁨을 적게, 좋아하는 것이 지나치면 정신이 헷갈려 올바르지 못하므로 좋아하는 것을 적게 하라고 했다(少笑, 少樂, 少喜, 少好).

화를 내거나 우울한 것은 물론이고 즐거움이나 좋아하는 감정까지 모든 감정이 지나치면 해가 되므로 적당히 하라는 것이다.

결국 무엇이든 지나치면 부족함만 같지 못하다는 '중용中庸' 사상을 말하고 있는 것이다.

십이소에 나오는 것처럼 실천한다면, 높은 벼슬이나 재물에 대한 욕심이 없어 마음이 편안하고, 음식·술·여색에 빠져 과식·과음·과색하는 일이 없고, 너무 과로하거나 너무 안일하게 지내지도 않으니, 당연히 몸도 편안할 것이다. 그러면 건강이 유지되고 중병에 걸릴 이유가 없으니 장수할 수밖에 없지 않은가?

🍃 겸양과 검소를 실천한 월사의 부인

권씨 부인도 남편이 정승이 되고 자식들이 고관이 되었지만 항상 검소하게 생활했다고 한다. 고위 관료 부인들은 대체로 지위를 생각해 화려한 옷을 입었지만 월사의 부인은 이런 옷을 몸에 걸치지 않았다고 한다.

　선조의 딸인 정명공주가 며느리를 맞아 지체 높은 집안의 부인들을 초대한 적이 있었는데, 모두들 화려하고 현란하여 눈부신 옷차림이었다. 그런데 한 늙은 부인이 교자에서 내려 지팡이를 짚고 들어오는데, 베로 만든 치마에 치장을 조금도 하지 않은 허름한 모습이어서 모두들 어느 가난한 집 늙은이일 거라고 우습게 보았다. 그런데 공주가 황급히 뛰어 내려가 노파를 영접하고 상좌에 모시고 공손히 대접하자 모두 놀랐다고 한다. 노부인은 자기 차림에 대해 전혀 개의치 않고 조용하고 점잖은 태도였다고 한다.

　월사의 부인이 이렇게 행동했기 때문에 자손들은 욕심 없고 절제하는 미덕을 생활 속에서 자연스럽게 몸에 익힐 수 있었을 것이다. 그래서 생활습관병(성인병)에도 걸리지 않고 장수할 수 있었던 것으로 보인다.

이 집안의 인물 이귀

　인조반정仁祖反正에 직접 군사를 동원해서 성공으로 이끈 일등공신으로 잘 알려져 있다. 이석형의 5대손으로 그의 손자인 수장의 아들 기夔의 손자이니, 이정구와는 11촌 숙질간이 된다.

　이귀(李貴, 1557~1633, 77세)는 부친 이정화李廷華, 모친 안동 권씨의 사이에서 4남 중 막내로 출생했다.

　율곡, 성혼의 문하에서 수학하여 26세에 생원시에 합격했고, 강릉참봉으로 있던 중 임진왜란이 일어나자 삼도소도관, 종사관으로 군졸, 소, 말, 식량 등을 징발하여 도체찰사 유성룡에게 수송하였다.

47세에 문과에 급제했고, 광해군 때 평산부사로 있던 중 1623년에 67세의 나이로 직접 병사를 이끌고 인조반정에 참여해서 연평부원군延平府院君에 봉해졌다. 공서(功西 : 서인들 중에 인조반정에 참여한 공신들이 모인 당파)의 영수가 되었고, 대사헌, 이조 및 병조판서를 지냈으며 사후 영의정에 추증되었다.

아들인 시백(時白, 1581~1660, 80세), 시담(時聃, 1584~1665, 82세), 시방(時昉, 1594~1660, 67세)을 합하여 4부자의 평균 수명을 계산해 보면 무려 76.6세나 되고, 두 명이 80세를 넘었다.

도대체 그 이유는 어디에서 찾을 수 있을까? 죽음을 각오하고 반정에 참여한 기개와 계일정에서 배운 검소하고 소탈한 가풍, 그리고 하나가 더 있다면 그것은 아마 백일주百日酒일 것이다.

집안 대대로 전해 내려오는 백일주百日酒

백일주는 백일 동안 술을 익힌다고 해서 붙은 이름인데, 궁중에서 '합환주合歡酒'로 쓰이던 술로 부부의 성생활을 원활하게 해 주는 효능을 가지고 있다. 인조 임금이 반정의 1등 공신인 '이귀'에게 제조법을 하사하였으니, 반주로 마시고 합환合歡하여 자손 대대로 번성하라고 축수했던 술이다.

백일주는 후손들에 의해 공주 계룡의 백일주로 전승되어 오고 있다. 이 술을 마신 이 집안 후손들은 대부분 건강하고 장수했다. 성기능을 강화시키고 정精

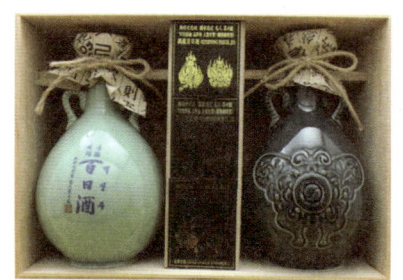

백일주

을 보강하는 약이나 음식은 모두 건강 유지와 노화 방지에 큰 도움이 되기 때문이다.

그런 약과 음식은 대부분 신장에 작용하는데, 한의학에서 신장은 성기능의 근본임과 동시에 인체의 생장, 발육 및 노화에 관계되어 있다.

한의학에서는 남성의 음경을 '외신外腎'이라 하고 음낭을 '신자腎子'라고 하는데, 여기서 '신腎'은 바로 성기를 지칭한다. 이처럼 신장은 콩팥뿐만 아니라 성호르몬과 성기를 포함하고 있기 때문에, 신장의 음기와 양기를 보강하는 것이 바로 정력을 강하게 만드는 핵심 방법인 것이다.

백일주는 어떤 재료로 만드는 걸까?

찹쌀, 멥쌀, 누룩에 솔잎, 진달래, 국화, 밤, 대추, 홍화, 오미자 등을 넣고 빚어서 증류시키고 벌꿀을 넣은 술이다. 재료들을 보면 성분과 약효가 성기능 강화에 도움이 되고, 노화 방지에도 도움이 된다는 것을 알 수 있다.

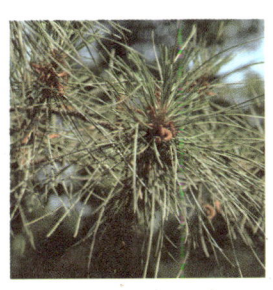

솔잎

솔잎(송엽松葉)은 소나무가 사시 사철 푸르며 십장생의 하나이기에 건강과 장수를 의미한다. 솔잎은 신선이 먹었던 선식이라 전해 오는데, 솔잎을 따서 약으로 먹는 사람이 많다. 쓴맛에 따뜻한 성질로서 오장을 안정시키고 허기를 느끼지 않게 해서 오래 살게 하는 효능이 있다. 그리고 머리카락을 검게 하거나 새로 나게 하는 효과가 있으며, 나쁜 기운을 물리치므로 유행성 뇌막염과 유행성 감기를 예방하고 치료할 수 있다. 또 신경을 안정시키는 효능이 있고, 고혈압 등의 성인병 예방에 좋다. 이런 효능이 있어서 노화 방지 효과가 있는 것이다. 그밖에도 팔다리가 힘이 없고 아프거나 저려서 걷기 힘든 것을 치료하고, 풍기와 습기로 인해 생긴 관절통을 다스리며, 상처를 잘 아물게 한다.

국화는 폐와 신장을 보익하며 음기를 도와주는 효능이 있어 쇠약한 몸을 보충해 주고 얼굴색을 좋게 한다. 또 심장의 열을 내려 주고 간장의 기를 가라앉히므로 풍기와 열기

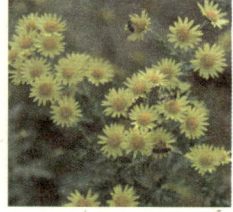
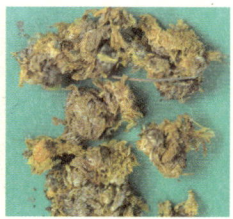
국화

가 위로 올라가는 것을 막아준다. 그래서 머리가 어지럽거나 무거운 것을 맑게 하고, 눈이 붉어지거나 어둡고 침침한 경우에 눈을 밝게 하며 중풍 예방에 좋다.

밤(율자栗子)은 신장을 강하게 하여 허리와 뼈를 튼튼하게 하므로 성기능에 도움이 되고, 대추(대조大棗)는 심장을 도와 혈액 순환을 원활하게 하고 신경을 안정시킨다. 이외에도 대추는 오장을 보강하고 12경락의 기가 부족한

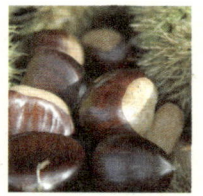
밤

것을 치유하며, 의지를 강하게 하고 음기와 혈을 부드럽게 조화시켜 주는 효능이 있다.

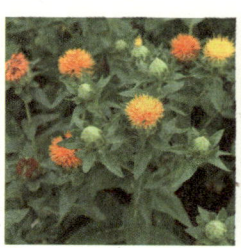
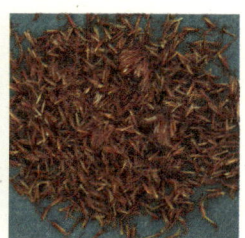
홍화

붉은색 염료로 쓰이기도 하는 홍화紅花는 혈을 잘 통하게 하고 어혈을 풀어주는 효능으로 많이 쓰이는

한약재이다. 남성이나 여성의 성기능이 원활하기 위해서는 혈이 잘 통해야 하므로 홍화가 부부 생활에 도움이 되는 것이다.

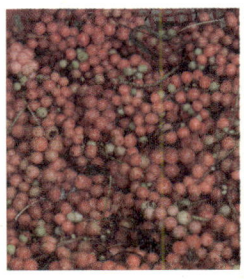 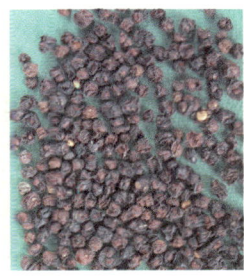

오미자

오미자는 따뜻한 성질로 신장을 보익하는 효능이 크므로 정력을 증강시키는 효과가 있다. 또 신 맛은 몸에서 무엇이든 빠져나가는 것을 막아주고 거두어주는 작용을 나타내어 정액이 빠져나가지 못하게 막아주는 효능이 있다.

그러므로 정액이 저절로 흘러내리는 '유정', 꿈속에서 사정하는 '몽정'을 치료하는 효과가 있다. 원래 '자子'로 끝나는 이름을 가진 식물의 열매나 씨는 다음 세대를 이어갈 생명력을 간직하였기에 생식력을 강화시켜 주는 효능을 가지므로 대부분 정력제로 쓰인다.

열매와 씨로 구성된 대표적인 성기능 강화 처방으로 '오자환五子丸'이 있는데, 오미자를 비롯하여 구기자, 토사자菟絲子, 복분자覆盆子, 차전자車前子 또는 사상자蛇床子로 구성되어 있다. 중국의 전설적인 정력제 처방인 '독계산禿鷄散'에도 오미자가 들어간다.

독계산의 성분은 오미자를 비롯하여 육종용肉從蓉, 토사자, 원지遠志, 사상자로 구성되어 있다.

독계산이라는 이름이 붙은 데는 재미있는 이야기가 있다.

이 약을 먹은 70세 노인으로부터 밤마다 괴롭힘을 당하던 부인이 남편 몰래 이 약을 마당에 버렸는데, 이것을 주워 먹은 수탉이 솟구치는 정욕을 주체 못해 시도 때도 없이 암탉 위에 올라타 계속 교미를 하면서 쉴 새 없이 암탉의 벼슬과 머리털을 쪼아대었다고 한다. 그래서 암탉이 대머리가 되었기에 '대머리 독禿'자와 '닭 계鷄'자를 합하여 '독계산'이라 불렀다는 것이다.

독계산은 이들 약재를 청주에 담갔다가 말려서 환약이나 가루로 만들어 매일 2, 3회씩 공복에 먹으면 된다. 또 꿀이나 흑설탕 등을 가미하여 소주에 담가 3개월 이상 숙성시키면 '독계산주'가 되는데, 역시 정력주로서 효과가 탁월하다. 80세의 노인도 즉시 장년의 정력을 되찾을 정도로 효과가 크기 때문에 독신자가 사용해서는 안 된다는 말이 따라다니는 술이다. 물론 노화 방지에도 좋다.

백일주를 담그기 힘들다면

산딸기로 담근 '복분자주覆盆子酒'나 뽕나무 열매인 오디로 담근 '상심자주桑椹子酒'를 마셔도 비슷한 효과를 얻을 수 있다.

둘 다 신장을 보강하는 효능을 가지고 있어 성기능 증강에 효과적이다. 몸이 냉한 사람에게는 복분자주를, 몸에 열이 있는 편인 사람에게는 상심자주를 권하고 싶다.

노동하고 의지를
굳건히 하며 양탕으로
정기를 길러라

배천 조씨 조헌 집안

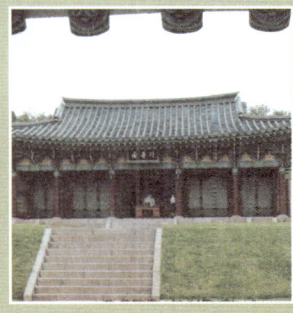

똑같이 추운 데서 고생하다가 와도, 어떤 사람은 감기에 걸려 애고생하고 어떤 사람은 콧방귀도 안 뀔 정도로 건강한 사람이 있다.

도대체 이런 차이는 어디에서 나는 것일까?

바로 정기에서 차이가 난다. '정기正氣'가 충실하면 '사기(邪氣 : 질병을 일으키는 나쁜 기운)'가 들어와도 방지하고 싸워서 이길 수 있다. 그래서 똑같이 병에 노출되더라도 정기가 약한 사람과 달리 강한 사람은 병에 잘 걸리지 않는다.

신종 인플루엔자를 비롯한 전염성 질병이 유행일 때는 이 정기의 중요성이 더욱 부각된다. 건강한 20, 30대라도 정기가 약한 사람은 병에 쉽게 걸려 크게 위험할 수 있기 때문이다. 간단히 말해 정기가 강하다는 것은 면역 기능이나 항병력抗病力이 강하다는 뜻이다. 하지만 선천적으로 약하게 태어난 사람도 적당한 운동과 체질에 맞는 음식으로 정기를 보강할 수 있다.

조헌 선생의 비결을 한번 알아보자.

조헌은 경기도 김포에서 부친 응지(應祉 : 증 이조판서)와 모친 용성龍城 차씨車氏 사이에 맏아들로 태어났다. 그의 가문은 일찍이 문명이 높았는데, 조부 세우世佑는 정암 조광조의 문인으로 그의 도학적 학풍을 이어받았으니 조헌 선생의 선비적 기품이 높았던 배경을 알 수 있다.

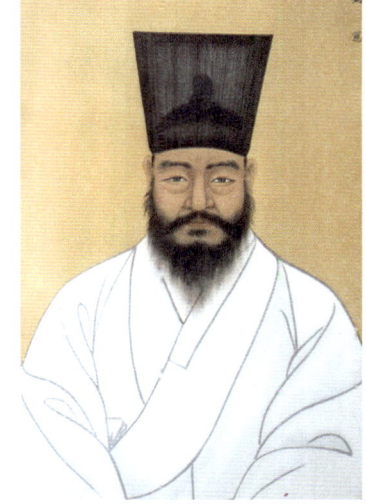

조헌(趙憲 1544~1592, 49세

실제로 조헌 선생은 절의와 도학을 겸비한 학자로서 율곡의 문하에서 가장 뛰어난 학자로 손꼽힌다. 평생을 강의剛毅와 직언直言으로 일관하였고 일본이 임진왜란을 일으키자 바로 의병을 일으켜 구국의 깃발을 들었다. 호는 '중봉重峯'이며, 영의정에 추증되었다.

🌿 평생토록 학문과 후진 양성에 정열을 쏟다

12세 때부터 김황金滉을 스승으로 모시고 글을 배웠다. 김황은 조헌의 어린 시절 학문과 사상의 기초를 닦는데 큰 도움을 줬고, 훗날 임진왜란이 일어났을 때 의병을 직접 일으킨 인물이기도 하다. 이런 스승의 의병정신은 조헌 선생에게도 영향을 주었다.

조헌 선생의 집은 몹시 가난했다. 추운 겨울에도 옷과 신발이 다 해져 추위에 떨며 살아야 했다. 그래도 매서운 눈보라를 무릅쓰고 멀리 떨어진 글방에 가는 것을 하루도 쉬지 않았고, 손에서 책을 놓지 않고 학문에 열중했다고 한다.

논밭에 나가 일할 때는 밭두둑에 책 걸이를 만들어 책을 얹어 놓고 틈나는 대로 글을 읽었고, 부모님의 방에 불을 지필 때는 그 불빛으로 글을 읽었다고 한다. 그야말로 주경야독이었다. 가난 때문에 흰밥과 나물국만으로 제수를 올리면서도 제사 지내는 것을 거르지 않았다고 한다.

22세 때는 성균관에 입학했고, 성균관에 들어간 지 3년이 되던 24세 때(1567년)에는 정기적으로 치르는 과거인 식년문과에 병과로 급제했다.

교서관의 부정자를 시작으로 정주·파주·홍주의 교수를 역임했는데, 파주목의 교수로 있으면서 당시 파주에 살고 있던 우계 성혼成渾을 찾아가 스승으로 모시기를 청하여 성리학을 심도 있게 배웠다. 그 뒤로 율곡을 찾아가 스승으로 모시면서 그의 경세론經世論을 공부했다. 홍주로 옮겨가 있을 때 토정 이지함을 찾아가 배움을 청했는데, 그때 중봉은 이지함을 평생의 스승으로 삼았다고 한다.

29세에 교서관 정자로 임명되어 중앙 관직으로 옮겨갔으나 불교 행사를 반대하는 상소를 올렸다가 관직에서 쫓겨나자, 이지함과 더불어 부여, 두류산, 안면도 등지를 돌아다녔다.

39세 때는 어머니를 모시기 위하여 보은현감을 자원해서 나갔다가 41세(1584년)에 율곡이 세상을 떠나자 관직에서 물러났다.

그 후 중봉은 충청도 옥천군 안읍 밤티의 궁벽한 산골로 들어가 '후율정사後栗精舍'라는 서실을 짓고 제자 양성과 학문을 닦는데 전념했다. 후율은 율곡을 사모하여 지은 이름이다.

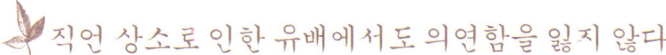
직언 상소로 인한 유배에서도 의연함을 잃지 않다

43세에 다시 관직에 복귀하면서 이후 4년 동안 국가의 시폐를 바로잡는 여러 차례의 상소를 올렸다. 다음 해에 정여립이 장차 반역할 것이라고 주장한 '만언소萬言疏'를 지어 올리는 등 다섯 차례에 걸쳐 상소를 올렸다. 그런데 자신의 상소에 아무런 응답이 없자 관직을 버리고 옥천으로 돌아갔다. 이때 일본에서 정권을 잡은 도요토미 히데요시가 사신을 보내 교섭할 것을 청하자 선생은 수차례에 걸쳐 일본과의 교섭을 반대했고, 동인東人을 비방하는 과격한 상소를 올렸다.

46세(1589년) 때는 지부상소(持斧上疏 : 조선시대에 자신의 결연한 의지를 표시하기 위해 작은 도끼를 들고 상소를 하던 관행)를 올리며 조정을 비방해서 함경도 길주의 영동역嶺東驛에 유배되고 말았다.

당시에는 오랫동안 장마가 들어 길이 험해 중봉 선생은 옥천에서 영동역(마천령 넘어 함경북도 성진시, 즉 현재의 김책시 위쪽)까지 2천여 리의 길을 걸어가느라 온갖 어려움을 겪어야 했다.

오랜 여정에 발이 부르트고 피가 흘렀으나 조금도 굽히지 않고 의기가 자약自若하니, 이를 본 당시의 춘천부사는 감탄하여 그를 가리켜 '철한鐵漢'이라고 불렀다고 한다.

유배지에 이르렀을 때 근방 마을에 염병(장티푸스)이 크게 번져 10명 중에 7, 8명이 죽어나갈 정도였다. 선생의 아우 전典도 귀양지에 따라왔다가 염병에 걸려 죽고 말았는데, 선생은 동생의 병간호부터 염습까지 모두 직접 하고 아침저녁으로 널을 어루만지며 슬퍼했지만 아무 탈이 없었다. 선생의 아들 완기도 함께 있다가 염병에 걸렸지만 겨우 죽음을 면했다. 사람들은 이것을 보고 강한 정기

앞에는 요사스러운 기운이 침범하지 못한다고들 했다.

당시 역에 배치된 죄인들은 대개 역관驛官들을 매수해서 노복을 대신 보내 복역하게 하거나 면역免役하는 것이 일반적이었다. 하지만 선생은 군명君命을 어길 수 없다며 자신이 직접 복역하면서 병든 사람들을 구했던 것이다. 선생의 유배살이는 얼마 지나지 않아 그 해 정여립의 모반 사건이 일어나자 해배됐다.

 정기가 강하면 염병도 피해간다

괴질이나 염병이 창궐하더라도 무차별적으로 모든 사람이 걸리는 것은 아니다. '정기正氣'가 충실하면 '사기邪氣'를 방지할 수 있거나 싸워서 이길 수 있다. 그래서 똑같이 행동하더라도 정기가 약한 사람과 달리 강한 사람은 질병을 피해갈 수 있다.

사기가 들어올 때는 반드시 정기가 약한 상태에 있을 때이다. 때문에 몸이 허약하지 않은 상태라면 사기만으로 몸에 병이 생기지는 않는다. 병에 걸리는 건 여러 원인이 있지만, 정기가 약해지면서 외부의 사기가 쉽게 침입하고 또 내부에서 습濕, 담痰, 열熱, 어혈瘀血 등의 사기가 일어나면서 온갖 질병에 걸리게 된다.

간단히 말해 정기가 강하다는 것은 면역 기능이나 항병력抗病力이 강하다는 뜻이다. 아울러 더위와 추위에 견디는 힘도 강해진다. 정기를 강하게 하려면 평소 몸을 건강하게 만드는 양생법養生法에 따라 절도 있는 생활과 운동을 해야 한다. 물론 선천적으로 기가 왕성한 체질을 타고나는 경우도 있고, 정신력이나 끈기가 강한 경우에 정기도 강한 편이다.

한의학에서 면역 기능과 관계있는 장기는 폐, 비장, 신장이다. 이 기관이 약해지면 면역 기능이 떨어지는데, 면역력을 보호하려면 특히 선천先天의 근본인 신장을 잘 관리해야 한다. 그리고 후천後天의 근본인 비·위장이 허약해져 음식으로 영양을 공급해 주지 못해도 면역기능은 떨어질 수밖에 없다.

물론 노화의 주된 원인도 신장과 비장이 약해지기 때문인데, 그러면 원래보다 노화가 훨씬 빨리 진행된다. 이럴 때 신장과 비장의 정기를 보충하는 약과 음식을 먹으면 면역기능이 강화되어 병균이 침투해도 이길 수 있다.

중봉 선생이 정기가 강했던 이유는?

우선 선천적으로 강한 정기를 타고난 것으로 보인다. 증조부가 어모장군(禦侮將軍 : 정3품의 무관직)을 지냈을 정도로 집안 자체가 무인 기품을 지녔으니 강골을 물려받은 것으로 생각된다.

그리고 집이 가난했던 탓에 손수 농사를 지어야 하는데다 멀리 떨어진 글방에 하루도 쉬지 않고 공부하러 다니느라 걸어 다녔으니, 저절로 운동이 되어 체력 단련이 되고 다리가 튼튼해져 정기가 길러졌던 것이다. 즉, 보통 선비들처럼 '주독야독晝讀夜讀'한 것이 아니라 '주경야독晝耕夜讀'했기 때문이다.

아울러 의지와 끈기도 대단했다. 임금 앞에 나아가 도끼를 들고 상소하는 것을 과연 아무나 할 수 있을까? 의지가 대단히 강한 사람이 아니라면 상상조차 할 수 없을 것이다. 그러니 한 마디로 선생은 '기가 왕성한 분'이라 하겠다.

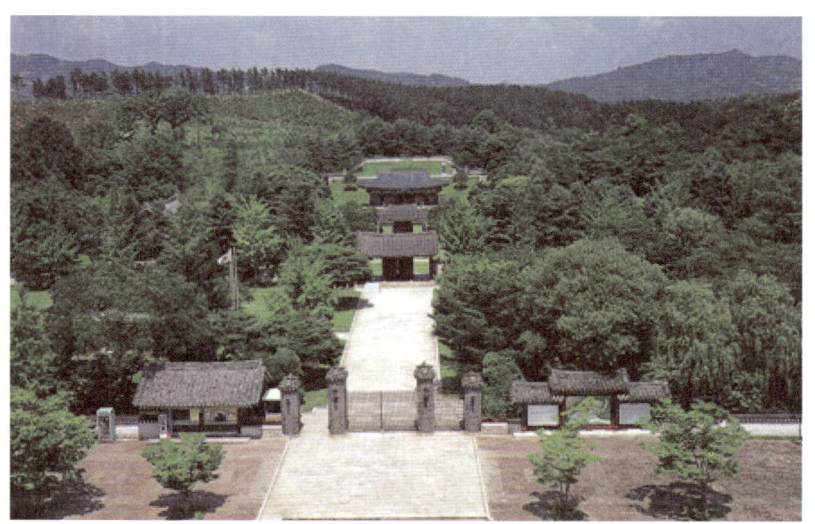
칠백의총

한편, 선생의 초상화를 보면 수염이 매우 덥수룩하게 그려져 있다. 수염은 신장의 정기를 반영하는 곳으로 수염이 왕성하다는 것은 신장의 정기가 강하다는 것을 의미한다. 신종 인플루엔자를 비롯한 온갖 전염성 질환이 유행하더라도 선생처럼 기가 센 분이라면 쉽게 감염되지 않을 것이다.

국난 극복을 위해 30여년을 초개같이 버렸다

중봉 선생은 49세 나이로 삶을 마감했다. 1592년 4월에 임진왜란이 일어나자 5월에 옥천에서 의병을 일으켰다. 영규靈圭 스님이 이끄는 승병과 합세하여 8월에 청주성을 수복하는데, 선생은 빗발치는 화살을 무릅쓰고 직접 진두에서 지휘하였다.

그 후, 충청도 순찰사와의 의견 대립과 전공을 시기하는 관군의 방해로 의병이 대부분 해산되고 말았지만, 전라도로 진격하는 왜군을 막기 위해 선생은 금산錦山으로 향했다.

이때 휘하의 병력은 불과 700명. 이 정도의 의병으로 금산성에서 대규모의 왜병과 전투를 벌였으나, 병력의 차이가 너무 많이 났고 무기도 너무 낡아 모두 전사하고 말았다. 그래서 칠백의총七百義塚이 되었다.

만약 중봉 선생이 이때 전사하지 않았다면 적어도 80세까지는 장수했을 것이다. 신장의 정기가 강하면 노화가 천천히 진행되므로 오래 살 수 있는데, 중봉 선생의 경우 신장의 정기가 강한 면모가 많이 보였기 때문이다.

 ## 중봉 선생 집안에 보양식이 내려오는 까닭은?

선생은 늘 직언을 했던 탓에 수시로 귀양을 가기도 했고, 자신의 주장이 받아들여지지 않으면 관직에서 스스로 물러나기도 했다.

제자들을 가르치는 것에 몰입할 때면, 학문에만 몰두하는 제자들의 건강을 염려하여 보양식을 먹였다. 그런데 집안에 여유가 없다보니 좋은 식재료를 사용할 수가 없었다. 그래서 푸줏간에 가서 당시 별로 먹지 않던 소의 위장을 싸게 사와 끓여 먹였던 것이다.

이것을 '양탕'이라고 하는데, 요즘의 양곰탕이다. 선생도 기본적인 한의학 공부를 했기 때문에 몸에 좋은 보양식이 어떤 것들이 있는지 알았던 것이다. 그때 이후로 중봉 선생의 집안에서는 본격적인 농사철로 접어들 때, 체력을 보강하기 위해 큼직한 무쇠 솥에 양탕과 양죽을 끓여 온 식구가 먹었다고 한다.

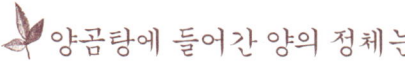
양곰탕에 들어간 양의 정체는?

'양膁'이란 양고기가 아니라 소의 위장이다. 소의 위장은 4개로 구성되어 있어 먹은 것을 차례로 옮겨가며 되새김질을 한다. 그 중에서 첫 번째, 두 번째 위장이 바로 '양'이다.

첫 번째 위장에 맨 위쪽 두툼한 부위를 '양깃머리'라고 하는데, 소 한 마리를 잡아도 기껏 수백 그램 정도밖에 나오지 않아 가장 귀한 부위이다. 양깃머리는 냄새가 나지 않고 부드러워 구이로 많이 사용한다. 양깃머리 아래에 붙은 얇은 부위는 보통 양곰탕 재료로 사용한다.

두 번째 위는 벌집 모양처럼 주름이 있어 '벌집양'이라고 부른다. 이를 뒤집어 놓으면 마치 검은 수건처럼 생겨서 경계감을 갖게 하지만, 막상 먹어보면 맛이 좋은 부위이다. 벌집양은 이탈리아, 중국 등지에서도 요리 재료로 사용하는데, 육질이 매우 질기기 때문에 우리나라에선 오랜 시간 가열해서 양곰탕에 넣어 먹는다.

세 번째 위는 천엽이라고 부르고, 네 번째 위는 '막창' 또는 '홍창'이라고 부른다. 위장과 연결된 작은창자는 곱창이고, 그 다음에 있는 큰창자는 대창이라고 한다.

'양'은 비·위장에 좋은 만점 보양식

양은 살코기에 비해 부드러우면서 고소한 맛이 나며 비타민B2와 철분이 풍부하고 좋은 단백질도 많이 들어 있다. 구이로 먹거나 곰탕으로 주로 끓여 먹는데, 지방과 콜레스테롤이 적고 다이어트에 좋은 섬유질도 많아 체중이 늘어날 우려도 없다. 양은 두껍고 클수록 맛있다. 그래서 곡물보다는 풀을 뜯어 먹고 자란 소의 양이 좋다. 왜냐하면 풀에는 섬유질이 많이 있기 때문에 소화를 잘 하기 위해서는 되새김질을 많이 할 수밖에 없다. 이렇게 운동량이 많으면 당연히 위가 두꺼워지고 커진다.

사람이 동물의 특정 부위를 음식으로 먹으면, 사람의 같은 부위의 건강이 좋아지는 경우가 많다. 실제로 쇠고기는 비·위장을 보하는 효능이 있는데, 특히 위장인 '양'은 사람의 비·위장을 좋게 하는 작용이 더욱 강하다. 그래서 양은 비·위장이 제 기능을 잃어 소화가 되지 않고, 체해서 식적食積이 맺혀 있어 속이 더부룩한 것을 치료한다. 그러므로 양은 체질적으로 소화 기능이 약하거나 혹은 병을 앓은 후 비·위장이 허약해지고 소화력이 약해진 사람들의 체력 보강에 아주 좋은 음식이다.

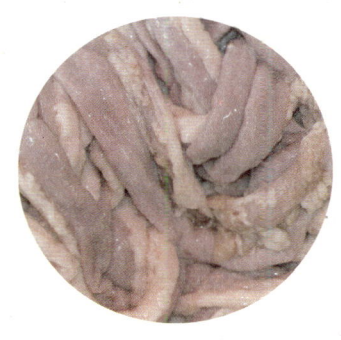

양

비·위장이 허약해서 소화가 잘 되지 않는 경우에는 탕으로 먹는 것이 소화·흡수에 훨씬 더 좋고, 몸보신에도 효과적이다. 그러므로 병을 앓고 허약해진 사람이나 노약자의 경우에 양곰탕이나 설렁탕이 바로 보양식이 된다. 잉어탕도 비슷한 효과가 있다.

한의학 관점에서는, 국물이 있는 음식에서 건더기는 음기를 돕고, 물기는 양기를 돕는다고 한다. 그러니 탕국은 상대적으로 국물이 더 많기 때문에 주로 양기를 많이 도와준다고 할 수 있다. 우리나라에서는 특히 탕 음식이 발달했는데, 이는 옛날에 워낙 고기가 귀했기 때문에 많은 사람이 나누어 먹기 위해서라는 얘기도 있다.

양탕을 끓이는데 소의 양 외에 다른 재료도 들어가나?

양탕은 '양포탕'이라는 이름으로 궁중 탕류에도 들어 있고, 일반 서민들도 병후 쇠약해진 몸을 추스르거나, 환절기 가족들의 몸을 보양하는 보양식으로 잘 알려져 있다. 그래서 끓이는 방법도 지역이나 집안의 가풍에 따라 방법이 다양하다.

생강과 진피(陳皮 : 귤껍질), 사인(砂仁 : 한방 소화제)을 함께 넣고 푹 삶아 먹으면 더욱 효과가 크다. 마늘을 함께 넣어도 좋다. 기와 혈이 부족한 경우에는 인삼과 황기를 넣고 푹 삶아 먹으면 효과가 매우 좋다.

중봉 선생 집안에 내려오는 양탕은 만드는 방법에서 특별한 점이 있다. 양탕을 끓이기 전에 먼저 암소의 사골을 구해서 잘 씻어낸 다음 24시간 동안 기름을 걷어내면서 푹 고아 육수를 낸다. 우유처럼 뽀얗게 우러난 육수에 양과 함께 인삼(수삼), 대추, 밤을 넣고 6시간 정도 푹 끓인다.

그 시절 양탕에 귀한 '인삼을 넣었을까'라는 의문이 생길 수 있지만, 인근에 인삼밭이 많아 하등품을 싸게 구하면 됐고 대추, 밤은 흔했었다. 그래서 양탕은 선비들이 허약한 몸을 추스르고 원기를 회복하는데 아주 좋은 음식이었던 것이다.

다만 위에 언급한 재료들이 모두 따뜻한 성질이기 때문에 열이 많은 사람들은 주의해야 한다.

노인들에게는 양탕 국물에, 썰어서 다진 양 수육과 참기름에 볶은 찹쌀을 넣고 끓인 양죽을 드렸다고 한다. 4백년 전통의 양죽은 아침에 일어나면 자리끼 대신 먹었다고 하는데, 단백질이 풍부해 영양도 많고, 고소하고 깊은 맛이라 먹기도 부드러워 원기를 돋우는 음식으로 안성맞춤이다. 평상시 기운이 떨어지고 입맛이 없을 때 양죽을 먹으면 든든하고 피부에 윤기가 흐르며, 특히 어린아이들은 발육이 좋아진다. 아기들의 이유식으로도 좋다.

양죽에 들어가는 쌀 역시 비·위장을 보강하고 후천의 근본을 북돋워주는 약이 된다. 일반 죽만 보더라도 위장에 부담을 주지 않아 비·위장이 허약하여 소화력이 약해진 사람들에게 좋다. 또 죽은 소변을 잘 나오게 하며 비장의 습기를 없애 준다. 그래서 노인들이 매일 공복에 죽을 먹으면 몸에 쌓인 묵은 노폐물을 제거해서 위장을 쾌청하게 해 준다.

양을 포함해서 쇠고기에는 단맛에 약간 따뜻한 성질로 비·위장을 보하고 기와 혈을 도와주는 효능이 있다. 그래서 비·위장이 허약하고 영양이 부족하며 몸이 잘 붓고 갈증이 있는 사람들이 먹으면 좋다. 또한 쇠고기를 먹으면 근육과 뼈를 튼튼하게 하는 효능이 있으므로, 허약하고 근골이 건실하지 못하거나 허리와 무릎이 시큰거리고 팔다리에 힘이 빠져 약한 사람이 먹어도 좋다.

육류도 체질에 따라 어울리는 것이 있어서 몸이 냉한 체질에는 닭고기와 개고기가 어울리고, 열이 많은 체질에는 돼지고기와 오리고기가 어울린다. 그러니 열이 있는 사람은 돼지국밥이나 오리탕을 먹는 것이 좋다. 돼지고기와 오리고기는 찬 성질이며 음기를 도와주므로 열성 체질에 적합하기 때문이다. 하지만 쇠고기는 중간 성질이기 때문에 어느 체질에도 무리가 없다. 육류도 역시 체질에 맞게 걱어야 몸에 도움이 된다.

종교 생활을 하고
녹차를 즐겨 마셔
성인병을 예방하라

경주 김씨 김정희 집안

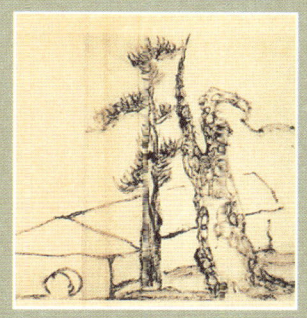

탈모와 다이어트에 효과가 크고, 비타민C도 많이 들어 있어서 담배 피우는 사람에게도 매우 좋은 효과가 있다고 알려진 이 식품은 무엇일까? 바로 녹차다.
예전에 녹차로 하는 다이어트가 잠깐 유행했던 적이 있어서 그런지, 녹차하면 다이어트가 우선 떠오른다. 하지만 녹차에는 우리 몸에 좋은 성분이 많이 들어 있다. 녹차만 마셔도 성인병을 예방할 수 있고, 더불어 다이어트 효과까지 볼 수 있으니 녹차 하나로 일석이조가 아니라 일석다조의 건강 효과를 얻을 수 있는 것이다.
추사 김정희도 녹차를 즐겨마셨다. 다행스럽게도 추사와 녹차는 궁합이 맞아 떨어졌다. 하지만 녹차를 마신다고 누구나 다 건강해지는 것은 아니다. 녹차가 맞지 않는 체질도 있으니, 자세히 한번 알아보자.

경주 김씨 가문은 신라의 왕족으로 고려를 거쳐 조선에서도 명성이 자자한 대표적인 명문가이다.

영조의 부마인 월성위月城尉 김한신(金漢藎, 1720~1758, 39세), 영조의 계비인 정순왕후貞純王后를 배출했으니 가히 '로열패밀리'라고 하겠다.

월성위에게 시집 간 화순옹주(和順翁主 : 영조의 둘째딸)는 부왕의 사랑을 특히 많이 받았다. 그래서 월성위에게 시집올 때 엄청난 재산을 가지고 왔는데, 덕분에 집안이 순식간에 큰 부자가 되었다고 한다.

월성위의 증손인 추사는 추사체와 〈세한도〉로 유명한데, 귀글로 제주도 유배 생활을 8년여 동안이나 했어도 강직한 면모를 유지했던 꿋꿋한 기상의 소유자였다.

추사 집안의 복잡한 가정사

고조부 김흥경(金興慶, 1677~1750, 74세)은 영의정을 지냈고, 생부 노경(魯敬, 1766~1837, 72세)은 병조판서를 지냈다.

추사는 부친과 모친 기계 유씨 사이의 장남으로 태어나 큰아버지 노영(魯永, 1757~1797)의 양자로 성장하였다. 12세에 양부가 사망하고, 15세에 한산 이씨와 혼인하였으나 16세에 생모가 사망(향년 35세)하여 큰 슬픔으로 마음이 흔들려 화암사華巖寺를 찾아가 승려들과 담론하거나 독경으로 마음을 달래기도 하였다.

20세에 첫 부인이 사망(향년 20세)하고, 21세에는 양모 남양 홍씨가 사망하였다. 23세에 예안 이씨와 재혼하였으나 아들을 얻지 못하였고, 소실에게서 아들 상우(商佑, 1817~1884, 68세)와 딸 둘을 얻었다. 부친과 그의 형제인 명희(命喜, 1788~1857, 70세), 상희(相喜, 1794~1861, 68세) 등은 비교적 장수한 편이다.

추사체를 완성시킨 제주도 유배

추사 김정희는 34세(1819년)에 문과에 급제하여 예문관, 규장각을 거쳐 암행어사, 대사성, 공조참판, 형조참판 등의 벼슬에 올랐다. 53세(1838년)에 생부가 별세했는데, 55세(1840년)에 윤상도尹尙度의 옥사에 연루되어 생부는 관작이 추탈追奪되고, 추사는 제주도 대정현에 위리안치 되었다. 8년여 만인 63세(1848년)에 풀려나왔는데 추사체는 이 기간에 완성되었다고 한다.

유배 초기에 친구인 권돈인에게 쓴 편지에 "기력은 점차 쇠진하여가고 살이 빠져 이제 앉아 있기조차 어렵다."고 할 정도로 심한 고생을 했다. 더욱이 부인 예안 이씨가 사망한 소식을 뒤늦게 듣고 억장이 무너지는 마음의 고통을 감내해야 했다.

이때 추사에게 새로운 힘을 준 것은 학문과 서도 연구였고, 그를 만나고자 찾아오는 인근의 유생들도 삶

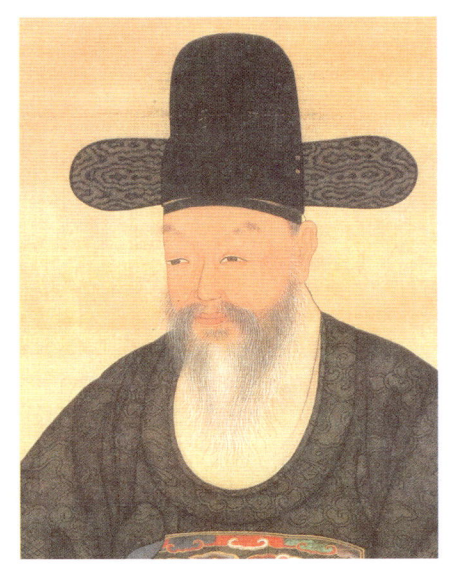

김정희(金正喜, 1786~1856, 71세)

에 대한 희망을 이어주는 끈이 됐다. 특히 제주에서는 책을 구하기 힘들었는데 제자인 역관譯官 이상적(李尙迪, 1803~1865)이 연경에 가서 귀한 책을 구해다 주어 학문의 깊이를 더할 수 있었다.

하지만 추사의 고난은 그것이 끝이 아니었다. 66세(1851년)에 헌종의 묘천廟遷 문제로 또 다시 함경도 북청으로 귀양을 가게 된다.

이듬해가 되어서야 풀려났는데, 매서운 추위와 끝없는 외로움을 강한 정신력으로 이겨냈다. 현재 전해오는 그의 글씨와 그림에서도 강한 기를 엿볼 수 있으니 〈세한도〉를 감상하면서 느껴보자.

〈세한도〉

〈세한도〉는 산중턱에 서서 바람을 맞고 의연히 버티고 있는 소나무와 초라한 집을 가슴에 담고 그린 문인화로 국보 180호로 지정되어 있다. 〈세한도〉는 화면에 여백이 많아 겨울바람이 휩쓸고 지나간듯한 느낌이 난다. 보이는 것이라곤 허름한 집 한 채와 소나무 네 그루뿐이다.

텅 빈 여백은 바로 절해고도絶海孤島의 황량한 유배지에 늙은 몸으로 홀로 버려진 추사가 나날이 맞닥뜨려야 했던 쓸쓸한 감정을 표현한 것이다.

그러나 〈세한도〉에는 꿋꿋이 역경을 견뎌내는 선비의 올곧고 강건한 의지도 담겨 있다. 꿋꿋한 소나무로 남들이 보건 안 보건 더워하건 배척하건 아랑곳하지 않고, 이 집에서 스스로 나아가야 할 길을 묵묵히 걷고 있다는 표현을 하고 있다.

유배지의 고독과, 이를 이겨내면서 자신이 할 수 있고 해야 하

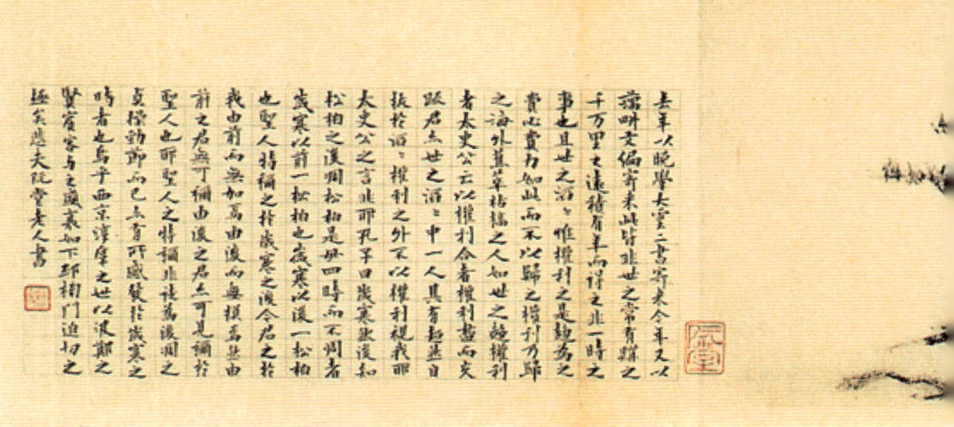

세한도

는 것에 매진하는 추사의 의지, 그리고 변치 않는 옛 제자에 대한 사랑도 고스란히 담겨 있다.

 추사가 제주도에서 부인에게 보낸 편지

"서울서 내려온 장맛이 다 소금꽃이 피어 쓰고 짜서 비위를 면치 못하오니 하루하루가 민망합니다. 경향京鄕의 장이 어찌 되어 쓴 건지 빠른 인편을 얻어 내려 보내야 견디겠습니다. 서울서 진장(陳醬 : 오래 묵혀 얻은 좋은 장)을 살 도리가 있으면 다소간 사 보내 주십시오. 변변치 않은 진장은 얻어 보내도 부질없습니다.

민어를 연하고 무름한 것을 가려 사서 보내게 하십시오. 내려온 것은 살이 썩어 먹을 길이 없습니다. 겨자는 맛난 것이 있을 것이니 넉넉

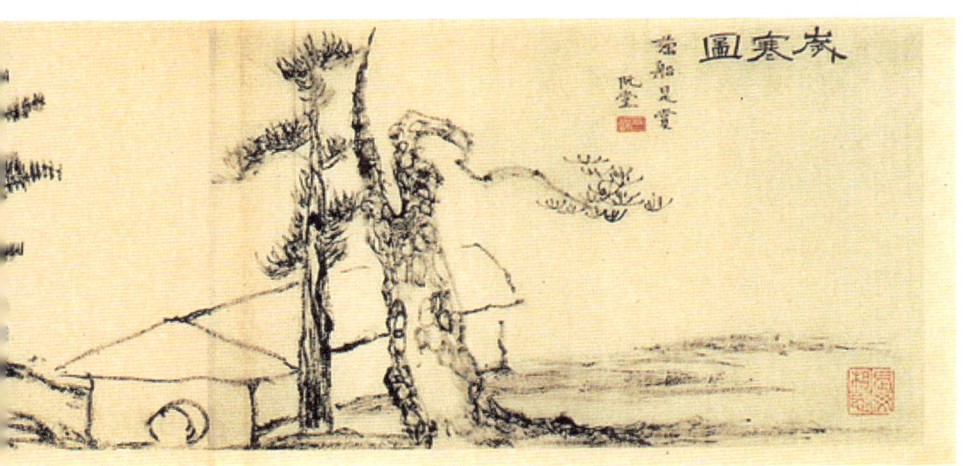

히 얻어 보내십시오. 겨울 뒤의 좋은 것으로 사오 접이 되든 못 되든 선편으로 부치고, 어란魚卵도 거기서 먹을 만한 것을 구하여 보내십시오." (그밖에도 곶감, 김치, 젓무, 산채, 고사리, 소로장이, 두릅, 약식, 인절미, 새우젓, 조기젓, 미역, 산포 등을 보내달라고 하였다.)

당시에는 서울에서 보낸 물품이 제주에 도착하는 데는 빨라야 두어 달에서 일곱 달이 걸렸다고 한다. 음식이 성한 채로 오기 어렵고 물류비도 엄청났을 것인데 추사가 진장을 비롯하여 많은 음식을 보내달라고 한 것을 보면 식성이 꽤나 까다로웠을 것으로 생각된다.

추사는 한양에서 최상류층의 생활을 하던 귀글인데다 50대 후반의 노년이었으니 제주의 음식에 적응하기 어려워 그랬을 것 같은데, 다행히 재산이 많았기에 가능했을 것이다. 건강하게 노년을 보내고 장수하려면 어느 정도의 재물은 필요하다.

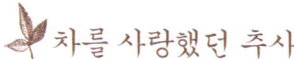 차를 사랑했던 추사

매화를 비롯해서 추사가 좋아했던 게 여러 가지가 있다. 하지만 그중에서 특히 차를 좋아했다. 차의 명인인 초의선사와 함께 차나무를 심고 참선도 했을 정도이니 그가 얼마나 차를 사랑했는지 알 수 있다. 추사가 초의선사에게 보낸 편지를 보자.

"나는 스님을 보고 싶지도 않고 또한 스님의 편지도 보고 싶지 않습니다. 다만 차의 인연만은 끊어버리지도 못하고 쉽사리 부수어버리지도 못해 또 이렇게 차를 보내달라고 조르게 되오. ……(중략) 두 해 동안 쌓인 빚을 모두 챙겨 보내되 더 이상 지체하거나 어김이 없도록 하는 게 좋을 거요."

두 사람 사이를 전혀 모르는 사람이 이 편지를 읽는다면, 추사를 상당히 무례한 인물이라 생각할지도 모르겠다. 하지만 두 사람은 상상을 초월할 정도로 깊은 우애가 있는 사이였다. 이런 편지는 서로에 대한 믿음이 있기에 가능했던 우애의 표시였던 것이다.

글에서도 나타나지만 추사는 자존심이 강하고 성격이 조금 괴팍해서 속내를 털어놓을 사람이 별로 없었다. 진정으로 마음을 터놓고 응석을 부릴 수 있는 이는 오직 초의선사 한

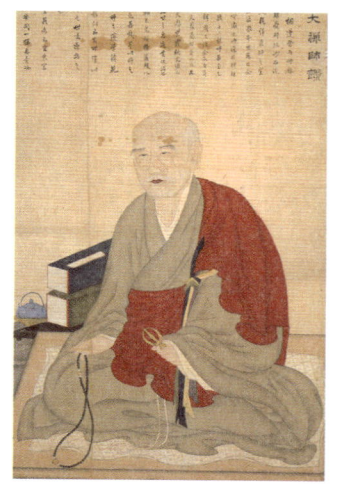
대흥사 일지암의 초의선사(草衣禪師, 1786~1866, 81세)

사람 뿐이었다. 그래서 초의선사는 해남 대흥사大興寺의 일지암一枝庵에서 직접 차를 만들어 추사에게 보내주곤 했다.

그 고마움에 답하여 추사가 초의선사에게 보낸 것이 '명선茗禪'이라는 글자였다. '차를 마시며 선정에 들다'는 의미를 담은 것이다.

추사를 건강케 한 녹차의 효능

녹차는 서늘한 성질로서 열을 내려주고 가슴이 답답한 것을 풀어준다. 특히 열병을 앓거나 더위를 먹어 입이 마른 경우에 좋다. 그리고 머리와 눈을 맑게 하는 효능이 있어, 풍과 열로 인해 머리가 아프거나 혹은 눈이 붉어지고 침침해지는 것을 낫게 한다. 또한 신경 안정 효능이 뛰어나 정신을 집중시키고 사고력을 증강시켜 주며 졸음을 방지하고 피로를 풀어주며 마음을 편안하게 해 준다. 따라서 정신이 맑지 못하거나 잠이 너무 잘 오고 잠이 많은 경우에도 좋으므로 수험생이나 머리를 많이 쓰는 정신노동자에 어울린다. 또 소화를 잘 되게 하고 응어리를 풀어주는 효능도 있어서 음식을 먹고 체하여 배가 아프고 신트림이 나는 경우에도 좋다. 대소변을 잘 나오게 하는 효능도 있다. 국화꽃과 함께 달여 마시면 열을 내리고 머리와 눈을 맑게 하는 효과가 더욱 좋다.

까칠까칠하고 예민한 추사의 성격을 떠올려보자. 추사는 분명히 녹차의 깊은 맛을 즐겼겠지만, 유배지에서 열이 나고 답답했던 자신의 상황을 생각해보면 추사의 몸이 녹차를 원했던 것인지도 모른다.

성인병 예방에 도움이 되는 녹차

한의학적으로 볼 때 성인병을 일으키는 주된 원인은 풍, 열, 담 그리고 어혈인데, 녹차는 열을 내려주고 담을 삭이는 효능이 있다. 또 녹차를 마시면 기가 아래로 내려가고 이뇨 작용이 원활해져서 대소변을 잘 볼 수 있게 된다.

녹차에는 기름기를 없애는 효과가 있어 몸을 가볍게 하므로 비만으로 고생하는 사람이 마시면 좋다. 실험 연구를 보더라도 녹차에는 혈압과 혈당, 콜레스테롤을 떨어뜨리는 효능이 있으므로 고혈압과 당뇨병 그리고 동맥경화로 고생하는 사람들에게 좋다.

녹차에는 폴리페놀ployphenol이 들어 있는데 플라보노이드 계통으로써 떫은맛을 내는 카테킨catechin이라는 물질이다. 카테킨이 강력한 항산화 작용을 나타내어 종양 형성을 억제하므로 폐암, 전립선암을 비롯한 각종 암을 예방하고 암의 전이를 억제하는 것으로 밝혀졌다. 또한 고혈압을 예방하고 혈중 콜레스테롤 함량을 떨어뜨리며 지방 분해를 도와 체중 감량 효과도 있다.

술을 많이 마셔 숙취로 고생할 때 녹차를 마시면, 머리가 맑아지고 심장과 위장이 활발하게 활동한다. 그러면 소변이 잘 나오게 되어서 주독도 풀 수 있다. 또 담배의 니코틴을 해독해주는 효과가 있으므로 담배를 피우는 사람이 자주 마시면 좋다.

우리 몸에서는 독소가 들어오면 이것을 정화하기 위해 몸속에 있는 효소가 활발하게 움직인다. 그런데 이 효소가 활동할 때 필요한 게 바로 비타민이다. 녹차에는 각종 비타민이 풍부하게 들어있어 니코틴 해독 작용을 돕는다. 그리고 각종 발암물질을 억제하는 효과도 있으므로 암 예방에도 좋다.

녹차가 해가 되는 사람도 있을까?

몸이 야윈 사람이나 잠이 잘 오지 않는 사람은 녹차를 많이 마시지 않는 편이 좋다. 그리고 녹차의 성질이 서늘하기 때문에 몸이 냉해서 손발이 차거나 비·위장이 냉하여 입맛이 없고 설사를 잘 하는

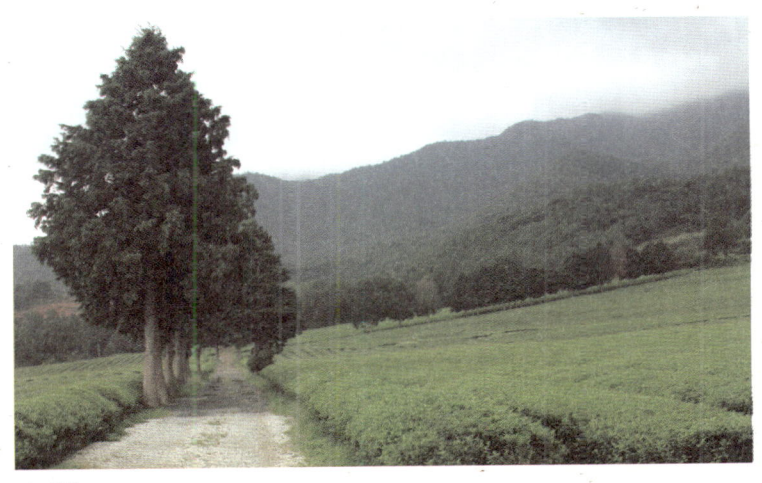
녹차밭

사람도 마시지 않는 게 좋다. 임신 중이거나 젖을 먹이는 부인, 그리고 빈혈이나 불면증이 있는 경우에도 녹차는 피해야 한다.

녹차를 공복에 마시는 것도 좋지 않고, 특히 한약을 먹는 동안에는 녹차가 한약의 효과를 방해하기 때문에 이를 마시면 안 된다.

운동량이 적고 땀을 별로 흘리지 않는 사람이면 녹차를 조금만 마시는 게 좋다. 몸속에 수기水氣가 쌓여 수독水毒이나 습독濕毒이 되기 때문이다. 특히 비장은 습기를 싫어하는데, 차를 많이 마셔서 뱃속에 습기가 많아지면 비장이 손상되어 정상적으로 습기를 전신에 확산시킬 수 없기 때문에 병이 생긴다. 주로 배가 브르고 아프거나 설사하는 증상을 나타낸다.

녹차가 맞지 않는 사람에게 좋은 차

녹차가 맞지 않는 사람은 따뜻한 성질을 가진 귤피차, 생강차를 마시면 된다. 귤피는 귤껍질을 말려서 오래 둔 진피陳皮를 쓰는데 기를 순행시키고 땀이 잘 나오게 하며 가래와 습기를 없애는 효능이 크다. 또한 구역질, 구토, 딸꾹질을 막고 소화를 잘 되게 하며 속이 더부룩하거나 입맛이 없는 경우에 좋다.

귤피 하나만 달인 약을 '귤피일물탕橘皮一物湯'이라고 하는데, 너무 안일하게 쉬면서 활동하지 않아 몸이 찌뿌듯하며 결리고 아픈 증상이 나타나는 것을 다스려 몸을 가볍게 해 주는 명약이다.

생강生薑은 몸에 양기를 넣어주고 찬 기운을 몰아내며 기와 혈의 순환을 잘 되게 하는 효능을 가지고 있다. 가래를 삭이며 기침을 멎게 하고, 비·위장을 따뜻하게 하여 소화를 돕고 입맛을 돌게 한다. 해독 작용이 커서 약물이나 음식물 중독에도 효과가 있고, 노화 방지에도 좋다.

불교와 추사

추사는 유학자이면서도 '해동의 유마거사'라는 칭호를 들을 정도로 불교에 조예가 깊었다.

옛집과 묘소가 있는 충남 예산군 신암면 용궁리 오석산에는 젊은 시절 학문을 닦고 심신을 단련하던 화암사가 있었다. 어렸을 때부터 화암사를 출입하면서 자연스럽게 불교와 접하면서 여러 불경을 보고 선禪도 익혔다.

추사는 구암사의 백파선사와 삼종선三種禪 논쟁을 벌여 조사선祖師禪에 비판을 가할 정도로 선의 세계를 깊이 이해하고 있었다. 그런가 하면 〈금강경金剛經〉을 호신용 부적처럼 항상 휴대하고 다닐 정도였고, 차로 유명한 전남 대흥사의 초의선사와도 차와 불교를 매개로 특별한 우정을 맺었다.

초의선사는 추사가 유배생활을 하는 동안 다섯 차례나 방문했을 정도로 그와 교분이 두터웠다. 이 모든 게 인연이 되어 차 맛에 더 조예가 깊어진 것일 수도 있다.

추사가 두 차례에 걸쳐 유배를 당하면서도 꿋꿋하게 이겨내고 건강을 유지하면서 추사체를 완성하고 70세를 넘길 수 있었던 비결에는, 녹차뿐만 아니라 불교에 몰입한 데서 오는 마음의 안정도 한 몫했다고 생각된다.

13대를 내려오는 백화주百花酒

경주 김씨 집안을 소개할 때면 백화주를 빼 놓을 수 없다. 이 집안에는 매년 섣달에 백화주, 백초주, 백초화주 중 한 가지를 빚어 제사와 찾아오는 손님 받들기를 소홀히 하지 말라는 얘기가 전해 온다.

백화주는 현재 김제에 있는 김수연 옹 집안에 13대째 내려오는 가양주로서 백가지 꽃을 다서 만든다고 해서 이름을 백화주라 붙였다고 한다.

이른 봄에 피는 매화부터 시작해서 동백꽃, 산수유, 진달래, 모란, 패랭이꽃, 백굴채, 자운영, 흰 철쭉, 댑싸리꽃, 수국, 인삼, 민들레, 찔레, 당귀, 작약, 자목련, 사상자, 연꽃, 엉겅퀴, 구절초, 밤, 해당화 등이 있고, 가장 늦게 따는 꽃은 늦서리가 내리는 상강(霜降)[3] 이후에 따는 감국(甘菊 : 국화꽃)이라고 한다.

이렇게 백가지 꽃을 시기마다 따서 말린 다음에 술을 담그는데

---

3) 상강(霜降) : 24절기 중 하나이며, 서리가 내린다는 뜻이다.

80일 정도 걸린다. 백화쟁명百花爭鳴을 중화시킨 술이니 효능은 중화中和이다.

술 빛은 짙은 갈색이지만 탁하지는 않고, 도수가 14도쯤 되는데 도수에 비해 진하고 쓰다. 술맛이 자극적이진 않은데 뒷맛이 쌉싸래하고 누룩내가 전혀 나지 않는다고 한다.

이 술은 술을 빚을 때 쓰는 물이 특별하다. 백 가지 약초를 구해다가 바짝 말린 뒤에 가마솥에 넣고 맑은 샘물을 붓고서 10시간 가량 달인 물이다. 상생상극의 조화를 이루도록 약재를 조화시키기 위해 초오草烏, 부자附子, 상륙商陸 같은 독극약도 들어간다.

1차 겹술 때에 찹쌀 분량의 70퍼센트가 될 정도로 누룩을 많이 넣는다. 약재가 많이 들어가면 발효가 잘 되지 않는데, 발효가 잘 되도록 누룩을 많이 사용한다.

20일 발효시키고 나서 2차 겹술을 하여 20일 동안 발효시키고, 다시 3차 겹술을 하여 20일 발효시킨다. 3차 겹술 항아리에 백 가지 꽃을 말린 것을 쏟아 넣고 20일 더 숙성시키면 백화주가 완성된다.

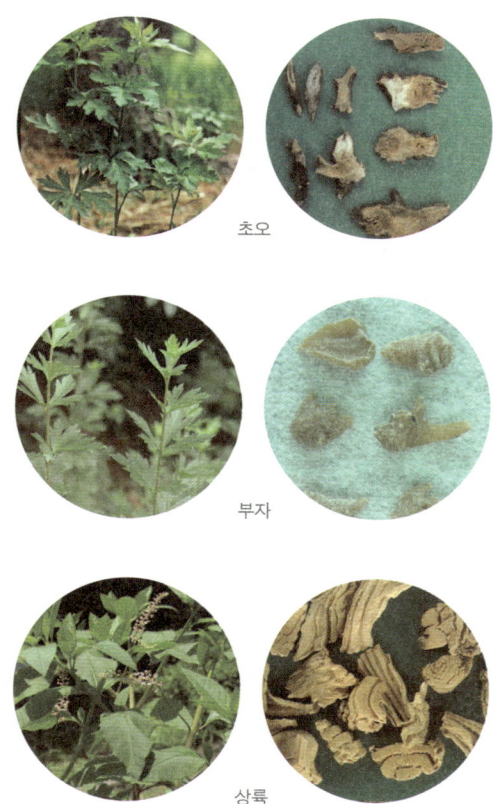

초오

부자

상륙

이 백화주는 〈동의보감〉, 〈음식디미방〉, 〈증보산림경제〉, 〈규합총서〉, 〈임원십육지〉 등에 등장한다.

"가양주는 한 집안에서 우연히 빚게 된 술이 아닙니다. 유전학적으로 한 집안에 부족한 요소는 자손대대로 이어집니다. 혈압이 높은 집안이 있는가 하면, 간이 안 좋은 집안이 있습니다. 술은 기혈순환이 잘 되게 하는 것이 본래의 기능입니다. 그러니 대개의 가양주는 유전학적으로 그 집안의 부족한 요소를 보충해주는 기능을 합니다."

현재 백화주를 빚는 유일한 사람인 학성강당의 김종회 씨의 말이다. 천하의 3대 명주라 칭송받는 백화주! 하지만 안타깝게도 이 술은 제사와 손님대접을 위해 만들기에 판매하지는 않는다고 한다.

유머를 가져라

경주 이씨 이항복 집안

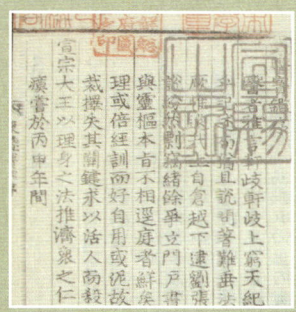

웃음은 사람의 건강 상태를 크게 바꿀 수 있는 명약이다. 난치병에 걸렸더라도 환자가 사물을 긍정적으로 바라보고 재미난 영화, 비디오를 보며 소리 내어 웃으면 극복할 수도 있는 것이다.

인간의 뇌는 조금 특이한 성향이 있어서, 우리가 상상 속에서 느끼는 정서와 현실에서 직접 느끼는 정서를 구분할 줄 모른다. 그래서 현실은 기분이 나쁜 상태에 있더라도, 입 꼬리를 올리거나 기분 좋은 생각을 하면 신체 반응도 그렇게 금방 달라진다. 그래서 평소에 긍정적인 태도를 갖거나, 유머를 즐기면 정기를 강하게 만드는 데 큰 도움이 된다.

정말 중요한 점은 웃을 일이 있어서 웃는 게 아니라, 웃기 때문이 즐겁다는 사실을 알아야 한다. 백사 이항복의 이야기를 통해 웃음이 얼마나 건강에 좋은 것인지 알아보자.

'오성鰲城 대감', 혹은 '백사白沙'라고 하면 다들 잘 아는 인물일 것이다. 특히 어릴 적의 재치 있는 얘기라든가, 한음漢陰 이덕형(李德馨, 1561~1613, 53세)과 함께 어울리며 만들어낸 숱한 일화들이 만화로 이야기책으로 수없이 나왔기에 모르는 사람이 없을 정도다.

그런데 임진왜란에서 큰 공을 세웠으며 정승을 지낸 사람 중에서는 드물게 청백리로 추천되었을 뿐만 아니라 그의 집안 후손들에서

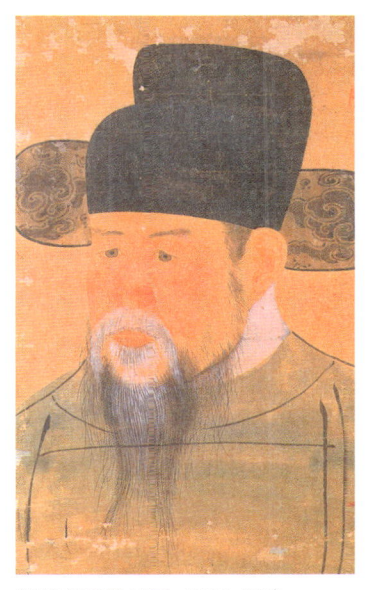

이항복(李恒福 1556~1618, 63세)

많은 재상이 배출되었고, 장수했다는 것은 모르는 이가 많다.

이항복은 형조판서를 지낸 부친 이몽량(李夢亮, 1499~1564, 66세)이 58세의 늦은 나이에 얻은 넷째 아들이었다. 모친 최씨 부인이 선생을 가졌을 때 병이 들고 파리해져서 순산을 하지 못할까 두려워서 독약으로 낙태를 시키려고 했으나 뜻대로 되지 않았다고 한다. 그 탓인지 태어나면서 오른쪽 갈비에서 등이 모두 상해서 피부가 생기지 못했다고 한다. 그리고 이틀 동안 젖을 빨지 못했고, 사흘 동안 눈을 뜨지 못했으며, 닷새 동안 울지도 못했다고 한다. 이렇게 건강하지 못한 몸으로 태어나서, 장수할 수 있었던 비결은 무엇일까?

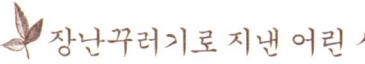 장난꾸러기로 지낸 어린 시절

오성은 9세 때 부친상을 당한 다음 편모슬하에서 자라다 보니 버릇이 나빠지고 품성과 행동이 나쁜 소년이 되어갔다. 엄한 아버지를 여읜 어린 항복은 공부보다는 놀기를 좋아해서 동네에서 장난꾼의 우두머리가 되었다. 한창 과거 공부에 열중할 나이인 15세에 이르도록 항복은 매일같이 동네에 나가 다른 아이들과 어울려 제기차기, 씨름 등의 놀이를 하느라 정신이 없었다. 그러다가 보다 못한 모친으로부터 피눈물 섞인 꾸지람을 듣고 뉘우치고는 그날부터 동네 아이들과는 놀지 않고 공부에 열중했다고 한다.

개인적인 생각이지만, 만약 이항복이 다른 아이들처럼 7, 8세경부터 학문에 힘써 과거 준비에 나섰다면 어떻게 됐을까? 모르긴 몰라도 우리 역사는 상당히 달라졌을지도 모른다. 선천적으로 약하게 태어난 이항복이었기 때문에 놀이로 체력을 강하게 만들지 않았다면, 공부만 하느라 허약한 몸이 되었을 것이고, 과연 제대로 사람 구실을 할 수 있었을지도 의심스럽다.

아울러 그의 트레이드마크라고 할 수 있는 해학과 유머도 갖추기 어려웠지 않았나 싶다. 늦게까지 공부를 시작하지 않고 장난치고 놀면서 지낸 덕분에, 몸이 건강해질 수 있었고 유머감각이 몸에 배일 수 있었던 것으로 생각된다.

이항복과 절친한 사이로 기발한 장난을 하면서 숱한 일화를 남겼던 이덕형과 비교해 보자.

한음은 어려서부터 문재가 뛰어나 약관 20세(1580)에 문과에 급제하여 벼슬길에 오른 뒤, 고속 승진을 거듭하여 불과 32세에 대제학이 되고, 42세에 영의정에 올랐다. 그러나 영창대군과 소북파를 제거하려는 계축옥사에 반대하여 삭탈관작을 당하고 낙향한 뒤에 울화가 쌓여 그 해 53세의 나이로 세상을 떠나고 말았다.

연보에 의하면 한음이 18세, 백사가 23세 때에 감시(監試 : 생원, 진사 시험)에서 처음 만났다고 한다.

임진왜란의 와중에서 빛난 백사의 해학

20세에 진사 초시에 오르고, 25세(1580년)에 알성문과에 병과로 급제하여 승문원 부정자(종9품)에 임명되어 벼슬길에 올라 35세(1590년)에 당상관이 되었다. 37세에 도승지를 맡고 있던 중에 임진왜란을 당하자 5월에 병조판서의 중임을 맡았다.

국경의 끝까지 피난을 가 언제 국경 밖으로 내몰릴지 모르는 절체절명의 상황이었던 의주 행재소에서도, 백사는 우스갯소리를 한마디씩 던져 임금과 대신들을 웃게 만들어 잠시나마 긴장을 풀어 주었다고 한다.

제2차 세계대전을 승리로 이끈 영국의 처칠 수상은 "유머가 풍부할수록 위기에 강하다."고 하였으니, 임진왜란을 승리로 이끈 주역인 이항복의 장점이 바로 이것이었다.

나라가 결딴날지 모르는 상황 속에서도 익살과 해학을 발휘할 수 있었던 것은, 아무리 어려운 상황이 닥쳐도 마음의 여유를 가지려고 노력했다는 것이고 그랬기에 뛰어난 외교 솜씨를 발휘하여 난중의 복잡한 문제를 풀 수 있었던 것이다. 그래서 이항복은 전쟁이 끝나고 1등 공신에 녹훈되어 오성부원군鰲城府院君에 봉해졌다.

농담, 재담이 전매특허인 유머꾼

조선시대에 이항복처럼 해학과 풍자가 뛰어난 인물도 드물다고 할 정도로 그에 관한 많은 이야깃거리가 전해오고 있다.

하루는 유성룡이 지방으로 떠나는 친구를 환송하는 자리를 가졌는데, 이항복, 이정구, 정철, 심희수 등이 참석했다. 한창 술기운이 오르자 정철이 먼저 세상에서 가장 아름답게 여기는 소리에 대해 말했다.

"달 밝은 밤에 누각에 올랐는데, 멀리서 들려오는 알운성(遏雲聲 : 지나가던 구름도 멈추게 한다는 노랫소리)이 그만이지요."

그러자 심희수가 말을 받았다.

"온 산에는 나무마다 붉게 물들었는데, 바람소리에 실려 오는 먼 골짜기의 물 흐르는 소리가 제일이지요."

그러자 유성룡이 말했다.

"날이 밝자마자 잠에서 깨어났을 때, 문득 들려오는 술 거르는 소리가 묘하지요."

이번에는 이정구가 말했다.

"한적한 산속 초가집에서 들려오는 시 읊는 소리 또한 아름답지요."

마지막으로 이항복이 말했다.

"여러분이 말한 소리는 모두 아름답소. 하지만 맑게 갠 밤에 침실에서 들려오는 아름다운 여인의 옷 벗는 소리를 따를만한 것은 없지요."

그 자리에 있던 사람들은 모두 무릎을 치며 웃었다고 한다.

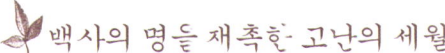
백사의 명을 재촉한 고난의 세월

　백사는 58세(1613년)에 인목대비의 친정아버지인 김제남을 사사하고 영창대군을 강화도로 귀양 보내 죽인 계축옥사가 벌어지자 좌의정 자리에서 내쫓겨 도성을 떠나야 했다. 권력의 정점인 영의정에까지 올랐던 그였지만 내려오자 다시 고단한 삶이 시작되었다.

　뚝섬과 노원, 망우리 등지로 이사를 다니면서 4, 5년을 가족과 떨어져 외롭게 살아야 했다. 권력에서 쫓겨난 그를 찾아오는 이 하나 없을 정도였다. 더욱이 평소 남들과 어울려 재담을 잘 하던 터였으니 얼마나 힘들었을까 짐작이 간다.

　마크 트웨인은 "슬픔은 그대로 놔둬도 자연스럽게 해소된다. 하지만 완전한 기쁨을 얻으려면 그것을 함께 나눌 사람이 있어야 한다."라고 말했다. 마크 트웨인의 말을 보면 함께 할 사람이 곁에 있는 게 얼마나 중요한지 알 수 있다.

　백사는 노년기를 그렇게 외롭고 쓸쓸하게 보냈기 때문에 더 오래 장수하지 못한 것으로 생각된다. 당시 거처는 사람이 겨우 드나들 수 있는 두실斗室에 불과했고, 끼니도 거친 밥에 채소 반찬으로 겨우 이어나가는 정도였고, 심지어 아들의 혼사를 치를 비용도 없는 지경이었다고 한다.

　그러한 처지에도 그는 편안하게 경전에 침잠하여 글 읽는 소리가 끊이지 않았다. 짚신에 지팡이를 짚고 산과 물가에 노닐면서, 때로 흥이 나면 노새에 몸을 싣고 동자 하나 앞세워 아름다운 산수를 찾아 나서니, 그를 보는 사람들은 단지 시골 노인으로만 알았다고 한다. 그때 지은 시 한 수를 보면 당시의 삶을 짐작해 볼 수 있다.

눈 온 뒤 산속의 사립은 늦도록 열지 않았고 雪後山扉晩不開
개울가 다리에는 한낮에도 찾아오는 이 적구나. 溪橋日午少人來
화로 안에 묻어놓은 불 대단히 따뜻해 篝爐伏火騰騰煖
주먹만한 밤을 손수 구워 먹노라. 茅栗如拳手自煨

백사는 다시 62세(1617년) 때 대북파에서 인목대비를 유폐시키려고 하자 부당성을 논하는 상소를 올렸다. 하지만 그 때문에 광해군이 진노하여 다음 해에 관작을 삭탈당하고 함경도 북청으로 유배를 떠나야 했다. 이미 중풍으로 고생하던 백사는 결국 그곳에서 5개월 만에 세상을 떠나고 말았다.

폭설과 혹한 속에 귀양 가는 길에 철령鐵嶺을 넘으면서 지은 시는, 사람들의 입에서 입으로 전해져 많은 사람들의 심금을 울렸다.

철령 높은 재에 자고 가는 저 구름아
고신원루孤臣寃淚를 비 삼아 띄워다가
임 계신 구중궁궐에 뿌려본들 어떠리

평생을 해학과 웃음 속에 살았기에 숱한 어려움을 겪으면서도 60세를 넘길 수 있었고, 만약 귀양만 가지 않았어도 더 오래 살 수 있었을 것이다. 더욱이 중풍에 걸렸던 몸이었기에 따뜻한 남쪽으로만 갔더라도 훨씬 나았을 텐데 안타깝기 그지없는 일이었다.

백사 가문의 장수 비결

백사 가문은 익재 이제현(1287~1367, 81세)의 후손으로써 최고의 명문가 중의 하나이다. 백사 이래로 10명의 정승(추증 포함)을 배출하여 〈상신록相臣錄〉을 만들어 보유하고 있다.

그런데 그들의 나이를 살펴보면 그 중 2명이 80세를 넘겼고, 2명이 70세를 넘겼으며, 단 한 명만이 60세를 넘지 못한 것으로 나타나 대단히 장수한 집안임을 알 수 있다. 백사를 포함한 10명의 평균 수명이 무려 70.1세나 된다.

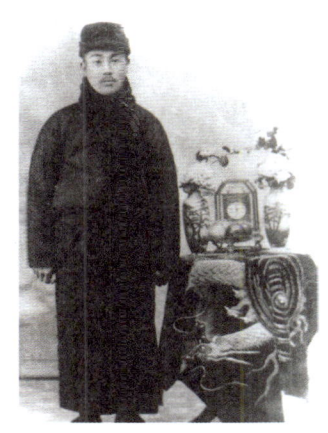

우당 이회영(李會榮, 1867~1932, 66세)

정승을 지내지 않은 후손들도 1세손 기남(箕男, 1598~1680, 83세), 2세손 시술(時術, 1606~1672, 67세), 7세손 석규(錫奎, 1758~1839, 82세) 등을 비롯하여 대부분 장수하였다.

또 대한제국이 일제에 강제 합병된 후에 전 재산을 정리하여 만주로 망명한 뒤에 독립운동에 헌신하여 노블레스 오블리주를 실천한 우당友堂 이회영(李會榮, 1867~1932, 66세)의 6형제도 상당히 장수한 편이다. 3명이 80세를 넘겼으며, 한 명만이 60세를 넘기지 못했다. 평균 수명이 73.5세로서 우당이 감옥에서 일제의 고문으로 사망하지 않았다면 평균 나이가 훨씬 더 올라갔을 것이다. 우당의 부친인 이유승(李裕承, 1835~1906)도 72세로 세상을 떠났다.

백사 가문이 장수할 수 있었던 것은 청빈하고 검소하게 생활하는 등의 요인도 있었겠지만, 유머러스한 분위기가 후손들에게 전해 내려온 탓이 크지 않았을까 싶다. 이항복은 친구, 대신들과 어울려 재담으로 좌중을 휘어잡는 분위기 메이커의 역할을 했으니 그의 인맥은 엄청 넓었을 것이고, 집안사람들에게도 그의 면모가 발휘되었을 것이다.

유머가 있는 분위기에서 살아온 후손들은 어려움에 처했어도 여유를 잃지 않으며 슬기롭게 헤쳐 나가는 삶의 지혜를 스스로 터득하게 된 것이 아닐까. 그리고 폭넓은 교유 관계를 가졌을 것이니 벗들과 잘 어울리고 웃음과 더불어 사는 삶이 장수하는 데 도움이 되었을 것으로 생각된다.

장수와 유머의 연관

미국의 보스턴 의대 신경과 마저리 실버 교수팀은 "백세가 넘게 장수하는 사람들은 힘든 상황에서도 긍정적인 사고와 유머감각을 잃지 않는 등 정신적인 측면에서의 공통점이 많다."는 연구 결과를 발표했다.

그러면서 놀랍게도 백세 넘게 사는 사람들은 일반적으로 건강과 관련이 있다고 알려진 흡연, 운동, 교육 수준, 사회적 지위 등 어느 항목에서도 공통점을 발견할 수 없었다고 한다. 50년 동안 하루에 두 갑 이상의 줄담배를 피우는 사람도 있었고, 집안 일 외에는 따로 운동이라곤 해 본 적이 없는 사람도 있었다는 것이다. 그러나 이들은 건강에 관련된 특징적인 공통점이 별로 없지만 모두들 유머감각이 뛰어나고 잘 웃는다는 점이 있었다고 한다.

백사공파의 장수는 이것과 연관되지 않았나 싶다. 웃으면서 스트레스를 해소한다면 그것이 바로 활성산소를 억제하는 항산화제가 되기 때문이다.

슬프고 우울한 감정이 지나치면

몸과 마음이 둘이 아니고 하나이기에 감정은 우리 몸 오장에 직접 영향을 준다.

화내는 것은 간장肝臟, 기쁜 것은 심장心臟, 생각하는 것은 비장脾臟, 두려움이나 놀라는 것은 신장腎臟과 연계되는데 슬픔과 근심은 폐肺와 연계된다. 그래서 우울하고 슬픔에 빠져 지내는 사람은 폐 건강이 좋지 못하다.

슬픔이 생기면 폐포엽이 모두 위로 들려서 인체 상부의 기도를 막아버리기 때문에 기가 흩어지지 못해 열기가 흉중에 머물러 기가 소모되어 버린다. 또 근심, 걱정과 슬픔이 계속되면 기운을 아래로 내려가게 하여 한숨이 나오게 하고 폐 기운을 손상시킨다. 그래서 폐가 있는 어깨 부위가 축 쳐지게 되고 무기력해지고 우울해진다.

근심과 슬픔이 지나치면 폐를 상하고 간장, 심장, 비장까지 상해서 몸과 마음이 크게 나빠져 중병으로 이어진다. 근심과 슬픔은 기 소통을 막아 기울氣鬱[4]을 일으키는데, 이렇게 되면 폐를 상하게 하고 의욕도 떨어져 생기가 없게 된다. 특히 폐에 병이 생기면 다른 장기에 비하여 유달리 빠르게 진행되고 다른 곳으로도 빠르게 약해진다. 폐가 우리 몸을 순환하는 기를 주관하기 때문이다.

지나친 감정은 다른 감정으로 조절해야

특정한 감정이 지나칠 경우 다른 감정으로 조절해 감정의 균형을 유지하는 게 좋다.

〈동의보감〉을 보면 오행五行의 상극 관계에 따라 감정으로 치료하는 방법이 나온다. 근심과 슬픔은 오행 중에서 금金에 속하므로

---

[4] 기울(氣鬱) : 기가 한 곳에 뭉쳐서 마음이 울적하고 가슴이 아픈 병증.

'화극금火克金'에 의하여 상극相剋이 되는 화火로 누그러뜨릴 수 있다. 기쁜 감정은 화火에 속하므로 근심과 슬픔을 제압할 수 있는 것이다. 그러니 우울하고 슬플 때는 크게 웃고 나면 마음이 풀어지게 된다. 코미디 영화는 이런 경우에 필요한 것이다.

조선의 임금들도 막중한 국사의 중요 사항을 결정해야 하고 신하들의 도전, 그리고 왕비와 후궁 및 왕자들의 문제 등으로 스트레스가 엄청났는데, 내시 중에 '웃음내시'가 있었다고 한다. 웃음내시는 오로지 임금을 웃기는 일을 맡았으니 웃음거리를 이야기해 주거나 웃을 수 있는 상황을 만들어줌으로써 왕의 스트레스와 근심을 풀어주는 역할을 맡았던 것이다. 정리하자면 근심이 있고 슬플 때는 감정을 기쁘게 만들 수 있는 행동을 해보자.

웃음이 만병통치약은 아니다

웃음이 명약이란 사실은 틀림없지만 모든 감정을 웃음으로만 풀 수 없다. 화가 많이 나서 간장이 상하게 될 때는 웃기보다 오히려 슬프고 비극적인 영화를 보는 것이 좋다.

화를 내는 것은 목木에 속하는데 금金에 해당되는 슬픈 감정이 '금극목金克木'으로 억제하기 때문이다. 실제로 크게 화날 때는 웃을 것이 아니라 울어버려야 마음이 풀어지고 속이 후련해지면서 가라앉게 된다. 또한 기쁨이 넘쳐서 주체할 수 없을 때에는 공포 영화를 보는 것이 좋다. 기쁨은 화火에 해당되는데 수水에 해당되는 무서운 감정이 '수극화水克火'로서 수水가 화火를 제압하기 때문이다. 정리하자면 화날 때는 슬픈 정서를 일으키고, 너무 기쁠 때는 무서운 정서를 일으키면 감정의 균형을 유지할 수 있다.

빈둥거림으로 몸을 다스려라

반남 박씨 박지원 집안

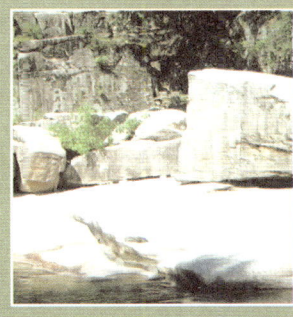

한때 사람들 사이에 '귀차니즘'이라는 말이 유행했다. 이것도 저것도 하기 싫어 집에서 빈둥거리는 것을 지칭하는 말인데, 소파에 누워 아무 것도 하지 않고 텔레비전 리모컨만 딸깍거리는 사람을 '귀차니스트'라고 부르기도 했다.

예전에는 빈둥거리는 걸 부정적으로 묘사했지만, 경쟁이 워낙 치열한 사회에서 정신적 피로가 쌓인 사람이 많아 피로가 누적되어 그런지 빈둥거림에 대한 인식도 조금 변한 것 같다. 〈열하일기〉로 유명한 연암 박지원도 빈둥거림으로 건강을 다스렸다. 우스갯소리로 '귀차니스트의 효시'라 부를 만한데, 어떤 사람에겐 한심해 보이는 게으름이 그에겐 둘도 없는 휴식이었다는 걸 보여주는 사례가 될 것 같다.

반남 박씨 가문은 왕비와 부마를 여러 명 배출하고 숱한 정승과 판서가 나온 명문이다. 박지원은 조선 후기에 새로운 사상으로 등장한 실학의 한 조류인 북학파北學派의 영수이다.

청나라의 새로운 학문인 고증학과 기술 문명을 배우자고 주장한 학파로서 상업을 중시하는 중상학파重商學派라 불리기도 했다.

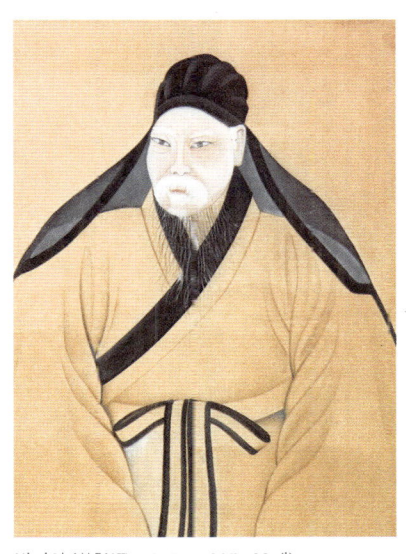

박지원 (朴趾源, 1737~1805, 69세)

박지원은 〈열하일기熱河日記〉를 비롯하여 〈양반전兩班傳〉, 〈허생전許生傳〉 등의 소설을 지은 뛰어난 문장가였다.

연암은 아무 벼슬도 한 적이 없는 부친 박사유(朴師愈, 1703~1767, 65세)와 모친 함평 이씨 부인 사이의 2남 2녀 중 막내로 태어났다.

연암은 2남 2녀를 뒀는데, 장남 종의(宗儀, 1766~1815, 50세 : 후사가 없는 형에게 출계)와 차남 종채(朴宗采, 1780~1835, 56세)이다.

종채는 오랫동안 벼슬 없이 지내다가 50세(1829년)에 음보蔭補로 선공감繕工監 감역監役에 임명되어 처음 관직에 나갔고, 사복시司僕寺 주부를 거쳐 경산 현령으로 재직 중 임지에서 타계했다. 3남을 두었는데 규수(珪壽, 1807~1877, 71세 : 실학자이며 평안감사 시절에 제너럴 셔어먼호 사건을 해결했음), 주수(珠壽, 1815~1835, 21세), 선수(瑄壽, 1821~1899, 79세)이다.

청빈을 이어온 집안

반남 박씨 가문은 재상 자리에 있거나 부마駙馬·국구國舅로 있으면서도 탈속반(脫粟飯 : 첫 번 찧은 쌀로 지은 밥으로 아주 거칠다)을 먹었고, 가재도구도 열에 예닐곱은 없을 정도였다. 집에 한 폭의 비단도 없었고 근면검소하게 생활하면서도 겸손했다. 집안 대대로 수십 대에 걸쳐 부귀와 안일을 추구하지 않았다고 한다.

선조 임금의 장인이면서도 가난하게 산 반성부원군 박응순(朴應順, 1526~1580), 왕의 사위이고 딸이면서도 지극히 검소하게 살았던 금양위 박미(朴瀰, 1592~1645)와 정안옹주 등이다.

연암의 조부인 박필균(朴弼均, 1685~1760, 76세)도 41세에 문과 급제하고 경기도 관찰사를 지냈지만, 청렴결백하고 근검절약을 실천했다. 집안에 후손들을 가르칠 때도 이를 철저히 가르쳤다.

연암 부친의 여러 형제들이 한 방의 좌우에서 조부를 모셨으므로 연암 형제는 책을 펴놓고 공부할 곳조차도 없었다. 심지어 연암이 16세(1752년)에 전주 이씨 부인과 혼인했는데 집이 너무 좁아 그 부인은 거처할 곳이 없어 친정에서 지낼 때가 많을 정도였다고 한다.

연암의 학문과 성품

연암은 학문에 매달리지도 않았고 일정한 스승도 없었다. 혼인한 뒤에야 비로소 공부를 할 수 있었는데 장인인 처사 이보천李輔天에게 〈맹자孟子〉를 배우고, 처삼촌인 학사공學士公 이양천(李亮天 : 홍문관 교리를 지냈음)에게 사마천의 〈사기史記〉 등 주로 역사서적을 교육받아 문장 쓰는 법을 터득하고 많은 논설을 습작했다. 18세부터 소설을 쓰기 시작하여, 학문에 힘쓰는 한편 수많은 단편소설을 썼다.

연암은 약관의 나이 때부터 지기志氣가 높고 매서웠으며 자잘한 예법에 구애되지 않아서 가끔씩 해학과 풍자, 유희를 하곤 했다.

그래서인지 겉으로는 근엄하고 속마음은 그렇지 못한 자, 덕이 있는 체 행세하지만 속은 그렇지 못한 위선적인 무리들, 권력의 부침에 따라 아첨하는 자들을 보면 참지 못했다. 이런 성향 때문에 살아가면서 남의 노여움을 사고 비방을 받는 일이 아주 많았다.

연암은 사람을 대하여 담소할 적에 언제나 격의가 없었다. 그러나 마음에 맞지 않는 사람이 자리 중에 있어 말 중간에 끼어들기라도 하면 그만 기분이 상해 비록 하루 종일 그 사람과 마주하고 앉았더라도 한마디도 나누지 않았다. 어떻게 보면 정말 까다롭기 그지없는 인물이었다.

과거를 포기하다

연암은 산 속의 절이나 강가의 외딴집에서 독서하는 등 남들과 함께 과거 공부를 했다. 그러나 과거에 관심을 두지 않았기에 아예 응시하지 않거나 혹은 응시를 하더라도 답안지를 내지 않거나 빈 답안지를 내고 나와 버렸다. 혹자는 연암이 실력이 부족해서 매번 빈 답안지를 냈던 게 아닐까 생각할지도 모르겠다. 하지만 약관의 나이 때부터 문장으로 이름을 날렸던 연암의 출세를 의심하는 사람은 당시에 아무도 없었다. 연암은 자신과 가장 가까웠던 친구가 죽게 되자 응시를 포기한 것이었다.

그 친구는 젊은 시절에 주역을 배웠던 이윤영의 맏아들 이희천(李羲天, 1738~1771)이었는데 조선 왕에 대한 비방이 적혀 있어 금서로 되어 있던 〈명기집략明記輯略〉이란 책을 가지고 있었다는 이유로 사형을 당했다. 그것도 연암의 집안사람으로 인해 문제가 야기되었고, 그로 인해 친구가 죽었으니 그 자책감이 너무 컸던 것이다. 그런 충격이 출중한 실력을 갖추고 있음에도 과거를 포기하게 만들었다.

연암이 과거에 응시할 생각이 없다는 사실이 알려지자, 평소 그를 찾는 손님들로 늘 발 디딜 틈이 없었던 연암의 집에 사람들의 발길이 뚝 끊어졌다. 명문 가문에다 연암의 능력이 탁월하여 틀림없이 출세할 것이라 믿고 뻔질나게 교유하러 다녔는데, 연암이 출사를 포기하자 더 이상 그에게 기대할 것이 없다고 판단하여 대부분 발을 끊었던 것이다. 진정한 교분을 목숨처럼 여겼던 연암인지라 사람들의 계산적인 행동으로 절망감이 더해 거의 폐인이 되다시피 했다.

연암燕巖에 은거하다

연암은 나라 안의 명산을 두루 다녔는데 19세(1756년)에 금강산을 다녀온 것을 비롯하여 묘향산, 속리산, 가야산 그리고 평양, 화양동, 단양 등 여러 명승을 유람했다. 과거를 일찍 그만두어 마음이 한가하고 거리낌이 없었기 때문이었다. 그러나 실은 한가롭게 지내며 고요히 앉아 이치를 궁구하고 관찰하기를 좋아했다.

개성을 유람하다가 연암협燕巖峽을 발견했다. 연암협은 개성에서 30리 떨어진 곳으로 황해도 금천군에 속해 있는데, 고려 말에 목은 이색과 익재 이제현 등이 살았던 곳이다.

연암이 황해도 장단의 보봉산에 있는 화장사華藏寺에 올랐는데, 동쪽으로 아침 해를 바라보니 산봉우리가 하늘에 꽂인 듯해 별천지가 있겠다 싶어서 가 보았더니, 언덕은 평평하고 산기슭은 수려하고 바위는 희고 모래는 깨끗하고 검푸른 절벽이 깎아지른 듯이 섰는데 마치 그림병풍을 펼쳐놓은 것 같았다.

시냇물은 맑아 속이 비쳤고 너럭바위는 판판했는데 그 한가운데에 평평하고 잡초 우거진 빈터가 널찍하여 집을 지어 살 만하였다.

그가 41세 되던 정조 원년(1777년)에는 홍국영이 집권하고 있었는데, 홍국영에게 반대당이라는 의심을 받아 신변의 위협을 느끼게 되자, 다음 해 가족을 이끌고 연암골로 피신하여 은거한 이래 주로 여기서 살게 되었다. 그의 호도 바로 여기에서 유래하여 스스로 '연암燕巖'이라 했다.

그의 수기를 보면 연암골의 기록이 남아있다.

"사방이 산으로 둘러싸여 칠팔 리를 걷지 않으면 닭 우는 소리가 들리는 마을에 당도하지 못할 만큼 인적이 드물었으며, 호랑이와 이리가 어슬렁거리고 다람쥐와 어울려 사는 곳"이었다고 한다.

연암은 스스로 농사를 지었고 밭에 뽕나무를 심어 누에를 치고, 밤과 배 등 여러 과실수를 키우고, 벌을 쳐 꿀을 채취하는 등 곡식 외에도 다각적인 영농법을 실천하였다. 산골에서 고생스럽게 생활한 탓인지 44세였으나 머리카락은 거의 백발이었다고 한다.

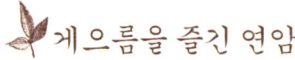 게으름을 즐긴 연암

연암의 몸은 비대하고 더위를 잘 타는 편이었다. 연암이 연암골의 더위를 피하여 서울 집에 혼자 와 있을 때의 생활을 묘사한 기록이 〈수소완정하야방우기酬素玩亭夏夜訪友記〉에 나온다.

"나는 본디 성품이 게으른데다가 이 철에는 더욱 게을러져 경조慶弔의 인사치레도 전폐하는가 하면 며칠씩 세수도 안 하고, 열흘 동안이나 망건도 안 쓴다. 졸다가 책 보고, 책 보다가는 졸고 해도 아무도 깨우는 사람이 없다. 그래 진종일 자기만 하는 날도 있었다. 더러는 글도 쓰고 혹은 새로 배운 철금鐵琴을 뜯기도 한다. 술이 있으면 취하여 자화자찬하기를…… 옛 명인의 장점과 특점을 한 몸에 지닌 나야말로 성인이라 할 만하다."

이 시기의 연암은 옛 선비와는 다른 모습을 보여주는데, 어쩌면 스스로 일탈하여 평소와는 다르게 느긋하게 살기를 작정했는지 모른다. 늘 바쁘게 살던 사람은 가끔은 긴장을 풀고 게으름을 부릴 필요가 있다.

독일의 페트 악스트 교수는 마라톤이나 스쿼시 같은 운동 대신 게으름을 피우거나 낮잠을 자는 사람이 더 오래 살 수 있다며, 직업적 긴장을 해소하는 방법과 장수의 비결로 목표 없이 부리는 게으름을 꼽았다. 아침에 너무 일찍 일어나면 하루 종일 스트레스를 받게 된다고 지적하며 근무 중에 긴장을 풀고 걷거나 적당히 운동할 것을 권했다. 자유로운 시간의 절반 정도는 그냥 낭비하면서 게으름을 즐기는 것이 '건강처방전'이라는 것이다.

어찌 보면 사람들에게 배신당한 기분이 든 연암의 생활과 정확하게 맞아 떨어지는 모습이 아닐까. 진정한 인간관계라 믿었던 사람들이 배신하면 그만큼 상실감도 크기 대문이다. 아무리 그렇다고 해도 일시적으로 그렇게 지내면 모를까, 일상생활은 너무 게으르게 안일하게 지내도 좋지 않고, 반대로 너무 숨 가쁘게 바쁘게 지내도 좋지 않다. 역시 중용이 제일인 것이다.

술과 연암

연암은 빈둥거리길 많이 했지만 그렇다고 무절제한 생활을 하진 않았다. 연암은 젊었을 때 자기 통제를 철저히 해서 술을 마시지 않았으나 과거를 단념하고 산수를 유람할 때부터 술을 즐겼다. 그래서 벗들과 어울려 글 짓고 술 마시며 노는 일이 꽤 있었다. 하지만 연암골에서나 가끔 취했을 뿐 평소에는 취하지 않았다. 또한 집안 형편이 좋지 못해서 마시고 싶은 술을 제대로 마실 수 없었다.

이런 집안 사정과 관련된 연암의 술 이야기가 있는데, 읽어볼만하다.

부인이 집에서 탁주를 조금 빚어 두었다가 손님이 오면 꼭 석 잔 술을 차려 주었다. 한 잔은 주인인 연암이, 두 잔은 손님이 마시도록 한 것이다. 어느 해질 무렵 잔뜩 술이 고파진 연암이 길 가던 젊은이를 불러 세웠다.

"자네, 나 좀 따라오게."

어리둥절한 젊은이를 사랑으로 데리고 들어오자 뒤이어 초라한 술상이 나왔다.

"자네, 술 마실 줄 아는가?"

"못 마십니다."

감히 장자 앞에서 술 마신다고 나설 수가 없어서 사양하자 연암은 고개를 끄덕였다.

"그럼 내가 다 마심세."

그리고는 연거푸 석 잔을 달게 마시고 나더니 "이제 자네는 가 보게." 하면서 그도 자리에서 일어섰다.

집에 돌아온 젊은이가 이 얘기를 하자 부친이 물었다.

"그 어른이 뉘신 줄 아느냐?"

"점잖으신 분인데 누구인지는 잘 모르겠습니다."

"바로 연암 선생이시다. 손님이 와야 부인이 술상을 봐주니, 너를 데려간 것은 그 때문일 것이다. 또 일어서신 것은 한 사람 더 청해 보려고 그랬을 것이니라."

이처럼 술을 즐겼던 연암이지만, 빈둥거리며 유유자적하면서도 생활에서 결코 과하게 마시지 않았기 때문에 술이 연암의 건강을 나쁘게 하진 않았다.

우리가 '술'하면 을사오적에 비길 만큼 건강을 망가트리는 대표적인 기호식품이라 생각하지만, 오히려 조금씩 마시는 술은 건강관리에 보탬이 된다. 조금씩 필요한 만큼 마시는 술은 혈액순환을 촉진시키는 등 여러 가지 효과가 있기 때문이다.

〈동의보감〉에서도 술은 '혈맥血脈을 통하게 하고 장위腸胃를 따뜻하게 하며 풍한을 물리치고 독을 풀어주며 근심을 없앤다.'고 기술하고 있다. 대부분이 그 맛에 취해 마시다 보면 과하게 마시기 십상이라 그렇지, 술로도 건강을 보양할 수 있다.

자식들에 노동을 가르치다

연암은 면천군수 시절에 흙벽돌을 찍어내는 틀을 만들고 그 테두리에다 다음과 같은 글을 써 넣어 자식들로 하여금 경계하게 하였다.

> "공자 같은 성인도 비천한 일에 재능이 많았으며, 도간陶侃5) 같이 근면한 이도 벽돌을 나르며 자기 몸을 수고롭게 했다. 너희들은 아이 종을 부려 매일 몇 개의 흙벽돌을 찍어내고 그것을 몸소 운반하여 햇볕에 말린 후 쌓아두도록 해라. 이 일은 첫째 근육과 뼈를 튼튼하게 하고, 둘째 집을 넓힐 수가 있다 그러니 좋은 일이 아니겠느냐?"

앞에서 연암의 게으른 모습이 묘사되기도 했지만 실은 농사도 직접 지었을 정도로 매우 부지런한 인물이었다. 이 일화를 보면 육체노동에 대해서도 열린 마음을 갖고 있었음을 알 수 있으니, 지체 높은 군수 자식이지만 노동하는 습관을 가지게 함으로써 건강의 길로 이끌었던 것이다.

---

5) 도간은 진나라의 인물로 장차 중원에서 큰 힘을 쓰기 위해 나태함을 경계하였으며 매일 아침에 100개의 동이를 집밖으로 날랐다가 저녁이 되면 도로 집안으로 나르는 일을 억지로 만들어 하였다는 고사가 있다.

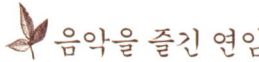 음악을 즐긴 연암

연암은 음률을 잘 분별하였는데 집에 생황, 거문고 등의 여러 악기가 있어 손님이 오면 연주하게 했다. 그러나 홍대용이 사망하자 지기를 잃은 슬픔 때문에 다시는 음악을 듣지 않았고, 악기들을 모두 남들에게 주어 버렸다고 한다.

이후 안의현감이 되자 퇴락하여 황폐해진 오래된 창고를 철거하여 평평하고 넓은 수십 보의 땅을 확보하였다. 그곳에 연못을 파고 아래위로 개울물을 끌어들여 물을 채워 고기를 기르고 연꽃을 심으니 은연중 물아일체의 흥취를 즐길 수 있었다.

못가에 집을 짓고 벽돌을 구워 담을 쌓고 대나무 숲을 만들었다. 친지와 친구, 문하생들을 초대하여 술자리를 마련하고 흐르는 물에 술잔을 띄워 시를 읊었다. 때때로 기악妓樂을 베풀기도 했다.

"산수가 빼어나게 아름다운 데다 시절도 태평하니 풍악을 울려야 마땅하다." 하고는 마침 장악원의 늙은 악공 중에 은퇴하여 영남 땅을 떠도는 이가 있어 불러 보수를 줘가며 음악적 재능이 있는 자에게 몇 달 간 노래와 음악을 가르치게 하고 서울에서 유행하는 음악도 전수하게 하였다. 그래서 당시 안의현의 음악이 경상도에서 으뜸이라 일컬어졌다. 그림도 그렸으니 〈국죽도菊竹圖〉가 전해온다.

연암의 평소 습관

연암은 평소 잠이 적었다. 매양 자정을 지나 닭 우는 소리를 듣고서야 비로소 취침하였으며 동이 트기 전에 일어났다.

일어나면 반드시 창문이랑 방문을 활짝 열었는데 눈 내리는 날이나 얼음이 언 추운 아침에도 그렇게 하지 않은 적이 없었다.

때로는 말없이 앉아 생각에 잠기거나 때로는 이리저리 산보하기도 하다가 동이 트면 세수하고 갓을 쓰고 자리에 앉았다.

집안의 남녀노소가 모두 연암의 태도에 익숙해져 잠을 적게 잤다. 옷과 이불에 두꺼운 비단을 쓰지 않았으니 한겨울에 입는 옷이 서민의 가을 옷처럼 얇았고, 이불 또한 마찬가지였다.

역시 열성 체질이라 그렇게 하는 것이 몸에 편했을 것으로 여겨지는데 노년기에 접어들면 찬 기운을 많이 받는 것도 좋지 않다. 50세가 넘으면 양기가 줄어지기 때문이다. 그리고 잠자는 시간도 나이가 들수록 늘려야 한다. 밤잠이 적으면 낮잠으로라도 보충해야 하는 것이다.

 연암에게 병이 오는 까닭은?

필요한 만큼 빈둥거리고 술도 적당하게 마시며 음악도 즐긴 연암의 건강에 가장 위협이 됐던 요소는 무엇일까?

바로 마음의 병이다. 중년 이래 험난한 일들을 겪으며 울적한 마음을 펴지 못해 연암에게는 늘 울화가 치밀어 오르는 병이 있었다.

66세(1802년)에 조부 장간공의 묘를 포천으로 이장했는데 산변山變을 당했다. 산변은 조상의 묘소가 남에 의해 파헤쳐지거나 훼손당하는 일인데 그런 일을 당한 것이다. 사람들의 변심으로 마음고생을 했던 연암인데, 이 사건 이후 더욱 애통해 하고 상심하여 마음이 휑하니 빈 느낌이었을 것이다. 1804년 여름 이후 병세가 극도로 심해졌으나 약을 먹지 않았다.

당시 의술에 뛰어났던 담옹 김기순이 연암에 대해 논한 것을 살펴보자.

"순양純陽의 기품을 타고 나 음기陰氣가 섞이지 않았습니다. 높고 밝음이 지나쳐서 매양 부드러움으로 일을 이루는 힘이 부족하고 강직함과 방정함이 지나쳐서 항상 원만한 뜻이 적습니다. 강직하고 불의를 참지 못하는 태양증에 해당됩니다. 선현들에 견준다면 송강 정철, 남명 조식에 가깝습니다. 지금과 같은 말세를 살아감에 도처에서 모순을 느낄 테니 삭이지 못하고 억눌려둔 불편한 마음이 훗날 반드시 울화증으로 나타날 겁니다. 그럴 경우 그 병은 약이나 침으로 고칠 수 없습니다."

연암은 한 마디로 양기가 너무 강한 사람이었다. 불의를 참지 못하고 모순을 삭이지 못하는 성정을 지닌 사람이라면 조상의 묘소가 다른 사람에 의해 파헤쳐졌다는 소식을 듣고 피가 거꾸로 솟구치는 기분이 들었을 것이다.

순양의 성질을 가진 것으로는 담배가 대표적인데 당연히 열성이다. 연암도 더위를 많이 타는 편이라고 하였으니 열이 많은 체질이었던 것 같다. 열이 많으면 발산시켜야 하는데, 많이 움직이고 땀을 흘리는 것이 반드시 필요하다. 그리고 강직하고 불의를 참지 못하는 연암에게 어울리는 음식으로는 표고버섯, 고사리, 메밀, 솔잎, 조개류 등이 있다.

연암이 더 오래 살지 못했던 이유는?

첫째, 벗들이 일찍 세상을 떠나버렸다.

중년에 이르러 과거시험을 단념하자 교유하는 벗들이 적어진 데다, 50이 넘어 노년에 접어들자 절친했던 벗들이 하나 둘 죽고 쓸쓸하게 혼자 남았기에 더욱 외로웠을 것이다.

벗으로는 홍대용(1731~1783, 53세), 유언호(1730~1796, 67세), 정철조(1730~1781, 52세), 심염조(1734~1783, 50세), 신광온(1735~1785, 51세), 김이중(1736~1793, 58세) 등인데 한 사람을 제외하고는 모두 50대에 사망했다. 또 제자로 이덕무(1741~1793, 53세), 박제가(1750~1805, 56세), 유득공(1748~1807, 60세), 이서구(1754~1825, 72세) 등이 있었으나 역시 한 사람을 제외하고는 60세 이내에 사망했다.

너무 당연한 말이지만 마음 맞는 친구들이 함께 오래 살아야 건강 장수에 도움이 된다. 연암의 벗들은 당시로서는 보편적인 나이에 세상을 떠났지만 연암이 비교적 오래 살았던 것이 문제라면 문제였던 것이다.

둘째, 부인을 일찍 사별하고 홀로 지냈다.

51세(1787년) 정월에 부인 전주 이씨가 세상을 떠나고 말았다. 그런데 얼마 지나지 않아 맏며느리 덕수 이씨도 사망하여 연암에게는 끼니를 챙겨줄 사람조차 없게 되었다. 주위에서 소실을 얻으라고 권했지만 종신토록 첩을 두지 않았고, 기생을 가까이하지도 않았다. 만약 재혼하거나 첩이라도 들였다면 더욱 오래 장수할 수 있지 않았을까 생각된다.

요즘의 남성 갱년기라고 할 수 있는 시기에 배우자 없이 홀로 지내면서도 69세까지 지방관을 지내며 살았던 것은 아무래도 연암의 정기가 강했기 때문으로 봐야 할 것 같다. 더욱이 순양 체질인 그였기에 음에 해당하는 여인이 없이 지냈으니 참으로 안타깝다.

배우자와 친구가 있어야 장수할 수 있다

USA 투데이에 의하면 배우자를 일찍 여의면 연애 상대라도 가질 것을 권했다. 한 마디로 결혼한 사람이나 주위에 친구가 많은 사람이 오래 산다는 것이다. 배우자, 자녀, 친구, 이웃 등과의 친밀한 관계는 그만큼 마음을 편안케 해서 수명을 연장시킨다.

울산대 의대 예방의학교실 강영호 교수팀이 1998년부터 6년간 30세 이상 성인 5,437명을 대상으로 조사한 결과, 미혼자는 기혼자에 비해 사망률이 6배 높았다고 한다.

미국 시카고대학 노화센터 린다 웨이트 박사가 중장년층을 대상으로 조사한 결과도 심장병을 앓고 있는 기혼 남성은 건강한 심장을 가진 독신 남성보다 4년 정도 더 오래 산다고 나타났다.

아내와 함께 사는 남성은 매일 한 갑 이상 담배를 피워도 비흡연 이혼 남성만큼 오래 산다는 연구도 있다.

장수하는데 있어 친구도 빼 놓을 수 없다. 호주 연구팀이 70세 이상 노인 1,477명을 10년간 추적 조사한 결과, 교우관계가 가장 좋은 492명은 하위 492명에 비해 22퍼센트 더 오래 살았다고 한다.

약주와 고구마로 건강을 다스려라

달성 서씨 서유구 집안

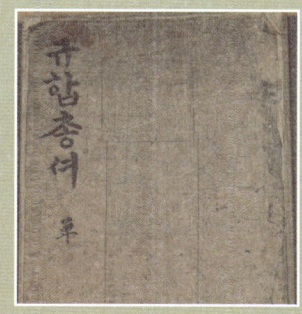

89세까지 장수했던 청나라의 건륭황제는 매일같이 상당량의 술을 마셨으며, 조선의 임금들도 대부분 술을 많이 마셨다. 그런데 중국의 황제나 우리나라의 왕들이 마신 술은 모두 한약재와 곡식으로 담은 것이다.

93세까지 살았던 중국의 등소평의 3대 건강 비결 가운데 하나는 매일 아침저녁 식사 때 곡식으로 담근 술을 반주로 한 잔씩 마시는 것이었다. 양주나 소주보다 약주, 곡주 혹은 과일주를 적당히 마셔야 건강과 장수에 도움이 된다.

고구마는 예전에는 끼니를 때울 곡식이 없어 먹었던 음식이지만, 지금은 건강관리를 위해 찾아 먹는 건강식품이 되었다. 한마디로 인생역전이라 부를 만큼 고구마의 위상은 크게 달라졌다.

고구마는 섬유질이 많아 변비에 좋고 다이어트 효과도 있으며, 비타민C가 많아 비타민이 부족하기 쉬운 겨울철 좋은 음식이 된다. 달성 서씨 집안의 얘기를 통해 약주와 고구마가 왜 건강에 도움이 되는지 알아보자.

달성 서씨 가문은 3대 대제학과 3대 정승을 비롯하여 수많은 정승, 판서를 배출한 명문 집안이다. 또한 서회수(徐晦修, 1713~1792, 80세), 서매수(徐邁修, 1731~1818, 88세), 서유여(徐有畬, 1792~1879, 88세), 서형순(徐衡淳, 1813~1893, 81세) 등을 비롯하여 장수자가 많은 집안이기도 하다. 서유구는 생활백과사전인 《임원십육지林園十六志》를 저술했을 뿐만 아니라 《종저보種藷譜》를 짓고 고구마 재배를 장려한 실학자로 널리 알려진 인물이다. 호는 풍석楓石이다.

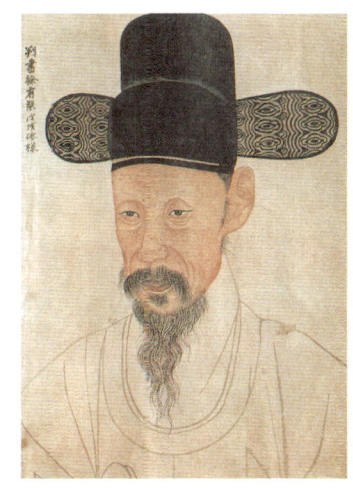

서우구(徐有榘, 1764~1845, 82세)

부친 서호수(徐浩修, 1736~1799, 64세)와 모친 한산 이씨 사이의 둘째 아들로 태어났다. 서호수는 문과에 장원 급제하여 이조판서에까지 올랐으며, 서명응(徐命膺, 1716~1787, 72세)의 아들로 태어났지만 서명익徐命翼의 양자로 들어갔다. 서유구는 조부 서명응과 중부仲父 서형수(徐瀅修, 1749~1824, 76세)에게 주로 수학하였는데, 13세(1776년)에 서명응이 평안도 관찰사로 나가자 그곳에 가서 3년여를 수학하며 지냈다.

연암의 집을 자주 왕래하며 문장을 지을 때마다 연암에게 보여주었고 허락이 떨어져야 썼다고 한다. 또한 박제가, 이덕무 등과도 교유하였다. 집안의 전통인 도수학度數學을 부친과 형 유본有本에게서 배웠는데 부친은 기하학과 역상(曆象 : 천문학), 율려(律呂 : 음악)에 정통했다고 한다.

23세(1786년)에 생원시에 합격하고 27세(1790년)에 문과에 급제하여 초계문신抄啓文臣으로 발탁되었으며 청요직을 두루 지냈고, 은둔 생활을 거쳐 관직에 복귀한 뒤에 벼슬이 전라도 관찰사, 대사헌, 대제학에 이르렀다.

43세(1806년) 때에 당시 가문을 이끌고 있던 작은 아버지 서형수가 귀양을 가게 되자, 홍문관 부제학에서 물러나 18년 동안 은둔 생활을 하게 된다. 이때부터 61세(1824년)에 관직에 복귀할 때까지 여섯 곳을 옮겨 다니면서 113권 52책, 250만 자字나 되는 방대한 저작을 완성했다. 조부 서명응의 〈고사신서攷事新書〉, 부친 서호수의 〈해동농서海東農書〉를 비롯하여 〈북학의北學議〉, 〈색경穡經〉 등 국내외 농서 893종을 참조하여 저술하였다. 〈임원경제지林園經濟誌〉라고도 불린다.

〈임원경제지〉란 사대부가 임원林園, 즉 농촌에서 생활하고 수양하는데 필요한 모든 내용을 담은 생활 백과사전으로 농사법, 과수재배법, 목축법, 집짓는 법, 술 담그는 법 등 농업과 일상생활의 경제에 대한 내용을 기술했다.

그런데 책을 보면 농업보다 의료와 건강에 대한 부분이 훨씬 더 많다는 걸 알 수 있다. 이런 내용이 많은 것은 실제 경험을 통해 살아갈 때, 생계나 의식주 못지않게 중요한 것이 건강과 의료문제라는 사실을 잘 알고 있었기 때문이라고 생각된다.

책은 모두 16가지 조목으로 되어 있는데 그 중의 '보양지葆養志'와 '인제지仁濟志'가 건강, 의학에 대한 내용이다.

보양지는 건강한 생활을 위한 섭생 및 양생법으로써 선비의 정신수양과 건강유지법, 정기신精氣神의 수련, 식이요법, 수친양로(壽

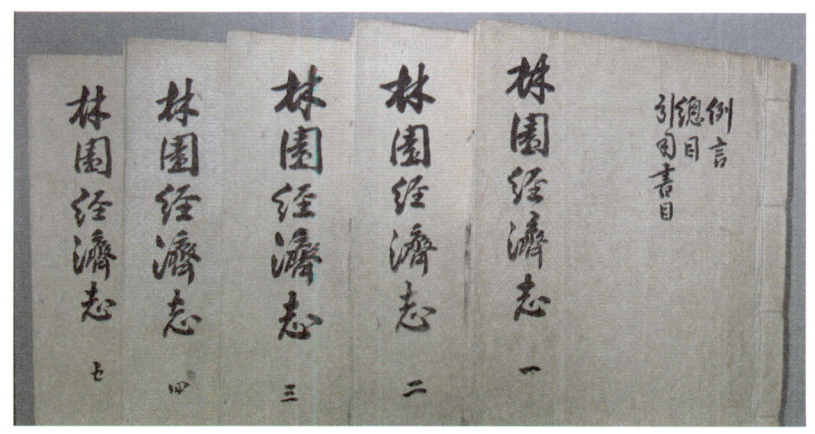
임원경제지

親養老 : 노인 보양), 구사육영(求嗣育嬰 : 임신, 육아법) 등의 내용이 담겨있고, 8권이다.

인제지는 질병의 원인과 치료에 관한 한의학 전반에 대하여 기술한 것으로 동의보감 이후 가장 방대한 한의서라고 할 수 있다. 당연히 분량도 16지 중 가장 많은 28권으로 되어 있다. 그러므로 전체 113권 중에 31.8퍼센트나 되는 36권이 건강, 의학어 관련된 책이다.

진정한 행복이란 무엇일까

〈임원십육지〉 중 '이운지怡雲志'에 나오는 이야기다.

옛날에 몇 사람이 상제上帝님에게 하소연하여 편안히 살기를 꾀한 일이 있었다. 그 중 한 사람이 "저는 벼슬을 호사스럽게 하여 정승 판서의 귀한 자리를 얻고 싶습니다."라고 하자 상제는 선선히 "좋다. 네게 주겠다."고 하였다. 두 번째 사람은 "부자가 되어 수만 금금의 재산을 소유하고 싶습니다."라고 하자 상제는 이번에도 "좋다. 네게도 주겠다."고 했다. 세 번째 사람이 "빼어난 문장과 아름다운 시를 지어 한 세상을 빛내고 싶습니다."라고 하자 상제는 한참 망설이다가 "조금 어렵기는 하지만 그래도 주겠다."고 대꾸하였다.

마지막 한 사람이 남았다. 그는 앞으로 나와 이렇게 말했다.

"글은 이름 석 자 쓸 줄 알고, 의식衣食을 갖추어 살아갈 재산도 있습니다. 다른 소원은 없고 오로지 임원林園에서 교양을 지키며 달리 세상에 구하는 것 없이 한 평생을 마치고 싶을 뿐입니다."

그가 말을 마치자 상제는 이맛살을 찌푸리면서 이렇게 답했다.

"이 혼탁한 세상에서 청복淸福을 누리는 것은 가당치도 않다. 너는 함부로 그런 것을 달라고 하지 말라. 그 다음 소원을 말하면 들어주겠다."

이 이야기는 임원에서 우아하게 살아가는 것이 얼마나 어려운가를 말한다. 청복의 생활을 누리기란 참으로 어렵다. 인류가 생긴 이래 현재까지 수천 년의 세월이 흘렀지만 과연 이러한 생활을 향유한 자가 몇이나 되겠는가? 참으로 어려운 일이다.

'이운지'라는 이름은 도홍경陶弘景의 시에서 뜻을 취했다고 한다. 농촌에서 욕심 없이 살아가는 것이 건강장수의 길이 아닌가 여겨진다.

🌿 약주의 유래와 서씨 집안

〈임원십육지〉 중 '정조지鼎俎志'에는 음식과 요리에 관한 내용이 수록되어 있다. 그 중에 여러 독자가 관심을 가질 만한 내용이 있는데, 바로 술이다.

서유구는 앞선 시대에 있었던 술 제조 방법과 관련 정보를 '온배류醞醅類'에 자세하게 모아 두었다. 실학자 서유구의 이런 노력이 있었기 때문에 오늘날 우리는 선조들이 즐겼던 음식과 술 정보를 사회자산으로 확보할 수 있게 되었다. 여기에 등장하는 술이 200종 가까이 되지만 현재 같은 이름으로 전승되고 상품화되고 있는 술이 26종뿐인 것은 안타까운 일이 아닐 수 없다.

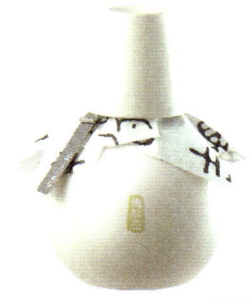
약산춘

실학이 융성하던 영·정조 때에는 유난히 금주령을 엄격하게 시행하던 시기여서, 금주령을 어긴 자를 사형하기도 했다. 그럼에도 불구하고 술에 관련된 정보가 이 정도로 자세하게 집대성된 데는 이유가 있었다.

경세치용經世致用에 관심을 두었던 이익이나 정약용 같은 학자들은 술을 '아무 이득이 없는 것'으로 보았지만, 이용후생利用厚生에 관심을 두었던 서유구는 술을 인간생활을 윤택하게 만들기 위해서 필요하다고 보았던 것이다.

서씨 집안은 약주와 깊은 관련이 있다. 온배류에 소개된 약산춘 제조법에 '서충숙공이 좋은 술을 빚었는데, 그 집이 약현에 있어서 약산춘이라고 했다(徐忠肅公浩一造公家于藥峴故名藥山春)'고 적혀 있다. 충숙공이 바로 서유구의 선조인 서성徐渻이다.

우리나라의 청주淸酒에는 약주藥酒라는 별칭이 있는데, 그렇게 된 유래는 여러 가지 설이 있다. 하나는 약처럼 마셨다는 데서 유래했다는 것으로 약주는 금주령 때문에 생겨났다.

청주를 만들려면 쌀이 많이 필요하기에 가뭄 등으로 흉년이 들면 조정에서는 귀한 쌀로 술을 만들지 못하도록 금주령을 내렸다. 그래서 탁주는 물론이고 모든 술이 금지되었지만, 예외적으로 한약재를 넣어 만든 약양주藥釀酒는 허용되었다. 그랬기에 특권층인 양반들은 청주를 약양주인 양 사칭하면서 마셨다고 하는데, 그로부터 점잖은 사람들이 마시는 술을 모두 약주라고 불렀다는 것이다.

또 하나는 한양의 약현(藥峴 : 중구 만리동 입구에서 충정로 3가로 넘어가는 고개로 약초를 재배하는 밭이 있어 장안에 약재를 공급한 데서 유래)이란 곳에서 한 과부가 팔던 청주가 그렇게도 맛이 좋아 한양을 떠들썩하게 했는데, 그 술의 이름이 '약산춘藥山春'이어서 약주라는 말이 생겨났다는 설이다. 이 과부가 바로 서성의 모친으로 달성 서씨 집안을 크게 일으킨 여장부이다.

"약봉藥峯 서성이 술을 좋아하여 특별히 거듭 빚은 술을 만들었기에 '약주'라고 불렀다. 약주는 약봉가藥峯家에서 시작된 것으로 금으로 장식한 술독에 약을 섞은 술과는 다르다."고 기록되어 있다.

술은 백약지장百藥之長

술은 따뜻한 성질로서 양기를 북돋우어 주고 경락(經絡 : 기의 통로)과 혈맥을 소통시키며 찬 기운을 물리치는 효능이 매우 강하다. 또한 위와 장을 따뜻하게 하여 소화에 도움을 주고 응어리를 풀어주며 해독 작용이 있다. 두려움을 없애 주고 근심과 노여움을 풀어주며 마음을 시원하게 해 주는 효능도 있다.

늙어서도 늘 반주를 마시지만 건강하게 생활하는 사람들을 주위에서 흔히 볼 수 있다. 오래 전부터 소량의 포도주를 매일 마시면 심장병 예방에 좋다고 알려져 있는데, 최근의 연구 발표에 의하면 모든 술에 그런 효과가 있다고 한다.

적당한 주량은 얼마일까? 사람마다의 체질에 따라 다르겠지만 동의보감에는 술을 3잔 이상 마시면 질병을 일으키게 된다고 하였는데, 일반적으로 체중 1kg당 알코올 1.2g 이내로서 맥주 2병 이내가 적당량이라 할 수 있다. 그러나 매일 마실 경우 몸속에서 주독을 제대로 풀지 못하니, 알코올이 완전 분해되지 않고 아세트알데히드 상태로 남아 대뇌 등을 자극하고, 간장에 낀 지방이 빠져나갈 틈이 없어 문제를 일으키므로 음주 후 2~3일은 쉬어야 한다.

술은 약 기운을 끌어 주는 작용이 있어 병이 있는 곳으로 잘 도달하게 하며, 또한 약효가 잘 발휘되도록 도와준다. 그래서 한약재를 술로 씻어 쓰거나 술로 볶아 쓰거나 술과 함께 쪄서 쓰는 경우가 많다.

한약을 달일 때 술을 넣는 경우도 많은데, 찬바람이나 습기로 인해 근육과 관절이 쑤시고 아픈 경우에 술이 들어가면 효과가 더욱 좋아진다. 어혈을 풀어 주는 효력도 강하므로 넘어지고 부딪히거나 얻어맞아 멍이 들어 있는 경우에는 물과 술을 반씩 넣고 한약을 달이면 효과가 빨리 나타난다.

숙취 해결 방법

술이 깬다는 것은 알코올에 의해 억제된 신경세포를 정상으로 회복한다는 것을 의미하는 것인데, 이것은 알코올 분해로 가능하다. 알코올 분해는 간에서 이루어지므로 간에 휴식을 주고 간 기능을 개선시켜 알코올 분해의 중간 산물(아세트알데히드)을 몸 밖으로 빨리 배출시켜야 한다. 아세트알데히드를 몸 밖으로 빨리 배출시키기 위해서는 수분 공급을 충분히 해야 하는데 냉수를 마실 경우 위와 장의 작용에 장애가 되므로 해로울 수 있다. 물론 속에 열이 매우 많은 경우에는 냉수나 시원한 동치미 국물도 좋겠으나, 대개는 따뜻한 꿀물 같은 것이 좋은데 당분은 알코올의 산화에 필수적이다.

숙취를 해소하려면 주독을 풀어줘야 하는데 주독은 열독熱毒과 수독水毒이므로 땀을 내게 하고 대소변을 잘 나오게 하는 치료법을 쓴다. 따라서 해장국을 먹거나 목욕을 하는 것도 방법이 될 수 있는데, 심할 경우에는 토하는 것이 가장 빠르고 좋은 방법이다.

숙취 해소에 좋은 음식은 무척 많지만 체질에 따라 달리 먹어야 효과를 볼 수 있다. 열이 많은 체질이라면 열독을 풀어주는 팥, 녹두, 연뿌리, 미나리, 배추, 오이, 참외, 배, 녹차 그리고 조개, 우렁이, 다슬기 같이 성질이 차가우면서 대소변을 이롭게 하는 음식이 좋다. 반면에 속이 냉한 체질인 경우에는 따뜻한 성질을 가진 인삼차나 생강차, 수정과, 북어국, 추어탕이 효과적이다. 그리고 우리가 흔히 먹는 콩나물국이나 유자차는 체질에 관계없이 대부분의 경우에 효과가 좋다.

술을 좋아하는 사람이라면 많이 마셔도 취하지 않고 신선처럼 즐길 수 있는 방법이 없을까 찾을 것이다. 〈동의보감〉에는 만 잔을 마셔도 취하지 않게 해 준다는 '만배불취단萬盃不醉丹'이나, 술을 마셔도 신선처럼 취하지 않게 해 준다는 '신선불취단神仙不醉丹' 등의 처방이 나온다. 이 처방들의 주된 약물은 칡뿌리와 칡꽃인데, 둘 다 주독을 풀어주는 효능이 강하여 술로 인한 질병의 치료에 거의 쓰이고 있다.

만약 오랫동안 과음하여 병증이 나타나거나 술을 절제할 수 없을 때에는 한약을 복용하거나 '금주침禁酒針'을 맞아 효과를 보는 경우가 많다. 금주침은 보통 3일에 한 번씩 10번 정도 맞으면 금주 효과를 볼 수 있는데, 알코올성 간질환의 치료에도 좋다.

약주를 효과적으로 마시는 방법

약주는 약효를 가진 재료로 술을 담근 것이다. 물론 약주가 탕약에 비해 약효가 뛰어난 것은 아니지만 약효가 뛰어난 약재로 술을 담그면 상당한 효과를 낼 수도 있다. 술이 약 기운을 끌어 주는 작용이 있어 질병이 있는 곳으로 잘 도달하게 하며, 약효가 잘 발휘되도록 도와주기 때문이다.

대개 아침, 점심, 저녁 공복에 한 잔씩 10~20cc 정도의 양을 마신다. 약력이 강한 약술은 아침, 저녁 2회만 복용하며 몸 상태에 따라 양을 늘릴 수도 있으나 취하지는 않도록 해야 한다. 그리고 주량이 적은 사람들은 마실 때에 끓인 냉수를 적당량 타서 묽게 하여 마셔도 된다. 추운 기후나 추운 지방에서 약주를 마실 때는 양을 조금 늘려도 좋으며, 더위가 심한 기후나 지역에서는 양을 줄이는 것이 좋다.

각종 출혈성 질환, 염증성 질환, 발열성 질환, 암 그리고 기관지염, 기관지천식, 폐기종, 폐렴, 폐결핵 등의 호흡기 질환이 있는 경우에는 약주가 적합하지 않다. 그밖에 간염, 간경화, 위염, 위십이지장궤양, 췌장염, 대장염, 신장염, 통풍, 치질 등이 있는 경우에도 피해야 한다.

고구마를 전파한 서유구

서유구는 일찍이 농학에 관심이 많았다. 그의 농학에 대한 관심은 이조판서를 거쳐 대제학에 이르는 동안에도 계속되어 농서를 지속적으로 만들었다.

　70세(1833년)에 기로소에 들어가면서 전라도 관찰사로 부임했는데, 다음 해에 전라도 지방에 대흉년이 들었다. 이에 구황 작물인 고구마를 널리 확산시켜 활발하게 재배해야겠다고 생각하고 강필려의 〈감저보甘藷譜〉, 김장순의 〈감저신보甘藷新譜〉에다 중국과 일본의 농서를 참조하여 〈종저보種藷譜〉라는 농서를 지었다. 동시에 일본으로 가는 통신사 편에 부탁해서 고구마 종자를 구입하여 각 고을에 나누어 주어 재배를 장려했다.

　서유구에 의해 고구마는 남쪽 거의 모든 지역으로 전파되었던 것인데, 일찍이 조부를 통해 고구마의 효능을 알고 있었던 것으로 짐작된다.

고구마는 장수식품

　고구마를 많이 먹는 지역에는 공통점이 하나 있다. 다른 지역보다 오래 사는 사람들이 많다는 것이다. 남태평양에 있는 통가왕국이라는 작은 나라는 국민 대부분이 장수하고 성인병이 적다고 하는데, 그 비결이 바로 고구마를 주식으로 하는 식습관에 있다는 것이 조사에서 밝혀졌다.

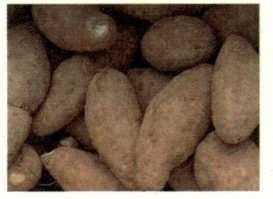

고구마

　또 일본의 오키나와 역시 세계적인 장수촌으로 유명하다. 특히 1993년에 일본 최고의 장수촌으로 지정된 오키나와 북부의 오기미 마을에서는 40, 50년 전부터 고구마를 주식으로 삼아왔다고 한다. 지금도 하루 한 끼 이상 고구마를 먹는 노인들이 적지 않은데, 붉은색 혹은 보랏빛 고구마인 베니이모(홍우紅芋)이다. 오키나와 사람들의 장수

비결에는 삶은 돼지고기, 신선한 해산물, 채소와 함께 고구마를 즐기는 습관이 있었다. 또 일본 최대의 고구다 산지인 가고시마 지역 사람들도 장수 비결로 고구마를 꼽았다. 가고시마에는 고구마로 만든 음료수, 술, 빵, 과자, 아이스크림 등 다양한 고구마 가공식품이 있는데 이들 식품을 꾸준히 먹어서 건강하다는 것이다.

최근에는 미국 항공우주국에서 우주시대 식량자원으로 고구마를 선정했는데, 우주정거장에서 고구마를 재배해 우주식품으로 활용할 계획이라고 한다. 한 끼 식사로 먹을 수 있을 뿐 아니라 각종 영양성분이 풍부하고 잎과 줄기까지 활용이 가능하기 때문에 우주식품으로 선정됐다고 한다.

고구마의 원산지는 중앙아메리카인데 콜럼버스 일행이 인디언들에게 고구마 식사를 대접받고 돌아와서는 "맛은 밤 같고 모양은 감자 같은 것을 뜯었다."라고 전했다. 우리나라에서는 영조 때인 1763년에 조엄趙曮이 일본에 통신사로 갔다 오는 길에 대마도에서 구해 온 것을 제주도와 부산에 재배한 것이 시초이다.

변비 치료에는 고구마

고구마는 이름이 많은데, 번서番薯, 감저甘藷, 홍서紅薯, 백서白薯, 지과地瓜 등과 함께 '토인삼土人蔘'이라는 이름도 있다. 고구마가 토인삼이라 불린 계기도 들어보면 재미있다.

청나라의 건륭황제가 만년에 노인성 변비가 생겨 어의들이 수많은 처방으로 치료하려 했으나 모두 효과가 없었다.

어느 날 황제가 산보하다가 음식을 만드는 어선방御膳房 근처를 지나는데 한 줄기의 향내가 얼굴 정면으로 와서 코를 찔렀다.

황제가 "어떤 음식인데 이렇게 맛있는 냄새가 나느냐?"고 묻자 태감이 "고구마를 삶고 있는 냄새이옵니다."고 답하며 바로 잘 삶은 고구마 한 개를 가져왔다. 황제는 고구마를 한 입 크게 먹고 난 뒤에 맛있다는 얘기를 연발했다. 이후로 황제는 매일 삶은 고구마를 먹었는데, 얼마 되지 않아 오랫동안 낫지 않던 변비가 약을 먹지 않고도 나았고, 정신도 매우 맑아졌다.

황제는 매우 기분이 좋아 "좋은 고구마는 공히 인삼을 이긴다."고 하였으니, 이로부터 고구마에 '토인삼土人蔘'이라는 이름이 붙었다고 한다.

이처럼 고구마에는 대장의 연동운동이 잘 일어나도록 해서 대변을 잘 나오게 하는 효능이 있다. 고구마를 먹으면 장이 편해지는데 그 이유가 바로 여기에 있다. 영양학적으로 보면 고구마에는 식이섬유가 많이 들어 있는데, 불용성 섬유질은 장에 자극을 주어 연동 운동을 촉진하므로 변비에 좋고 대장암과 비만도 예방한다. 또 고구마를 썰면 흰 진액이 나오는데 그 속에 함유된 잘라핀산도 변비에 좋다.

그렇지만 단점도 있다. 고구마에 들어있는 아마이드라는 성분이 세균의 번식을 촉진시켜 장내에서 발효가 일어나 가스가 많이 차게 된다. 그래서 고구마를 많이 먹으면 속에 가스가 너무 많이 차서 사무실이나 학교 등 사람이 많이 모인 곳에서 창피한 순간이 올 수도 있다. 하지만 이런 상황도 다 피할 수 있는 방법이 있다. 고구마를 먹을 때 펙틴이 풍부한 사과나 아밀라아제 성분이 있는 무즙, 동치미와 함께 먹으면 이런 부작용을 줄일 수 있다.

한의학에서 보는 고구마의 효능

고구마의 효능은 대장 기능을 좋게 만들어 변비를 치유하는 것 외에도 아주 많이 있다. 고구마는 단맛에 약간 서늘한 성질로 비·위장을 이롭게 하고 혈을 조화롭게 하며 얼굴색을 좋게 만든다. 고구마를 한 달 정도 꾸준히 먹고 젊어진 것 같다는 말을 듣는 사람을 간혹 찾아 볼 수 있을 것이다.

고구마는 진액을 생기게 하고 갈증을 멎게 하는 효능이 있다. 배를 타고 바다를 건너는 경우에 생고구마든 익힌 고구마든 조금 먹으면 속이 편안해진다.

그렇다면 고구마는 어떻게 먹어야 할까? 고구마를 먹는 방법은 어떤 증상이 있느냐에 따라 약간씩 차이가 있다. 비·위장이 허약하고 기가 부족하며 숨쉬기가 어렵고 힘이 떨어진 경우에는 고구마를 삶아 먹는 게 좋다.

여기에 생강을 함께 넣거나 혹은 붕어, 가물치를 함께 넣으면 더 좋다. 변비가 있을 때는 삶거나 구워 먹으면 된다. 가슴이 답답하고 열이 나며 입이 마르는 증상이 있을 때는 생으로 먹는 게 좋다. 그리고 고구마는 껍질째 먹는 것이 좋다. 껍질에 섬유질, 카로틴과 항산화 물질이 많이 들어 있고 전분을 분해하는 효소도 들어 있어 소화가 잘 되기 때문이다.

그렇지만 고구마를 먹을 때 주의해야 하는 경우도 있다. 비·위장이 허약하고 냉한 사람은 조심해야 한다. 뱃속이 불러 더부룩한 사람은 조금만 먹어야 하는데, 이런 사람들이 고구마를 먹으면 기의 소통이 막히게 되어 좋지 않기 때문이다.

고구마는 항암, 성인병 예방 효과도 있다

요즘처럼 공해가 많고, 중금속 오염이 많은 상황이라면 고구마의 항암효과에 주목해야 한다. 고구마에는 노란색을 내는 색소인 베타카로틴이 많이 들어 있는데, 이게 몸속에 들어가면 비타민A로 바뀐다. 베타카로틴은 매우 중요한 항암성분으로 폐암 예방에 좋고, 담배 연기나 공해 물질에 의해 생기는 암을 예방한다. 고구마는 당근, 호박과 함께 폐암을 예방하는 3대 적황색 채소로 알려져 있다.

고구마에는 감자보다 비타민C가 두 배 정도나 많이 있기 때문에 비타민C가 부족하기 쉬운 겨울철에 간식으로 먹으면 좋다. 특히 우리나라에선 고구마가 겨울에 제철이기 때문에 구하기도 쉽고 조리하기도 편하고 맛도 좋다. 그리고 담배를 많이 피우는 사람이라면 고구마를 많이 먹는 게 좋다. 담배를 피우면 비타민C가 엄청나게 소모되기 때문이다. 더욱이 고구마의 비타민C는 전분에 둘러싸여 있어 열에 보호되기 때문에 굽거나 삶아도 손실이 적게 된다. 또한 고구마에는 칼륨이 많이 들어 있어 몸속의 염분(나트륨)을 밖으로 배출시켜 주므로 고혈압 방지에 좋다. 고구마에 들어 있는 펙틴이라는 수용성 섬유질은 콜레스테롤을 분해하고 배설을 촉진하여 콜레스테롤 수치를 낮추어주므로 동맥경화 예방에도 좋다. 또 비타민E가 많아 활성산소를 억제하는 항산화작용이 있으므로 성인병 예방과 뇌기능 유지, 노화 방지에도 좋다.

서유구에 큰 영향을 준 조부 서명응

조부 서명응(徐命膺, 1716~1787, 72세)은 39세에 증광문과에 급제하여 동부승지·대사간·대사헌·황해도 관찰사·이조판서 등을 거쳐 대제학을 지냈다. 사신으로 청나라에 두 번이나 다녀오면서 천문학과 역법 등 중국과 서양의 과학 기술과 관련된 서적을 포함해 5백여 권에 달하는 서적을 가져왔다고 한다. 이 책들은 서호수가 두 번에 걸쳐 청나라에 다녀오면서 가져온 수많은 책들과 함께 서유구가 지식을 쌓고 저술하는데 밑거름이 되었다.

서명응은 태극·음양오행 등의 역리易理와 사단칠정四端七情 등 이기설理氣說에 조예가 깊었을 뿐만 아니라 천문·일기 등의 자연과학, 음률·진법陣法·언어·농업 등 다방면에 걸쳐 이용후생利用厚生의 태도로 깊이 있는 연구를 하여 북학파의 비조鼻祖로 일컬어진다. 박제가가 지은 〈북학의〉의 서문을 썼다.

51세(1766년)에 부제학에 제수되었으나 나가지 않아 함경도 갑산에 귀양을 가게 되자, 8일 동안 백두산을 탐방하게 된다. 마침 옆 고을인 삼수三水에 귀양 와 있던 친구 조엄(趙曮, 1719~1777)과 함께 올랐다고 한다.

서명응 일행은 운이 좋게도 백두산 정상에 올라 천지를 반나절이나 구경하고 내려왔는데, 그가 쓴 유람기가 바로 〈유백두산기游白頭山記〉이다. 또한 그 자리에서 목재를 장만해 목수를 시켜 상한의象限儀(18세기 말 자오선 관측에 쓰던 기계)를 만들게 하여 그것으로 백두산의 임어수, 연자봉 아래, 천수 지역의 북극고도를 측정하였다.

백두산을 유람하고 북극고도를 측정하려던 평소의 소망을 이룬 것으로서 그 감격은 그야말로 엔돌핀 분비를 촉진시켰을 것이다.

산에서 돌아오자 용서한다는 임금의 명이 도착했다고 하니 백두산 등정을 위해 귀양간 셈이 되었다. 이것만으로도 그가 장수했던 연유가 설명되지 않을까 싶다.

그가 지은 〈고사신서攷事新書〉(1771년 간행)에는 고구마의 어원에 대하여 '고구마의 맛이 마(산약山藥)와 비슷하면서도 단맛이 나기 때문에 감저甘藷라고 한다. 세속에서는 고구마의 색이 붉기 때문에 홍산약紅山藥이라고도 한다.'라고 설명되어 있다.

며느리가 저술한 가정생활 건강백과 〈규합총서〉

서유구의 형수인 빙허각憑虛閣 이씨(1759~1824, 66세)가 지은 〈규합총서閨閤叢書〉도 눈여겨 볼만하다.

명문 전주 이씨 집안에서 태어나 어릴 때부터 총명했던 빙허각은 15세에 서유본과 혼인한 뒤 시동생인 서유구를 직접 가르쳤고, 부녀자를 위한 가정생활 백과사전인 〈규합총서〉를 저술했다.

빙허각 이씨는 48세(1806년)에 시숙인 서형수가 귀양을 가면서 집안이 몰락하게 되자 거처를 여기저기 옮겨 다니면서 차밭을 경영하고, 집안 살림과 가정 경제를 직접 책임지면서 51세(1809년)에 이 책을 완성했다.

이 책은 5가지 조목으로 구성되어 있는데 의식주에 관한 내용은 물론이고 건강, 의학에 관한 내용도 들어 있다. '청낭결靑囊訣'은 집안에서 아이 기르는 요령과 각종 구급법 및 약물 복용 시 금기사항을 적었고, '술수략術數略'은 재액막이(주술적인 방법으로 악한 기운이나 마魔를 내쫓는 방법)에 대한 내용이다.

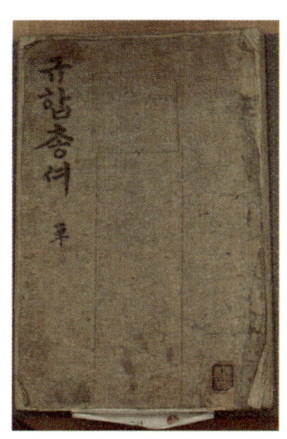

특이한 것은 장 제품, 식초, 밥, 죽, 떡, 김치류 등 백 가지가 넘는 요리법을 다룬 조목이 '주식의酒食議'인데 이름의 첫 자에 술이 붙은 것처럼 술 빚는 법이 맨 먼저 나온다.

그만큼 술을 중시한 것으로 보이는데

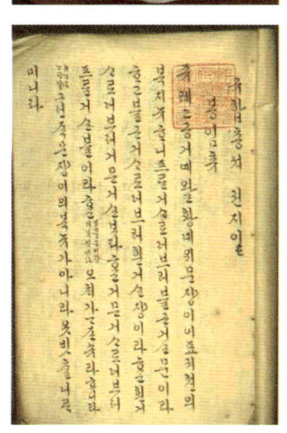

규합총서

도화주桃花酒, 연엽주蓮葉酒, 과하주過夏酒, 백화주百花酒, 송절주松節酒, 한산춘韓山春, 삼일주三日酒 등이 소개되어 있다. 〈규합총서〉에 나오는 건강법 몇 가지를 소개한다.

노화방지에 탁월한 우분죽藕粉粥

우분죽은 연근 큰 것을 잘게 끊어 맷돌에 갈아 수건에 밭치고 다시 또 갈아 고은 베로 밭친 다음 물을 조금 쳐서 가라앉혀 칡뿌리 가루를 넣고 쑤는 것이다.

연근은 찬 성질로 열을 내리고 피를 서늘하게 하며 출혈을 막아주고 어혈을 풀어 주는 효능이 있다. 그래서 열병으로 가슴이 답답하고 입이 마르며 피를 토하거나 코피가 나는 것을 치료한다. 열이 잘 오르고 어혈이 있는 사람의 혈압을 내리는 효과도 있다. 또 오장을 보충하고 혈을 보충해 주며 새살을 잘 돋게 하고, 오래 먹으면 마음을 즐겁게 하고 화나는 것을 가라앉게 한다. 연근을 익혀서 먹으면 찬 성질이 많이 없어지므로 비·위장이 튼튼하게 되어 소화가 잘 되고 설사도 덫게 된다.

칡은 찬 성질을 가진 발한제로 열을 내려주고 가슴이 답답한 것을 풀어주며 갈증을 멎게 하는 효능이 있다. 감기가 든 초기에 목과 등이 뻣뻣하며 땀이 나지 않고 바람을 싫어하며, 머리가 아프면서 허리와 척추드 아프고 전신의 뼈마디가 두루 아픈 경우에 적합하다. 성인병의 치료와 예방에도 좋은데 당뇨병, 고혈압, 중풍, 심근경색증 등의 치료에 칡이 쓰이고 있다.

〈규합총서〉와 〈임원십육지〉에 우분죽을 먹으면 나이가 먹어도 늙지 않는다고 했다. 우분죽은 조선시대 노화 방지 음식이었던 셈이다. 우분죽은 타락죽(찹쌀과 우유를 끓여 만든다)과 함께 노인의 건강관리에 사용되던 음식이다.

한편, 신사임당이 돌아가신 후 몸져 누워있던 율곡 선생의 기력을 회복시켜 준 것이 바로 연근죽이다. 연근에 율무를 섞은 연근율무죽은 변이 무르고 과민성대장이 있으며 살이 많이 찐 사람에게 좋다. 연근이 마음을 안정시키며 율무가 몸 안의 습기를 없애고 설사를 멈추게 하며 식욕을 억제시키기 때문이다.

 피부 관리를 위한 '도화면桃花面'과 '면지법面脂法'

요즘 피부 관리에 해당되는데, 예나 지금이나 피부 관리는 중요한 문제인 것 같다. 북제北濟 노사침의 아내 최씨가 기록한 도화면 기록을 보자.

"봄날 복사꽃을 흰 눈에 섞어 아이들 얼굴을 씻기면 빛이 나고 윤기가 있으며, 홍화紅花를 따다가 얼굴을 씻기면 고와진다고 했다."

"겨울에 얼굴이 거칠고 터지는데 달걀 세 개를 술에 담가 봉하여 4~7일쯤 두었다가 얼굴에 바르면 트지 않을뿐더러 윤이 나고 옥 같아진다. 얼굴과 손이 터 피가 나면 돼지기름에 괴화槐花, 즉 회화나무 꽃봉오리를 섞어 붙이면 낫는다."

요즘처럼 피부 관리에 적당한 용품이 많은 시절에 위와 같은 방법을 사용할 사람이 있을 리 만무하지만 옛날에는 위와 같은 방식으로 피부 관리를 했다.

자연과 더불어 살며
음악으로 마음을 다스려라

해남 윤씨 윤선도 집안

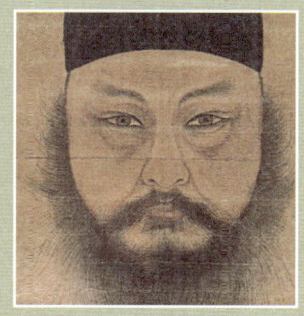

예나 지금이나 많은 사람들이 음악을 사랑하고 즐긴다. 음악을 듣다보면 음악 속에 나오는 가사가 꼭 내 마음을 그대로 옮겨 놓은 것 같아서, 때로는 슬프기도 하고 기쁘기도 하고 여러 감정이 솟아오른다. 완전히 잊고 지내던 옛사랑의 기억까지 되살려줄 정도니 음악의 힘은 정말 대단한 것 같다.

어떤 사람은 음악을 단순히 카타르시스를 느끼기 위해 듣지만, 고산 윤선도는 자신의 마음을 다스리기 위해 음악을 들었다. 그가 음악을 활용했던 방식이라면 감정의 기복으로 마음이 괴로운 것을 다스릴 수 있어 여러 가지로 긍정적인 효과를 얻을 수 있다.

고산 윤선도는 국문학사에 빛나는 걸작으로 평가받는 '어부사시사漁夫四時詞'를 지은 시조문학의 대가로 자연을 시로 승화시킨 시인으로 유명하다. 또 남인의 거두로서 노론의 송시열에 맞섰던 정치가였으며 의약에 밝았을 뿐만 아니라 수차에 걸쳐 유배를 당했음에도 불구하고 85세까지 건강하게 장수했다. 호는 고산孤山이다.

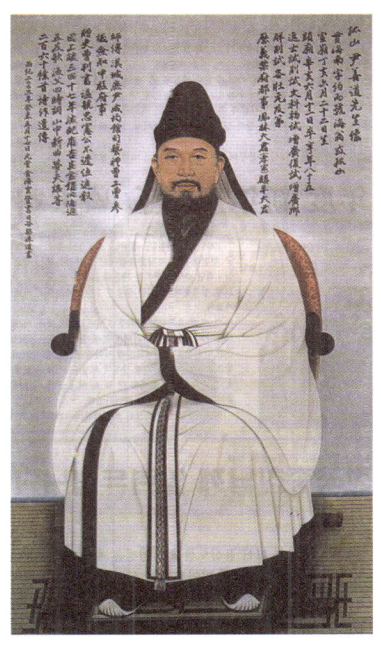

윤선도(尹善道 1587~1671, 85세)

고산은 예빈시禮賓寺 부정副正을 지낸 부친 윤유심尹惟深과 좌의정 안현安玹의 손녀인 모친 순흥 안씨의 세 아들 중 둘째 아들로 태어났다. 8세에 큰집에 양자로 들어가 종손이 되었는데, 그의 양부인 유기惟幾도 종가에 양자로 갔다가 자식이 없어 고산을 양자로 삼았으니 숙부가 양부가 된 셈이다.

17세에 판서 윤돈尹暾의 따님인 남원 윤씨와 혼인하여 3남 2녀를 두었는데, 부부는 53년간 고락을 같이 하다가 한 살 아래인 부인이 68세로 먼저 사망했다.

장남 인미(仁美, 1607~1674, 68세), 차남 의미(義美, 1612~1636, 25세로 요절), 예미(禮美, 1619~1669, 51세)이다. 첩실에서는 2남 3녀를 두었는데 순미循美, 학관學官, 직미直美이다.

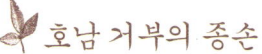 호남 거부의 종손

고산 집안은 전라도에서 16세기부터 지금까지 5백 년 동안 계속 이어져 내려온 부잣집이다. 1600년대 중반에 대규모의 간석지를 2곳이나 조성해 놓았다. 전남 진도군 임해면 굴포리의 백만여 평과 완도군 노화읍 석중리의 백만여 평으로 요즘 같은 중장비가 없던 그 당시로서는 대단한 일이었다.

고산의 고택에는 '녹우당綠雨堂'이라는 당호가 현판에 걸려 있는데, 그 유래는 여러 이야기가 있다. '녹우당 앞의 은행나무 잎이 바람이 불면 비처럼 떨어지기 때문'이라는 설과 '집 뒤의 비자나무 숲을 스치는 바람 소리가 흡사 비 오는 소리 같다고 해서 붙였다'는 설이 있다.

녹우당은 인근에서 관용과 적선의 상징으로 알려져 있다. 이와 관련해서 '삼개옥문 적선지가三開獄門 積善之家'라는 말이 있다. 이것은 집 주변에 가난해서 세금을 내지 못한 지역민들이 감옥에 갇혔는데 그때마다 고산의 고조부인 윤효정(尹孝貞, 1476~1543)이 세금을 대신 내줘 세 번이나 감옥에서 꺼내 줬다는 일화에서 나온 것이다. '세 번이나 옥문을 열어준 적선의 집'이라는 뜻이니, 해남 윤씨 가문에 적선은 가훈의 핵심 덕목이라 할 수 있다.

고산은 양부에게 직접 배우다가 왜란 중이라 산속의 절에 들어가 거의 독학으로 공부했다. 과거 공부도 했지만 역사, 역학, 산수, 풍수, 지리, 복서卜筮 등 다양한 분야를 공부했고 의약도 공부하여 의학적인 배경지식까지 갖춘 만능지식인이었다.

집안이 대체로 시서화에 능하고 유학과 경제, 지리, 의학, 음악 등에서도 재능을 발휘했는데, 엄격한 양반 사회에서 잡학이라고 천

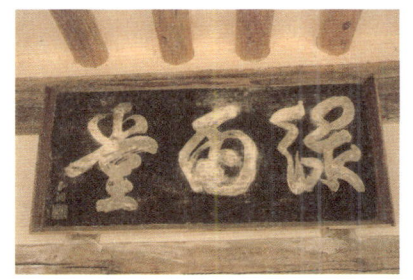
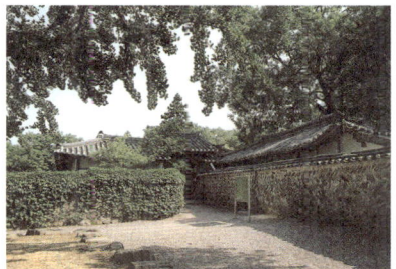

녹우당 현판 및 전경

시하는 의학, 천문학, 점성학 등을 대대로 공부했던 점은 특기할 만하다.

22세에 양모를, 23세에 생모를 여의는 슬픔을 겪었지만 26세에 진사시에 수석으로 합격했다. 그러나 생부의 건강이 위중해져 시중을 들었는데, 결국 돌아가시고 말았다. 고산은 20대 대부분을 상복을 입고 지낸 셈이다.

고산은 사교적이지 않아서 친구, 스승, 제자가 많지 않았다. 여럿이 어울려 놀기보다는 한적한 곳을 즐겼고, 그래도 속마음을 털어놓을 수 있는 친구가 두어 명은 있었다고 한다.

14년 7개월간 유배지에서 생활

고산은 타협할 줄 모르는 강직한 성격 때문에 14년 7개월간 여러 유배지에서 귀양살이를 겪어야 했고, 항상 많은 정적들 틈에서 고통을 겪어야 했다. 30세(1616년)에 권력자인 이이첨의 죄상을 탄핵하는 상소를 올렸다가 다음 해에 함경북도 경원慶源으로 유배됐고, 양부는 강원도 관찰사에서 추방되었다.

먼 길을 걸어 도착한 유배지에서도 양부의 안부를 걱정했는데, 외롭고 힘겨운 마음을 울고 가는 기러기로 표현한 시조를 남겼다.

1년 뒤에 유배지가 경상도 기장으로 변경됐는데 다음 해에 양부가 사망했다. 1623년 인조반정이 일어나 8년 만에 유배에서 풀려났다. 그래서 과거에 응시하지 못하다가 42세(1628년)에 별시에 장원급제하고 봉림대군과 인평대군의 사부가 되었다.

52세 때는 사도시정(司導寺正 : 정3품)에 제수되었으나 보길도에서 나오지 않아, 대궐로 돌아온 임금을 문안하지 않았다는 죄목으로 경북 영덕으로 다시 유배되었다가 이듬해 풀려났다.

74세(1660년) 때 효종이 승하하자 인조의 계비였던 조대비의 복제服制 문제로 현종에게 서인의 거두 송시열을 비난하는 상소를 올렸다가 다시 함경도 삼수로 유배되었다. 1665년 2월에 광양으로 이배됐는데 1667년 81세가 되어서야 현종의 특명으로 유배에서 풀려나 보길도에서 지내다 85세로 사망했다.

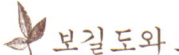 보길도와 고산

병자호란이 일어나던 51세 때, 고산은 임금이 청나라에 항복했다는 소식을 들었다. 그때 고산은 제주도로 향하던 중 보길도를 지나고 있었다. 산봉우리와 골짜기가 수려하고 아늑하여 고산은 그 경치에 매혹되었다. 그래서 제주행을 중단하고 배에서 내려 머물기로 했는데, 정착한 마을에서 본 섬의 산세가 피어나는 연꽃을 닮았다고 하여 부용동芙蓉洞이라 이름을 짓고 은거하기 시작했다. 평생 동안 7회에 걸쳐 13년간이나 보길도에서 지내게 되고, 세상을 하직

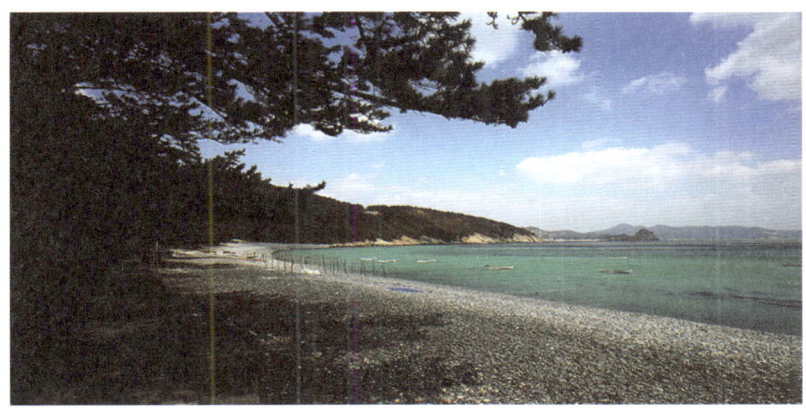
보길도

한 곳도 보길도였다. '어부사시사'도 부용동에서 65세(1651년)에 지은 것이다.

고산은 보길도를 보고 묘한 마음이 들었을 것이다. 비록 경치는 빼어나게 아름다웠으나, 병자호란으로 나라가 항복했고, 자신은 그런 나라를 위해 딱히 할 게 없다는 자괴감이 컸을 것이다. 고산이 남긴 글을 보자.

"이곳이 비록 해도라고는 하나 천석이 매우 뛰어나 참으로 물외의 아름다운 곳이어서 나의 삶을 마치기에 족합니다. 그러서 이리저리 한가히 거닐에 〈운곡기雲谷記〉에 말한 바, 산수 간에 밭 갈고 낚시질하며 본성을 기르고, 책을 읽고 거문고 타며 장구치고 선옹의 유풍을 노래하니, 즐거움에 죽음도 잊을 만하다는 것입니다. 그리하여 생각이 강과 산에 이르면 잠깐씩 북과 피리로 마음을 달래고 눈물을 참으면서 애를 태운답니다. 그럴 때에는 다시 언덕을 넘고, 골짜기를 찾고, 물가에 쉬기도 하고, 먼 하늘을 바라보기도 하지요. 소나무를 어루만지고, 대나무에 기대고, 물고기를 보고, 갈매기를 하염없이 바라보면서 이런 시름을 잊어본답니다. 그리하여 옛날 산과 바다를 찾은 자 마음조차 없지는 않았으리니 모두 때를 잘못 만나 꿈을 펴보지 못하여 세월을 탓하고 세상을 한탄하며, 슬픈 빛 울적한 마음 없앨 수 없이 산수의 낙으로써 세상 마음 잊으려 했을 거요."

 뛰어난 유의(儒醫 : 선비의사), 고산

해남 윤씨 가문은 항상 약장을 비치해 놓고 살았을 정도로 의약에 관심이 많았다. 녹우당에는 약을 조제하기 위해 썼던 약장이 지금까지 남아 있다고 한다. 의약에 통달한 고산은 집안에서 약포藥鋪를 직접 운영하여 병든 사람들을 구했다는 기록이 남아 있다.

한의학과 관련해서 고산의 기록이 최초로 실록에 나타난 시기는 인조 10년이다. 인조, 효종, 현종 때 중궁전과 대비전의 의약을 위해 고산을 불러들인 것으로 볼 때, 고산은 의약 부문에 있어서도 대단한 실력을 갖추었다는 사실을 짐작할 수 있다. 심지어 정적이었던 원두표(元斗杓, 1593~1664)가 병으로 위독해졌을 때 선생에게 약을 지어줄 것을 청하기도 했을 정도였다. 정적의 병에 적절한 약을 처방해 줘서 낫게 했을 만큼 의학적인 능력을 인정받았다.

그렇다면 고산은 어떻게 의술을 접하게 됐을까? 〈사공조참의소辭工曹參議疏〉를 보면 그 힌트가 나온다.

"어렸을 때 어버이의 질병 때문에 옛 의방을 검토하였으나 지식이 얕아서 남들이 지나친 추대를 하여도 이것을 매개로 하여 벼슬길에 나아갈 생각을 한 적이 없다."

선생의 이런 말은 이천 선생이 말한, "병들어서 자리에 누워 있는 사람을 용렬한 의원에게 맡기는 것을 부자, 불효에 비교하니, 어버이를 섬기는 자는 또한 의술을 알아야 한다. 伊川 先生曰病臥於床委之庸醫比之不慈不孝事親者亦不可不知醫"는 갈에서 비롯한 것으로 생각된다.

　고산이 남긴 '약화제藥和劑'에 의하면 오선주방(五仙酒方 : 건강주), 선창약(癬瘡藥 : 버짐을 없애는 약), 회충약蛔蟲藥, 해수약(咳嗽藥 : 기침, 가래 치료약), 복학신방(腹虐神方 : 어린아들의 자라배를 다스리는 약), 우역신방(牛疫神方 : 소의 전염병을 퇴치하는 처방) 등 다양하고 신기한 처치법이 남아 있어 그의 의술의 깊이를 짐작케 한다.

음악과 더불어 살았던 고산

　윤선도는 남달리 깊은 시심을 가진데다 음악을 사랑했고 조예가 깊었다. 특히 가야금을 좋아해서 늘 가까이 두었는데, 당시 거문고의 명수인 권해權海를 매우 좋아했다. 고산은 음악을 감상하는 데 그치는 것이 아니라 직접 작곡과 연주도 했다. 그것은 그가 직접 원림을 조영한 것과도 같은 맥락이다. 고산에게 음악은 마음을 다스리는 도구였던 것이다. 고산은 가무를 하는 이유가 단지 그게 즐겁기 때문만은 아니라고 하였다. 고산의 이야기를 보자.

　"〈예기禮記〉에는 '13살에 음악을 배운다.' 했고, 〈소학小學〉의 제사題辭에는 '읊조리며 노래하고 춤춘다.' 했고, 이천伊川 선생도 또한 '가르치기를 가무로써 하면 어린애들이 배운다.' 했으니, 도두 옛 성인들의 음악에 담긴 그 속뜻을 알았습니다. 사람들이 모두 성인이 된 후에야 음악을 할 수 있다면 성인이 어찌 음악에서 이루어진다고 이르겠습니까."

이 언급을 보면 고산이 음악을 하는 이유에는 '시가무합일詩歌舞合一'이라는 동양의 유교적 예술철학인 〈예기禮記, 악기樂記〉의 예악사상이 반영되어 있다는 것을 알 수 있다.

시詩, 가歌, 무舞가 모두 마음에서 나온 것이기 때문에 고산에게 노랫소리와 춤의 자태는 시와 서로 같은 것이었으며, 그것은 마음을 닦고 시정을 더욱 깊고 오묘하게 드러내기 위한 수단이었다.

이는 "하루도 즐겁게 놀지 않으면 심성을 수양하며 세상 걱정을 잊을 수 없다."는 뜻이기도 하다. 고산은 음악을 즐기는 이유를 그것이 기쁘기 때문이 아니라 음악으로 마음을 다스릴 수 있기 때문이라고 했다.

🌿 윤씨 집안의 걸출한 문인화가 윤두서

고산의 가족에 대해 언급할 때면 빠지지 않는 인물이 바로 공재恭齋 윤두서(尹斗緖, 1668~1715, 48세)이다. 고산의 증손자이자 다산 정약용의 외증조부이다. 태어난 지 이레 만에 큰집에 양자로 가서 고산의 고택을 이어가는 종손이 되었다. 공재는 성리학은 물론 천문, 지리, 수학, 병법, 서예, 음악, 회화, 지도, 공장工匠 및 의학 등 다방면에 걸친 박학을 추구했던 실학자였다. 26세에 진사에 합격했으나 벼슬길에 나가지 않았다.

공재는 15세에 혼인하였는데, 부인은 실학의 선구자로 〈지봉

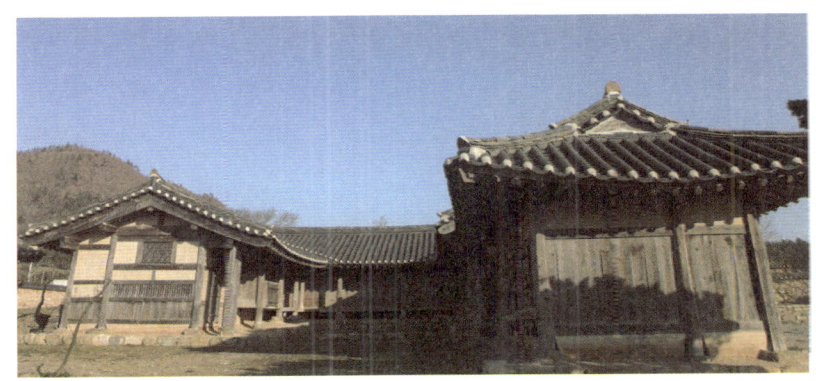

윤두서 고택

유설芝峰類說〉을 지은 이수광(李睟光, 1563~1628)의 증손녀인 전주 이씨이다. 공재의 모친 청송 심씨 부인은 83세까지 살았고, 실형實兄인 흥서(興緒, 1662~1733)는 72세까지 그리고 장남 덕희德熙는 81세까지 살았지만 그는 불과 48세로 생을 마감하였다.

공재는 숙종의 명에 의해 〈동국여지도東國輿地圖〉(보물 제 481-3호)를

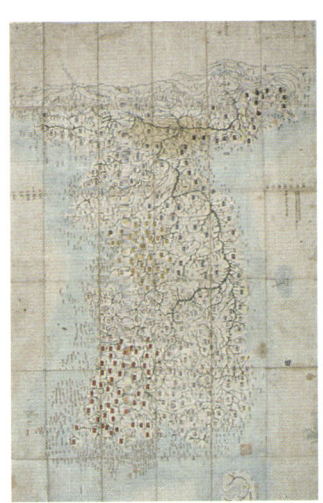

동국여지도

그렸다. 이것은 김정호의 〈대동여지도大東輿地圖〉보다 150년 정도 앞선 것으로, 사실적이며 채색도 되어 있어 매우 아름답다. 강줄기와 산맥의 표시를 대부분 정확하고 섬세하게 표현하였고, 주변 도서를 자세히 그렸으며 섬과 육지의 연결수로까지 표시하였다. 특히 지도에 대마도가 그려져 있다.

자화상을 통해 본 공재의 건강

공재는 특히 그림에 뛰어난 재주가 있었는데, 그가 그린 자화상은 국보 240호로 지정되어 있다. 예리한 관찰력과 뛰어난 필력으로 묘사를 매우 정확하게 했기 때문에 우리나라 초상화 가운데 최고의 걸작으로 손꼽힌다. 그림을 보면 눈과 수염에서 강렬한 느낌을 받는다. 어떤 사람은 초상화의 눈빛에 압도되어 똑바로 쳐다보기 어렵다고 말할 정도이다.

눈에서 강력한 기운이 뿜어 나오는 것 같고 활활 타오르는 것 같은 긴 수염이 마치 기를 내뿜는 듯하다.

흔히 눈은 간장과 연관되는 것으로 알려져 있는데, 오행에서 눈과 간장이 '목木'에 속하기 때문에 맞는 설명이다. 그런데 '목'은 '수水'의 도움을 받아야 하므로, '수'에 해당하는 신장의 음기가 간장에 정기를 공급해 주어야 한다. 결국 간장과 신장의 기가 충족해야 눈이 밝게 되는 것이다.

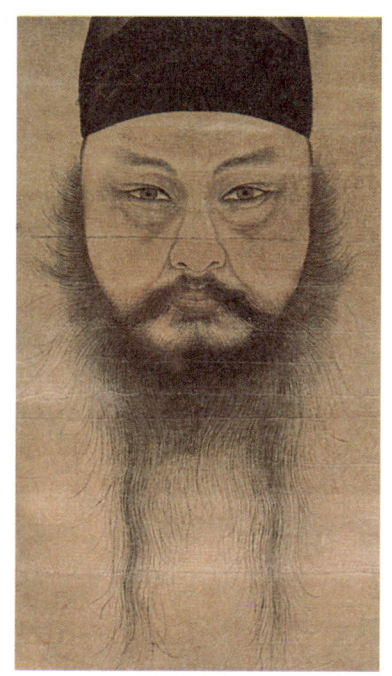

공재 자화상(尹斗緖, 1668~1715, 48세)

그렇기 때문에 과로하거나 큰 병을 앓거나 성생활이 지나쳐 신장과 간장의 음기가 상하면, 눈의 정기도 떨어져 눈이 피로하고 침침해지게 된다. 노화가 빨라져도 비슷한 증상이 나타난다.

공재의 초상을 보면 풍성한 수염은 마치 관우와 장비의 수염을 합쳐놓은 것 같다. 신장의 기가 왕성한 사람을 보면 보통 수염이 풍성하다. 그림을 보더라도 공재는 신장의 정기가 강했고, 장수한 고산의 체질과 기를 물려받은 데다 종손이라 재산도 풍족했다. 그렇다면 분명 오래 살았어야 했을 인물임에 틀림없다. 하지만 공재는 왜 오십조차도 넘기지 못했을까?

 공재가 장수하지 못했던 까닭은?

그의 삶에는 남달리 슬픔이 무척 많았다. 22세에 부인이 2남 1녀를 남기고 세상을 떠났다. 27세에 양아버지가 죽고, 29세에는 셋째 형이 당쟁에 휘말려 귀양 갔다가 이듬해에 사망했다.

30세에는 큰형이 모함을 받을 때 함께 연루되어 고생했고, 그 뒤로 벼슬의 뜻을 아예 버렸다. 32세에 친아버지가 죽고, 37세에 친어머니가 죽었으며, 39세에는 절친한 벗 이잠李潛이 흉서를 올렸다고 해서 맞아 죽었다. 43세에는 친한 벗인 심득경(沈得經, 1673~1710)이 죽고, 45세에는 양어머니가 죽었다. 그래서 46세에 서울을 떠나 아주 해남으로 내려왔더니 이듬해에 맏형이 죽었다. 결국 자신도 48세 겨울에 우연히 감기를 앓다가 세상을 떠나 버리고 말았다.

20년 남짓한 세월 동안 양부모, 친부모에다 형제, 부인, 친구 등 사랑하는 사람의 초상을 연달아 당한 것이다.

마음에 상처가 될 만한 일이 연속으로 일어나건 몸에 있던 기운이 크게 떨어진다. 이런 나쁜 사건들이 연달아 일어나면서 공재의 의지를 꺾었고 명을 재촉한 것으로 보인다.

공재의 경우만 보더라도 사람의 정신과 육체는 나눠져 있는 게 아니라 하나로 연결되어 있다는 사실을 알 수 있다. 신형일체神形一體이기 때문에 '신'이 떠나면 '형체' 역시 강함을 유지할 수 없게 되는 것이다. 특히 신의 하나인 지志는 오장 중 신腎에 연결되어 있어 의지가 꺾이게 되면 신의 기운이 떨어지게 된다.

우리 몸에서 신장의 기가 허약해지면 각종 질병에 쉽게 걸리고 노화가 빨리 진행된다. 공재는 이미 삼십여 세에 벌써 백발이 나타났다고 한다. 다행히 자손은 많이 두었는데, 그의 다섯째 아들인 덕렬德烈의 따님이 정약용의 모친이다.

집안에 내려오는 건강 음식

녹우당 뒤를 보면 비자나무숲이 울창하게 우거진 것을 볼 수 있다. 현재 이 숲은 천연기념물 241호로 지정되어 있다. 비자榧子는 경남 남해와 제주도가 산지이며 열매는 한약재로 쓰인다. 비자나무 열매는 차갑지도 따뜻하지도 않은 중간 성질로 폐와 대장 경락으로 들어가 작용한다.

한의학에서는 옛날부터 비자나무 열매를 구충제로 사용해 왔는데 살충 효능이 있어 회충으로 복통이 있는 사람에게 특효약이다. 비자나무 열매는 응어리를 삭혀주며 건조한 것을 윤택하게 하는 효능도 있어 건조한 기침, 변비, 치질 등의 치료에 사용된다. 많이 먹으면 장을 미끄럽게 하여 설사를 일으키므로 주의해야 하고, 열을 도우므로 열이 나는 기침에는 쓰지 말아야 한다. 향이 진한 까닭에 여름에는 모기향으로 써도 좋다.

대대로 비자를 이용해 음식을 만들었는데, 비자강정이 유명하다. 가을에 비자가 다 익으면 저절로 떨어지는데, 이것을 주워 씻지 않

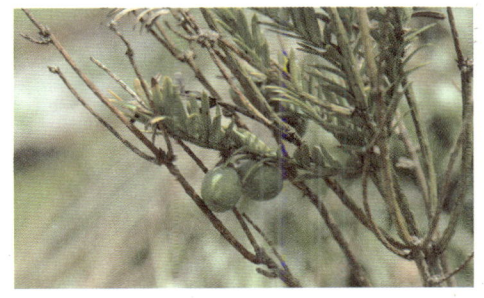 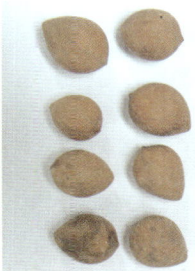

비자나무 • 비자

고 그대로 항아리에 넣어 삭힌다. 비자는 향이 진하기 때문에 근처에 벌레 같은 것이 없어 깨끗하다.

일주일 정도 지나면 껍질이 삭아 없어지고 땅콩껍질 같은 알맹이만 남게 되는데 이것을 햇볕에 보름 정도 잘 말린다. 다음에 따뜻한 아랫목에서 사흘 정도 더 말리는데 흔들어 봐서 달랑딸랑 소리가 나면 잘 말려진 상태이다.

옛날에는 회충을 비롯한 각종 기생충이 많아 문제가 됐었는데, 이 집안사람들은 비자로 만든 음식을 늘 먹어서 기생충 장애가 적어 건강지키기가 수월했을 것이다. 또 노년기에 심해지는 기침과 변비도 해결되니 노인의 건강관리에 좋은 음식이다.

'활인심방活人心方'을 실천해서 장수의 틀을 만들라

진성 이씨 이황 집안

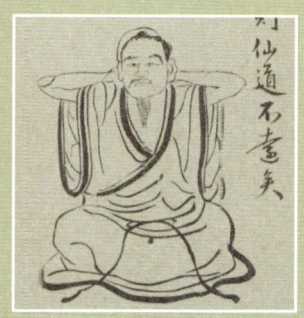

오래 살고 싶은 것은 옛날부터 누구나 갖고 있던 소망이다. 하지만 최근 들어 오래 산다는 개념이 조금 달라졌다. 지금은 건강한 상태로 오래 살고 싶어 한다는 점에서 사람들이 전보다 더 건강에 신경을 쓰고 있다는 것을 느낄 수 있다.

그런데 건강은 단순히 '건강하고 싶다'는 생각만으로 얻을 수 있는 게 아니다. 평소에 건강하고 싶다는 말을 입에 달고 살지만 술과 담배, 과식에 절어서 살아가는 사람이 우리 주변에 얼마나 많이 있는가? 그만큼 평소에 건강관리를 한다는 것이 어렵다는 의미이기도 한 것 같다.

퇴계 이황 선생은 몸이 약했지만 71세까지 장수했다. 그의 장수 비결은 바로 '활인심방'이라는 건강법인데, 지금도 많은 사람들이 유용하게 활용하고 있다. 피트니스 센터나 기타 체육관에서 요구하는 어렵고 힘든 동작도 없으면서 실질적인 건강 상태를 개선해주는 활인심방 건강법이 어떤 것인지 한번 알아보자.

이황은 우리나라 유학사의 거대한 줄기를 이룬 대표적인 성리학자이다. 부친 이식(李埴, 1463~1502, 40세)과 모친 춘천 박씨 부인 사이의 7남 1녀 중 막내로 태어났다. 학문 연구에 밤낮을 가리지 않던 부친은 39세(1501년)로 진사시에 합격했으나 다음 해에 사망하였다. 그래서 생후 7개월 만에 부친을 여의고 편모슬하에서 성장했다.

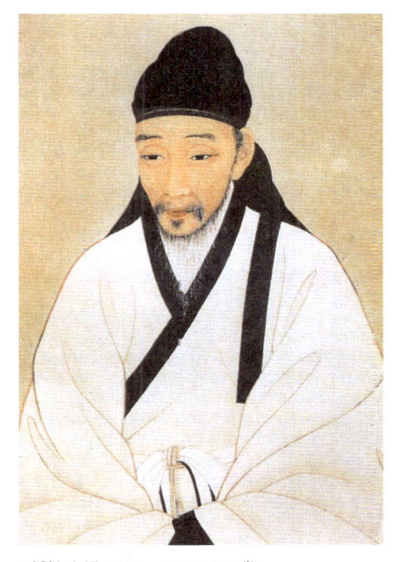

이황(李滉 1501~1570, 71세)

23세(1523년)에 성균관에 입학하여 공부했는데 당시는 기묘사화 직후라 유생들의 풍조가 문학만 숭상하고 도학을 기피했다. 하지만 이황은 도학 공부에 몰두하였다. 그러다 보니 24세에 과거에 응시하였으나 3차례나 낙방했고, 벼슬에 뜻을 두지 않은 채 자연에 묻혀 책과 벗하였다.

모친의 성화와 형들의 권고로 28세에 진사에 합격하고, 34세(1534년)에 식년문과에 을과로 급제하여 승문원의 관리로 벼슬살이를 시작하였다. 60세에 도산서당을 짓고 후학을 양성하였다. 66세(1566년)에 공조판서에 오르고 이어 예조판서, 우찬성을 거쳐 양관대제학을 지내고 69세(1569년)에 고향으로 은퇴하여 학문과 교육에 전심하였다.

퇴계의 혼인 생활과 가족

퇴계는 21세에 허씨 부인과 혼인했는데 27세 때 부인이 둘째 아들을 낳고 한 달 만에 사망하였다. 30세에 안동에 귀양 와 있던 권질로부터 딸을 거두어달라는 간곡한 부탁을 받고 재혼하였다. 그런데 권씨 부인은 숙부가 형장에서 맞아 죽고 숙모가 관비로 끌려가는 등 집안이 풍비박산 나는 것을 겪으면서 큰 충격을 받아 정신이 흐려진 상태였으므로 집안 살림을 제대로 꾸려 나가기 힘들었기에 선생의 마음고생이 심했다고 한다. 그러한 권씨 부인도 선생이 46세 때 첫 아이 출산 중 사망하고 말았다. 퇴계의 첫 부인이 사망한 뒤의 자녀 양육과 살림은 측실이 들어와 맡았는데, 자식도 두었으며 평생을 함께 했다.

퇴계의 장남 준(寯, 1523~1583)은 61세로 사망하였으나, 차남 채(寀, 1527~1548)는 태어나자마자 모친을 여읜 탓인지 22세로 요절하고 말았다. 손자인 안도(安道, 1541~1584, 44세)와 순도(純道, 1554~1584, 31세)는 부친상을 당한 다음 해 사망하였고, 영도(詠道, 1559~1637, 69세)는 비교적 장수하였다. 이후로는 자손이 번성했다.

젊어서 무리한 공부로 건강을 해치다

퇴계는 6세 때 이웃에 사는 노인에게 〈천자문〉을 배우는 것으로 학문을 시작했다. 12세 때는 병으로 휴직하고 집에 와 있던 숙부에게 〈논어〉를 배웠다. 13세와 15세 때에는 형과 사촌 자형을 따라 청량산에 가서 공부를 했고, 16세 때에는 사촌 동생과 친구를 데리고 봉정사에 들어가 독학하기도 했다. 17세 때 안동부사로 재임 중

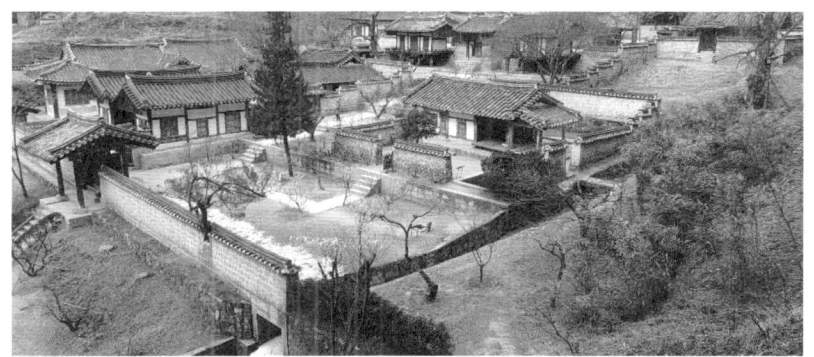
도산서원 사진

이던 숙부가 별세하여 물을 곳이 없게 되자 스승 없이 대부분을 혼자 공부했다.

그러던 퇴계는 20세(1520년) 때 용수사에서 먹고 자는 것도 잊은 채 〈주역〉을 읽고 그 뜻을 밝히는 데 몰두하여 건강을 해치고 말았다. 이로 인해 평생 동안 몸이 마르고 쇠약해지는 병에 시달리게 되었다. 질병 때문에 관직에서 오래 근무하지 못하고 사임하는 일이 20차례 정도나 됐고, 37세(1537년)에 어머니를 여의어 삼년상을 치르면서 건강이 매우 악화되기도 했다. 이런 퇴계의 건강이 염려되어 55세와 66세 때는 왕이 의원을 보내어 진료를 받게 한 적도 있었다.

재미있는 것은 많은 사람들이 잔병이 없으면 자만하여 조심하지 않아 나중에 큰 병에 걸린다. 거기에 비해 잔병치레가 잦은 사람이 의외로 오래 사는 경우가 있는데, 자기 몸이 약하다는 것을 알고 스스로 조심하고 절제하는 생활을 하는 사람이다.

그것처럼 퇴계도 평생 조심하고 절제했기 때문에 고희까지 수를 누리지 않았나 생각된다.

퇴계가 얼마나 질병에 시달렸는지, 건강이 얼마나 그의 관심사였는지는 그의 편지만 봐도 알 수 있다. 그가 남긴 937통의 편지 가운데 질병에 관한 사연이 219통이나 된다. 퇴계는 자신의 병증을 '창증脹證'과 '담증痰證'이라고 했다.

창증은 배가 불러올라 숨이 차고 대소변이 고르지 못한 증상이 있고, 담증은 몸속의 물기가 유통되지 못하고 엉켜서 가래처럼 끈적끈적해진 담이 쌓인 것으로 몸에 각종 병을 일으킨다.

담은 밖으로부터 습기나 찬 기운, 혹은 열 기운을 많이 받거나 음식이나 물, 술을 많이 먹어서 생긴다. 혹은 신경을 많이 써서 기가 소통되지 못하고 맺힌 경우에 생기기도 한다.

음허화동증

젊은 나이에 학업에만 전념하면서 수면과 영양이 부실하다면 몸속의 음기가 약해지게 된다. 특히 겨울철에 밤늦도록 공부하고 영양이 부실했던 학생들은 음기가 부족해져 열이 위로 치밀어 오르게 된다. 이런 증상을 '음허화동증陰虛火動證'이라고 하는데 오후가 되면 열이 올라 머리와 얼굴이 벌겋게 됐다가 조수처럼 내려가고, 잠잘 때 식은땀이 흥건히 나며 손과 발바닥이 뜨겁다. 또 몸이 수척해지며 가슴이 답답하고 잠이 잘 오지 않는데, 잠잘 때 정액을 흘리는 '몽정夢精' 증상이나 성욕이 항진되는 현상도 나타날 수 있다.

요즘의 폐결핵이 여기에 해당하는데 청춘기에 발병이 많은 편이다. 경우에 따라선 젊은 여성들이 다이어트를 위해 단식하다가 발생하는 경우도 있다.

음허화동증에는 인삼·황기·녹용 같이 양기를 보강하는 보양제補陽劑보다 지황地黃·더덕(사삼沙蔘)·거북의 등껍질(구판龜板) 등의 찬 성질을 가진 보음제補陰劑가 적합하다.

퇴계의 체질은?

체질에 관련된 정확한 기록이 남아있을 리 없지만 제자 김성일의 기록을 보면 퇴계의 체질을 미루어 짐작할 수 있다.

"일찍이 도산에서 선생을 모시고 식사를 할 때 보니, 밥상에는 가지, 미역, 무뿐이었다. 끼니마다 3가지 반찬을 넘지 않았고, 여름에는 마른 포脯 한 가지뿐이었다."

퇴계 자신도 "나는 참으로 박복한 사람이다. 기름진 음식을 먹으면 체한듯하여 속이 편하지 않고 반드시 쓰거나 담백한 것을 먹어야 장과 위가 편안하다."고 했다.

기름진 음식이 맞지 않고 가지, 미역, 무 같은 서늘한 성질의 반찬과 담백한 음식을 먹어야 속이 편한 것을 보면 사상체질 중의 '태양인太陽人'에 해당되는 것으로 볼 수 있다. 태양인은 적합한 약물이 별로 없고 약효가 잘 나지 않는 특이체질이라고 하는데, 선생이 평생 질병으로 고생하신 것이 어쩌면 이 탓인지도 모른다.

퇴계의 '활인심방' 건강법

퇴계는 젊었을 때부터 몸이 허약했고 질병으로 고생했는데, 더욱이 첫 부인과 둘째 부인을 모두 사별하고 둘째 아들의 죽음을 지켜봐야 했던 것은 심적으로 엄청난 충격이 되었다.

스트레스를 점수로 환산할 때 가족의 죽음은 가장 높은 점수를 나타내는 항목이다. 그럼에도 70세까지 장수한 퇴계의 건강법은 〈활인심방活人心方〉이라는 책에서 엿볼 수 있다.

〈활인심방〉은 퇴계의 후대에까지 큰 영향을 주었다. 선비들이 공부와 일상생활에 활용한 구체적인 심신수련 방법이 많이 담겨 있기 때문이다. 그래서 500년 가까이 자손들에게 전해지며 집안의 건강 지침이 되어 왔다.

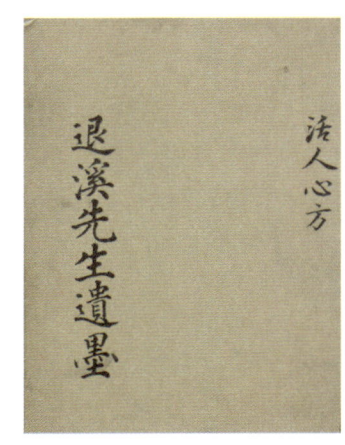
활인심방

2009년에 백세가 된 퇴계의 15대 종손도 자신의 장수비결이 '활인심방'이라고 했다. 책에 나온 대로 머리를 자주 빗고 이빨을 소리 나게 부딪치며 이마와 콧잔등을 자주 문지른다는 것이다.

〈활인심방〉은 퇴계 종가에만 전해오다 1973년에 세상에 알려졌다. '활인'은 막혔던 기혈의 통로를 열어 올바른 순환이 되게끔 활력을 불어 넣어 생명력을 고무시킨다는 의미이다. 즉 사람을 살리고 몸속의 피가 활기차게 흐르게 한다는 것이다.

활인심방은 중국 명나라 태조 주원장의 아들 주권朱權이 쓴 〈활인심活人心〉에다 퇴계 자신이 생각한 내용을 더하고 새로이 '방方'자를 붙인 책으로 건강과 장수의 비법이 담겨 있다.

주권은 '현주도인玄洲道人'이라 불릴 만큼 도가에 조예가 깊었기에 〈활인심〉은 도가의 양생사상을 바탕으로 한 것이다. 인간이 걸리는 병의 뿌리는 마음에서 비롯되므로 마음을 잘 다스리는 것이 건강의 비결이라고 했다.

퇴계는 병의 뿌리는 업業이고, 업은 마음으로부터 생긴다고 하였다. 과거의 기억과 경험으로 쌓여진 습관이 바로 업인데, 업은 마음이 움직여 생긴다는 이치를 사람들이 알아야 한다는 것이다. 그래서 병은 의원이 고치는 것이 아니라 자기 자신의 수양에 따라 낫는 것이라고 강조했다.

〈활인심방〉의 내용을 보면 중화탕中和湯, 양생지법養生之法, 치심治心, 도인법導引法, 거병연수육자결去病延壽六字訣, 양오장법養五臟法, 보양정신保養精神, 보양음식保養飮食 등으로 이루어졌다. 이들 중 몇 가지 내용만 살펴보고 넘어가자.

중화탕

중화탕은 정말 탕약이 아니라, 30가지 마음의 자세를 잘 섞어 만든 무형의 탕약이다. 이 방법을 사용하면 원기를 굳건히 보존하고 나쁜 기운이 침범하지 못하게 해 병이 생기지 않아 편안하게 살아갈 수 있다고 한다.

주요 약재는 다음과 같다.

사무사思無邪 : 나쁜 일을 생각하지 않는다
행호사行好事 : 좋은 일을 행한다
막기심莫欺心 : 마음을 속이지 않는다
행방편行方便 : 편리한 방법을 행한다
수본분守本分 : 본분을 지킨다
막질투莫嫉妬 : 질투를 하지 않는다
제교사除矯詐 : 간사한 꾀로 속이는 마음을 없앤다
순천도順天道 : 하늘의 도를 따른다
지명한知命限 : 운명의 한계를 안다
청심淸心 : 마음을 깨끗이 한다
과욕寡慾 : 욕심을 적게 한다
인내認耐 : 참고 견딘다

겸화謙和 : 겸손하고 온화해야 한다

지족知足 : 만족을 안다

염근廉謹 : 청렴하고 조심한다

절검節儉 : 절약하고 검소해야 한다

처중處中 : 중도에 처한다

계노械怒 : 노함을 경계한다

지기知機 : 기미를 알아차린다

이 외에도 몇 가지가 더 있으나 대충 이정도 만으로도 우리 마음을 다스리는 약재로는 부족함이 없을 것이다.

복용법은 30가지 약을 잘 썪어 잘게 만든다. 마음의 불 한 근과 신장에서 나오는 물 두 대접을 써서 약한 불로 반이 되도록 연속해서 은근히 달인다. 달여지면 따뜻하게 만들어 아무 때나 복용한다.

곰곰이 생각해보면 중화탕에 들어가는 약재 몇 가지만 갖고도 마음을 편하게 다스릴 수 있을 것 같은 느낌이 든다. 과연 '병의 뿌리는 업이고, 업은 마음으로부터 생긴다.'는 말에 공감하게 된다.

양생지법

건강하게 오래 사는 법이다. 이 내용도 몇 가지만 소개해 보겠다.

'좋은 음악을 들으면서 식사하는 것이 비장의 소화에 좋다. 술이 지나치면 몸에 풍風을 일으키고 신장을 상하게 하며 장의 기능을 나쁘게 하고, 특히 배불리 먹은 뒤의 음주는 아주 나쁘다. 차茶는 많이 마시면 하초(下焦 : 삼초 중에서 배꼽 아래의 부위를 가리키는데 신장, 간장이 속한다)를 허하고 냉하게 하며, 공복에 마시는 차는 나쁘다. 사람이 나태하고 몸이 나른한 것도 오래면 병이 되니 항상 힘을 적당히 써서 기와 혈을 잘 통하게 해야 한다. 머리를 자주 빗으면 풍을 예방하고 눈이 밝아진다. 봄과 여름에는 일찍 일어나는 게 좋고 가을과 겨울에는 늦도록 자되 해뜨기 전에는 일어나야 한다. 양손바닥을 마찰해 뜨겁게 한 뒤 눈을 닦으면 눈에 끼는 것이 없어지고 밝아지며 풍을 예방하고 신腎을 기른다.'

도인법

건강 체조인터, 원래 척에는 퇴계 자신이 직접 그림을 그려 동작을 묘사했다.

고치삼십육叩齒三十六 : 눈을 감고 책상다리 자세로 편안히 앉아 양손으로 머리 뒷부분을 감싸듯하고 아래윗니를 36회 마주친다. 이 동작은 위아래 턱을 통과하는 경락에 자극을 주어 두뇌를 맑게 하고 위장의 흡수를 강화시키며 충치와 치아의 퇴화를 막아준다.

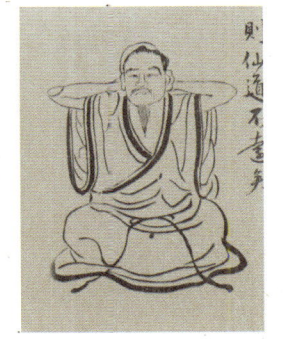

천고이십사天鼓二十四 : 양손을 머리 뒤에서 깍지 끼고 조용히 숨소리가 나지 않게 9회 호흡해고 손목이 턱에 닿게 한 다음 가운뎃손가락에 둘째손가락을 올려놓고 귀 뒤쪽의 튀어나온 뼈 부위에 있는 풍지風池 경혈을 24회 튕겨준다.

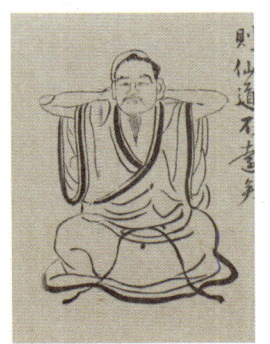

파감천주擺撼天柱 : 머리 뒤쪽의 머리카락이 끝나는 부위에 있는 천주天柱 경혈을 자극하는 운동으로 팔과 어깨를 흔들면서 고개는 반대방향으로 돌린다.

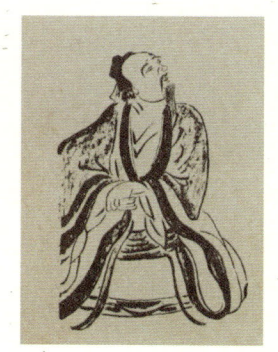

적룡교수혼赤龍攪水渾 : 혀(적용)를 입안에서 골고루 36회 움직여 침이 많이 나오게 한 뒤 3번에 나누어 삼킨다.

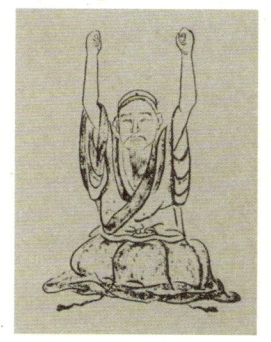

폐기악수열閉氣握手熱 : 숨을 멈추었다가 조금씩 들이마신 다음 양손을 비벼서 잡고 머리 위로 들어 올리며 내쉬면 손에 열기를 느낀다.

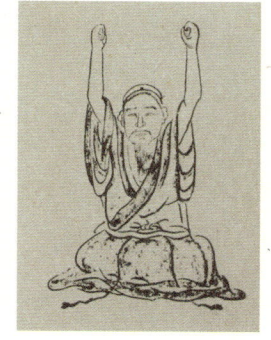

배마후정문背摩後精門 : 숨을 멈추고 손을 비벼서 뜨겁게 한 후 허리 쪽의 콩팥 있는 부위를 36회 세게 주무른 뒤 숨을 들이마시고 멈추었다가 마음으로 화기火氣를 단전으로 내려 보내 기를 순환시킨다.

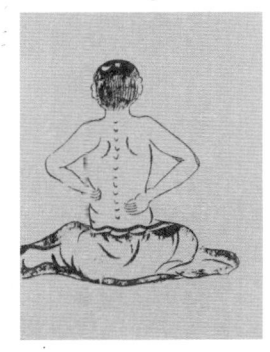

좌우단녹로전左右單轆轤轉 : 자리에 앉아 머리를 앞으로 숙여 한 손을 주먹 쥐어 허리에 대고 어깨를 올렸다 내렸다 36회 하고 팔을 바꾸어 다시 36회 하고나서 기를 단전에 보낸다.

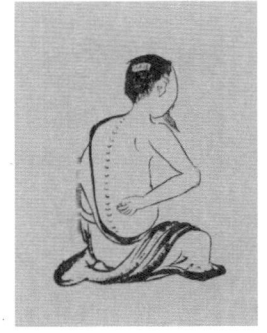

좌우쌍녹로전左右雙轆轤轉 : 양손을 모두 주먹 쥐어 허리에 대고 다시 어깨를 36회 아래위로 흔들고 단전으로부터 기가 척추를 거쳐 머리에 오르게 한 다음 두 다리를 쭉 편다.

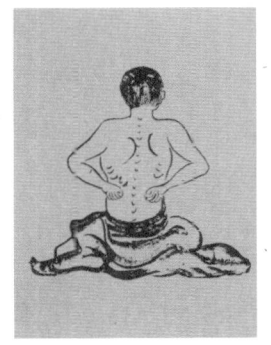

차수쌍허탁叉手雙虛托 : 양손을 깍지 끼고 손바닥이 하늘을 향하게 들어 올리되, 하늘을 밀어 올리는 기분으로 9회 하면 흉격 사이의 나쁜 기운을 몰아낸다.

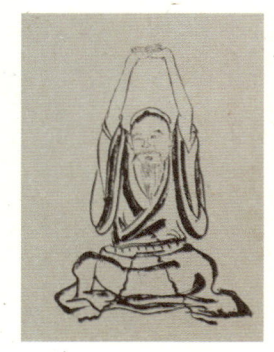

저두반족빈低頭攀足頻 : 자리에 앉아 양발을 뻗치고 양손으로 발의 중간 부분을 잡고 당기기를 13번 하고 발을 모아 단정히 앉는데, 이때 침이 가득이 고이지 않으면 앞에서 하듯이 입 속에서 혀를 사방으로 움직여 침이 고이게 한 다음 세 차례에 나눠 삼킨다. 침이 잘 생겨 넘어가 잘 돌면 온몸의 맥이 고르고 안정되어 기혈의 순환이 잘 된다.

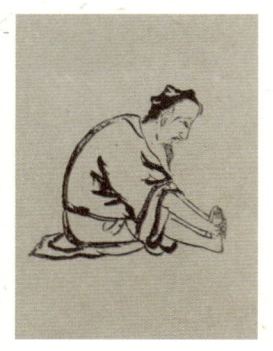

🍃 퇴계가 소리 내서 읽은 여섯 글자

거병연수육자결去病延壽六字訣은 '취, 허, 휴, 스, 후, 히'의 여섯 글자를 소리 내어 읽음으로써 '신, 심, 간, 폐, 비, 삼초'의 기운을 도와 병을 치료하고 오래 살 수 있게 만드는 건강법이다.

각각의 호흡 훈련 과정에 입모양을 본떠 만든 의성어를 한글로 표시하고 있다. 종교적인 의식이나 심신 수양법에 주문을 반복적으로 소리 냄으로써 기혈의 순환이 촉진되고 마음의 평정이 유지된다는 이론이 있는데, 이것도 오장의 기에 자극을 줄 가능성이 있다.

여기선 간, 심장, 비장, 폐, 신장, 삼초가 각각 약할 때 나타나는 증세를 설명했다. 신장이 약하면 무릎을 감싸고 웅크려 앉기를 잘 하고, 심장이 약하면 자주 기지개를 켜고, 간이 허하면 눈이 흐려지고, 폐가 약하면 숨 쉴 때 두 손을 비비는 것 같은 거친 소리가 나고, 비장에 병이 생기면 입이 마르고, 삼초에 열이 있으면 누워서 잘 앓게 된다고 했다.

퇴계 선생은 이를 예방하기 위해 여섯 글자를 소리 내어 읽기를 권했는데, 중국어 발음을 차용한 것으로 보인다.

신장의 기운을 돕는 '취吹': '취~' 소리를 내어 나쁜 기운을 내보내면 신장의 기운을 도와서 장수할 수 있다. 신장의 병은 물 기운으로 생기는데, 파리해지고 기색이 검어지며 눈썹이 성기고 귀가 울게 된다.

심장의 기운을 돕는 '허呵': '허~' 소리를 내면 심장의 기운을 돕는다. 마음이 산란하거나 초조할 경우에 빠르게 '허~'하면 대단히 신통한 효험을 볼 수 있다. 목이나 입에 염증이 생기며 열이 나고 아픈 데도 좋다.

간의 기운을 돕는 '휴噓': '휴~' 소리를 내면 간의 기운을 돕는다. 간이 병들면 시거나 쓴맛을 좋아하며 눈이 붉어지고 눈물도 많이 난다. 그럴 때 '휴~' 소리를 내면 잘 낫는다.

폐의 기운을 돕는 '스呬': '스~' 소리를 내면 폐의 기운을 돕는다. 폐에 이상이 있어 숨 쉴 때 '스스' 소리가 나는 사람은 침이나 가래가 많다. 가슴이 답답하고 번거로운 것도 상초上焦에 가래가 많기 때문이니 날마다 '스~', '스~' 하면 좋아진다.

비장의 기운을 돕는 '후呼': '후~' 소리를 내면 비장의 기운을 돕는다. 비장은 '토土'의 기운에 속하는데 병이 들면 그 처방이 쉽지 않다. 설사하고 장이 끓고 물을 토하면 '후~' 소리를 내어 속을 따뜻하게 하는 것이 좋다.

삼초의 기를 돕는 '히嘻': '히~' 소리를 내면 삼초의 기를 돕는다. 삼초에 이상이 생기면 빨리 '히~' 소리를 내면 좋다. 옛 성인 말씀에 "이것이 가장 좋은 의원이다. 막힘을 통하게 하려 할 때 이 법을 안 쓰고 어디서 다시 구할까?"라고 했다.

사계절에 부르는 건강 노래: 봄에 '휴~' 소리를 내면 눈이 밝아지고 간이 좋아지며, 여름에 '허~' 소리를 내면 마음의 불이 절로 가라앉는다. 가을에 '스~' 소리를 내면 기를 거두어들이기 때문에 폐기능이 좋아지고, 겨울에 '취~' 소리를 내면 신장에 기를 불어 넣어 평안하다. 삼초가 약할 때는 '히~' 소리를 내어 헐떡임을 없애고 사계절에 항상 '후~' 소리를 내면 비장의 기능이 좋아지는데 소리 내지 않고 해야 한다.

육자결 건강법에 명문命門이 아닌 삼초三焦가 들어간 까닭은?

육자결에 5장과 함께 들어가야 하는 것은 6부에 속한 삼초가 아니라 6장에 속하는 명문이어야 한다. 그렇지만 우리 몸을 구성하고 생명활동을 유지하게 하는 근본인 '기氣'를 통행시키는 작용을 직접 수행하는 삼초의 역할이 그만큼 중요하다고 인식하였기 때문으로 삼초가 들어간 것으로 여겨진다. 삼초는 상초上焦, 중초中焦, 하초下焦로 나뉘는데, 심과 폐는 상초에 속하고 비는 중초에 속하며 간과 신은 하초에 속한다.

서양의학적으로 살펴보면 명문은 부신副腎[6]에 해당되고, 삼초는 자율신경계自律神經系[7]에 해당되는 것으로 본다.

자율신경계는 정신적인 스트레스나 육체적인 피로 등에 의해 '자율신경 실조증'이 유발되는데 통증이나 어지럼증, 떨림증이 생기거나 땀이 많이 난다거나 설사가 난다거나 하는 등의 다양한 증상이 생겨나게 된다.

담배는 자율신경계에 작용하여 진정 및 각성 효과가 있는 것으로 밝혀져 있다. 즉, 긴장을 풀고 쾌감을 주며 정신집중에도 도움을 주는 등 정신적인 피로를 풀어 줄 수 있으므로 술이나 차의 대용으로 활용되어지는 것이다.

한의학에서 담배는 순전히 따뜻한 성질에 매운 맛을 가졌기에

---

6) 부신副腎 adrenal gland : 콩팥 위에 있는 내분비 기관으로 생명 유지에 중요한 역할을 한다.
7) 자율신경계自律神經系 autonomic nervous system : 자신의 의지로 제어할 수 없는 말초신경계로서 전신에 분포되어 있으며 교감신경계와 부교감신경계로 나뉘어져 서로 길항작용을 한다.

'양陽' 중에서도 '순양純陽'에 해당한다. 유통되어 퍼져 나가는 작용이 엄청나게 강하여 입에 들어가면 잠깐 사이에 온몸을 순환하여 두루 쾌통시켜 준다. 그래서 '행기 행경락 통달삼초行氣 行經絡 通達三焦'라 하였는데 머리끝부터 발끝까지 이롭게 혹은 해롭게 영향을 미친다. 담배의 독성이야 이미 잘 알려져 있으니 부작용 없이 자율신경 조절에 도움이 되려면 담배를 피우는 대신 육자결을 암송하는 것이 어떨까?

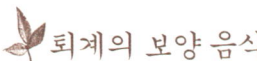 퇴계의 보양 음식

말 그대로 몸을 보하는 건강음식이다. 측백나무탕, 마로 술을 담근 서여주薯蕷酒, 지황주地黃酒, 찹쌀과 개고기로 담근 무술주戊戌酒, 우유를 넣고 끓인 유죽乳粥, 녹각죽鹿角粥, 마로 끓인 산서죽山薯粥, 마로 만든 산서면山薯麵 등 8가지가 있다.

백탕栢湯

측백나무는 서늘한 성질로 혈액에 쌓인 습기와 열을 없애주는 효능이 크다. 그래서 혈증血證 치료에 주로 사용되는데 코피, 요혈, 하혈, 혈리(血痢 : 피가 섞여 나오는 이질) 등의 증상에 효과가 있고, 머

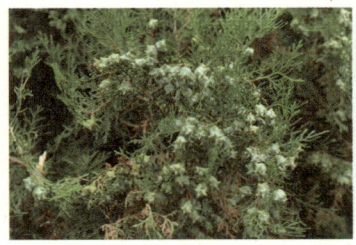
측백나무

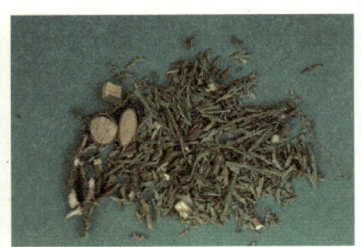
측백엽

리카락도 검게 한다. 봄철에 새로 나온 잎을 따서 실에 꿰어 큰 독 속에 매달고 종이로 밀봉해 한 달 정도 지나서 바싹 말라 있으면 가루로 만들어 단지에 잘 보관하면서 늦은 밤에 차 대신 달여 마신다.

서여주薯蕷酒

서여薯蕷는 산에서 나는 '마'로서 음식이면서 동시에 한약재로도 많이 쓰이는데 산약山藥이라고 한다. 산에서 캔 것을 10여일 말려서 껍질을 벗기고 푹 삶은 것 1근과 우유 3냥을 잘 섞어서 반죽해, 달걀만한 덩어리를 만들어 술 한 되에 1덩이 꼴로 저장한다. 서여는 산에서 난 것이 좋으며 옛날 의서에는 개고기 탕보다 몸에 더 좋다고 했다.

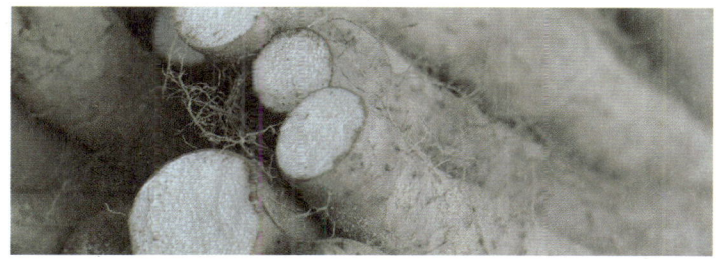

마

지황주地黃酒

지황은 음기와 혈을 보충하는 대표적인 보약이다. 생지황은 단맛에 찬 성질로 피를 서늘하게 하고 열을 내리는 효능이 있다. 특히 혈이 위로 치솟는 것을 없애 주므로 피를 토하거나 코피가 나거나 소변에 피가 섞여 나오는 것을 막아 주며, 여성의 자궁출혈과 월경불통에도 효과가 크다. 오래 먹으면 몸이 가볍고 늙지 않게 하며, 귀와 눈이 밝아진다.

쌀 한 말에 생지황 3근을 넣어 찐 뒤 누룩에 띄워 술을 담가 먹으면 혈색이 좋아지고 얼굴빛이 밝아진다.

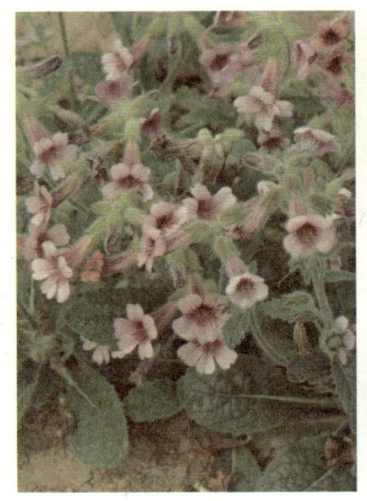
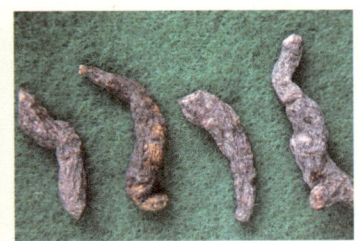
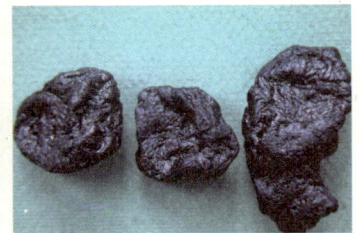

지황

무술주戊戌酒

찹쌀 서 말을 개 한 마리와 함께 넣어 푹 쪄서 찧은 뒤, 반죽을 만들어 누룩에 띄워 담근다. 잘 익은 무술주를 빈속에 한 잔씩 마시면 원기를 키우며 노인에게 더욱 좋다고 했다. 그러나 석 잔 이상을 마시면 오장을 상하게 하고 성품을 난폭하게 만드니 조심해야 된다고 했다.

〈동의보감〉, 〈임원십육지〉에도 소개되어 있다.

유죽乳粥

'타락죽駝酪粥'과 유사하다. 우유는 포유동물의 젖 가운데 양젖이나 말젖보다 상급으로 약간 찬 성질이다. 허약을 보충하고 가슴이 답답하면서 입이 마른 것을 멎게 하며 피부를 윤택하게 하고 심장과 폐를 보양한다. 누렁소의 우유를 쓰는 것이 좋으며 물소의 우유는 좋지 않다. 죽을 끓일 때 먼저 물을 붓고 끓이다가 밥물을 떠내고 대신 우유를 넣으면 좋다.

녹각죽鹿角粥

녹각은 사슴의 뿔인데, 녹용의 채취시기가 지나 가을이 되면 표피에 있는 털이 빠지면서 각질화 되어 단단해진 것이다. 따뜻한 성질로 기를 돕고 양기를 보충해주며 골수骨髓를 강하게 하고 요통을 치료한다. 새로 따온 녹각을 한 치씩 잘라서 흐르는 물에 3일간 두었다가 잘 씻은 다음, 물을 넉넉히 넣은 단지에 넣고 뽕나무 잎으로 잘 막아

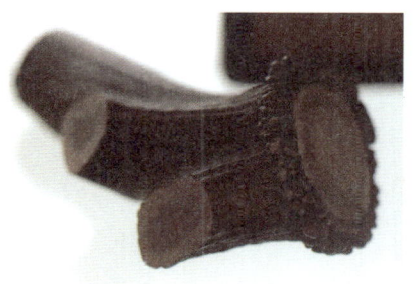

녹각

기가 새지 않게 하여 강한 불로 달이는데, 졸아들면 더운 물을 부어가며 하루 종일 달여서 바짝 졸인다. 다음에 녹각을 추려내어 다시 감자를 삶듯 은은한 불에 김이 새지 않게 해서 잘 익힌 다음 꺼내서 말려 가루를 만든다. 나머지 국물은 깨끗한 무명천에 받쳐 걸러낸 뒤 식히면 묵같이 되는데 이를 녹각교鹿角膠라 한다.

이렇게 만든 것을 죽 한 대접에 녹각분과 소금을 넣어 따뜻한 채로 마시면 정혈과 원기를 돕는다.

산서죽山薯粥

마의 껍질을 벗겨 곱게 찧어서 죽 한 그릇에 두 홉을 넣고 꿀 두 숟갈을 넣어 잘 섞는다. 그 다음 죽 한 사발에 넣어 잘 끓여서 먹는다.

산서면山薯麵

마의 껍질을 벗겨 얇게 썰어 말린 뒤 곱게 빻아 체로 걸러서 국수를 만들어 우유와 꿀을 섞어 먹으면 정력을 충실케 해 준다.

퇴계가 최고의 보약으로 여긴, 산약

마는 단맛에 따뜻하지도 차갑지도 않은 중간 성질로서 신장의 음기를 보충하는 보약이다. 허약하거나 과로한 몸을 회복시키는 효과가 크고, 허약하여 열이 조금씩 오르는 것을 내려준다. 특히 심한 만성 허약성 질병으로 난치에 속하는 '오로 육극 칠상五勞 六極 七傷'을 치료한다고 했으니 최고의 보약이자 자양강장제이다. 이것을 꾸준히 오래 복용하면 귀와 눈이 밝아지고 몸이 가벼워지고 허기를 몰라 장수하게 된다. 피로하고 수척할 때 마로 죽을 끓여 먹고, 한약 처방으로 환약을 만들 때 밀가루 대신 마로 풀을 쑤어 쓰기도 한다.

마는 비·위장과 대·소장을 튼튼하게 만드는 효과가 매우 크다. 입맛을 좋게 하고 설사와 이질을 멎게 하기 때문에 허약해서 생긴 설사를 낫게 하는 데 많이 사용된다. 또 폐가 허약해서 생기는 기침, 가래, 천식의 치료에도 활용된다. 당뇨병에도 효과가 있으며, 모발에 윤기를 준다. 마에는 당류, 지방, 비타민을 비롯하여 칼슘, 인, 철 등이 함유되어 있다. 소화효소도 들어 있어 생으로 먹거나 말려서 가루로 먹으면 소화가 잘 된다.

마는 정력제로도 매우 좋다. 마는 정을 보충해 주는 효능이 있는데, 끈적끈적한 점액질인 뮤신이 정액을 많게 한다. 또 정자의 주요 성분이 되는 아르기닌도 들어 있는데, 아르기닌은 발기에 중요한 작용을 하는 산화질소의 원료가 된다. 또 몸에서 정액이나 소변이 새어나가지 않게 막아 준다. 그래서 신장이 허약해서 정액을 저절로 흘리는 유정遺精, 소변을 자주 찔끔거리는 유뇨遺尿는 물론이고 소변빈삭, 요실금에도 효능을 발휘한다.

이처럼 약효가 뛰어나다보니 조선 왕실의 '구선왕도고九仙王道

糕', 청나라 황궁의 '청궁팔선고淸宮八仙糕'와 '건륭팔진고乾隆八珍糕'라는 처방에서 마는 중심 역할을 한다. 두 처방은 비·위장을 건실하게 하는 좋은 약으로 많이 사용되었는데, 특히 마는 한의학에서 우리 몸의 두 가지 근본인 선천의 근본(신장)과 후천의 근본(비·위장)을 모두 보강해 주기 때문에 퇴계 선생이 보양 음식으로 중하게 여긴 것으로 생각된다.

세계 최고의 스프린터가 먹어 온 얌Yam

마와 비슷한 약초로 마과에 속하는 '얌Yam'이 있다. 베이징 올림픽에서 100미터 세계신기록으로 금메달을 차지했고, 2009년 세계육상선수권대회에서도 세계신기록을 갈아치운 우사인 볼트 선수가 즐겨 먹는 게 바로 얌이다

인구 260만 명에 불과한 조그마한 나라인 자메이카의 육상 팀이 남녀 단거리 종목의 금메달을 석권하여 엄청난 돌풍을 일으킨 요인 중에는 '얌'을 늘 먹는 것이 들어 있다.

얌은 자양강장제로서 선수들이 폭발적인 스피드를 내는 데 큰 도움을 준 것으로 생각된다. 얌은 단백질 함량이 50퍼센트나 되어 콩보다 많고, 노란색을 띠게 하는 베타카로틴이 유해 산소를 없애는 항산화 작용을 한다.

볼트와 같은 운동선수에게 이로운 영양소는 전분과 칼륨인데, 전분이 많아 뛰는데 필요한 에너지를 주고 칼륨은 운동 중 다리에 근육 경련이 나는 것을 막고 근육과 신경이 원활하게 작동하도록 해 준다. 우리나라와 중국에서 나는 마는 단백질 함량이 3퍼센트 정도여서 얌과는 큰 차이가 있다.

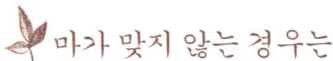 마가 맞지 않는 경우는

노인들에게 마가 좋은 것은 틀림없지만 변비가 있는 경우에는 먹을 수 없다. 대신 호두(호도胡桃)나 잣(송자松子)을 먹으면 된다.

호두는 따뜻한 성질로서 기가 허약하여 순환이 느린 노인들의 경맥을 잘 통하게 해 주고, 호흡기를 보강해 주는 효과가 우수하여 허약해서 오는 기침과 천식에 아주 좋다. 그리고 신장의 정기를 보충해 주므로 신장 계통에 속하는 허리, 뼈, 소변, 귀, 머리카락 등에 효과를 나타낸다.

노인이 되어 허리에 힘이 없고 아프면서 다리의 힘이 떨어진 경우에도 쓰이는데, 뼈를 튼튼하게 해주므로 골다공증의 예방에 효과적이다. 소변을 자주 찔끔거리는데 효과가 있으며, 귀를 밝게 하고 머리카락을 검게 해 준다. 또한 몸에 윤기를 주어 부드럽게 하므로 피부미용에 좋고 변비 치료에도 좋다. 그리고 신장의 양기를 도와주며 정精을 굳건하게 하므로 남성의 정력제로 효과가 있다.

호두는 노화를 촉진하는 주된 물질로 알려지고 있는 활성산소를 억제하는 강력한 항산화작용이 있으므로 암, 중풍, 동맥경화, 신장질환 등의 각종 성인병을 예방하고 노화를 지연시킬 수 있다.

호두의 속살이 뇌의 모습과 흡사하게 닮았듯이 뇌를 보강하는 효능도 있어 머리를 좋게 하고 뇌의 노화를 방지하므로 치매와 같은 뇌질환의 치료와 예방에도 좋다. 물론 대변이 묽고 설사를 잘 하는 경우에는 호두가 마땅치 않다.

잣은 예로부터 신선이 먹는 음식으로 알려져 왔고, 가난한 선비들은 잣 몇 알로 한 끼니를 때웠다. 이는 잣에 식물성 지방과 비타민 등의 영양이 풍부하기 때문인데, 한의서에 의하면 오장을 윤택하게 하고 배고픔을 면하게 한다고 하였다. 그래서 병후에는 잣죽으로 원기를 돋우었으며 허약하고 기가 약한 분들이 많이 먹었다.

    잣은 따뜻한 성질로서 정을 보하고 뇌를 건전하게 하며, 피부에 윤기를 주어 얼굴을 젊게 하고 노화를 방지하는 효능이 있다. 또한 폐에 윤기를 주고 부드럽게 하므로 폐가 건조해서 생기는 마른기침에 좋고, 풍기를 물리쳐 주므로 손발이 저리고 뼈마디가 쑤시거나 신경통이 있는 경우에도 좋다. 장에 윤기를 주어 대변을 잘 나오게 하는데 특히 허약한 노인의 무력성 변비와 부인의 산후 변비에 좋다.

퇴계의 보양 음식에 술이 세 가지나 들어간 이유

    보양음식 중 술이 들어간 음식을 세 가지나 넣어 놓은 것은 술이 '백약의 으뜸'이라 불릴 만큼 약효가 뛰어나기 때문이다. 술은 혈맥을 소통시키고 찬 기운을 물리치며 응어리를 풀어주고 소화에 도움을 주며, 경락(기의 통로)을 소통시켜주고 영양 공급과 방어 기능을 원활하게 해 준다.

    한약재로 담근 약주는 탕약에 비해 먹기가 수월할 뿐만 아니라 오래 보관할 수 있고 탕약을 달이는 번거로움도 없어 비용도 적게 드는 이점이 있다. 그래서 중년기 이후에 약주를 매일 마시는 것은 성인병의 치료와 예방에 큰 도움이 된다. 그러나 약주는 탕약에 비해 약효가 떨어지기에 매일 꾸준히 일정량을 오래 복용해야 효과를 볼 수 있다.

    원래 약주는 아침, 점심, 저녁 공복에 한 잔씩 10~20cc 정도의 양을 마시면 되고, 약력이 강한 약술은 아침, 저녁 2회만 복용하면 된다.

퇴계는 술을 석 잔 이상 마시면 오장을 뒤집고 성격을 거칠게 만들어 미친 사람처럼 날뛰게 하므로 조심해야 한다고 경계했다. 퇴계가 제자 김응생에게 준 글을 보면 술을 경계하고자 하는 퇴계의 생각이 잘 나타나 있다.

"술은 사람의 화를 부르고 내장을 상하게 하며 덕성을 잃게 하여서 자신을 죽이고 나라를 망치는 것이다. 힘써 자제하여 스스로 다복한 것을 구하라."

제자 이덕홍의 기록에 따르면 퇴계의 주량은 얼마든지 마실 수 있을 정도로 대단했지만 언제나 거나할 정도만 마셨다고 한다. 김성일의 기록에 따르면 "선생은 술을 마셔도 취하도록 마시지 않고 약간 거나하면 그만두었다. 손님을 접대할 때도 그 양에 따라 권하였으나 그 정만은 듬뿍하였다."고 했다. 술이 약이 된다고는 하지만, 과하면 오히려 독이 되니 주의해야만 하는 것이다.

🌿 활인심방의 핵심은 '마음 다스리기'

퇴계는 서문에서 "마음이 편안해야 병이 없다. 마음을 고요히 하면 성품이 안정되고 감정이 순화되어 병이 발생하지 않는다."고 했는데, 모든 병은 자기의 잘못된 생활습관에 따라 발생하는 것이며, 잘못된 생활습관은 자기 마음이 스스로 짓는 것이라고 했다. 즉, 자기 몸이나 이 세상의 모든 일이 꿈과 같이 무상無常하다는 것을 깊이 깨닫고 대자연과 하나가 되는 공부를 쌓아가는 사람에게는 병은 끼어들지 못할 것이라는 말이다.

　한 마디로 건강하려면 마음을 다스려서 잘못된 습관을 그치면 건강하게 장수할 수 있다는 말이다.

의지를 굳건히 하고
고사리로 기막힘을 다스려라

초계 정씨 정온 집안

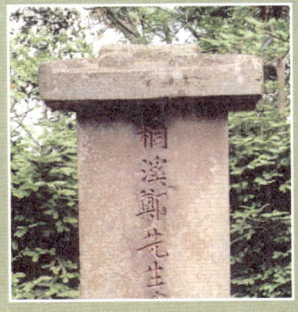

천년 사직을 잃어버린 마의태자가 금강산에 들어가 죽을 때까지 뜯어먹고 살았던 고사리. 우리 조상들은 흉년이 들거나 먹을거리가 부족하면 구황식품으로 고사리를 먹었다. 그런 고사리이지만 당송 시기에 많은 문인들이 맛보고 시를 써서 찬미했다고 한다. 그래서 값이 많이 올라 귀중한 산나물로 부상했으며 황실의 미식 대열에도 올라 공물로 진상되어 황실의 필수 요리 재료가 되었다. 청나라의 건륭황제도 동북지방에서 진상된 고사리를 즐겨 먹었다고 한다.

요즘에는 육개장이나 산채비빔밥, 돌솥비빔밥에 거의 빠짐없이 들어가는 단골재료가 되었고, 성인병 예방에 좋다고 알려지면서 건강식품으로 각광을 받고 있기도 하다. 그렇지만 옛날에 수도하는 사람들이 금욕을 위해 먹었다는 얘기에서 비롯된 것인지는 몰라도 항간에는 고사리가 정력을 감퇴시킨다는 소문도 있어 아예 기피하는 사람도 적지 않다. 정온 선생은 말년에 주로 고사리를 먹고 살았다는데 과연 고사리는 누구나 늘 먹어도 좋은 음식일까?

정온(鄭蘊, 1569~1641, 73세)은 경상도 안음현(安陰縣 : 현재의 거창군 위천면)에서 부친 정유명(鄭惟明 : 임진왜란 때 의병을 일으켜 싸우다 전사)과 모친 강씨 부인의 아들로 태어났다. 33세(1601년)에 진사가 되고 42세(1610년)에 별시 문과에 급제하여 관직에 나갔다. 1636년의 병자호란 당시 68세의 나이로 이조참판으로 있으면서 김상헌(金尙憲)과 함께 척화斥和를 주장했던 대표적인 인물이었다. 사후 영의정에 추증되었으며, 호는 '동계洞溪'이다.

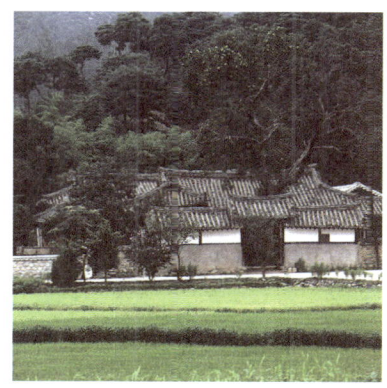
동계 고택

🌿 불의를 보면 참지 못하는 강직한 성격

동계 선생은 경상우도(慶尙右道 : 낙동강의 서쪽 지방, 경상좌도는 낙동강의 동쪽 지방으로 거의 퇴계의 문하였다) 출신이었기에 남명南冥 조식曺植 선생의 문하로서 정인홍의 수제자였다. 당파는 정인홍, 이이첨 등이 있던 대북파에 속했다. 그렇지만 대북파가 영창대군을 제거하려고 하자 이에 극구 반대했다.

동계 선생은 자신의 주관이 뚜렷해서, 당파가 자신의 의견과 달리 의롭지 못한 결정을 내리면 이를 따르지 않았다. 그래서 대북파와도 절교했다. 아울러 스승인 정인홍과도 의절해 버리는 결단을 내렸으니 그야말로 불의를 보면 참지 못하는 성격이었다. 그러나 정까지 끊어 버리는 몰인정한 사람은 아니었다. 인조반정 후 정인홍이 능지처참 형을 당하자 자신의 의복으로 옛 스승의 시신을 덮고 수습했을 정도로 의리 있는 인물이었다.

동계 선생이 46세(1614년) 때 부사직으로 근무하던 중 죽기를 각오하고 영창대군의 죽음이 부당하다는 내용의 상소(갑인봉사甲寅封事)를 올렸다. 더불어 이와 관련된 강화부사 정항鄭沆의 참수를 주장했다. 지금 기준으로 봐도 윗사람이 불편해 할 만한 내용을 거리낌 없이 상소에 포함시켰으니 그의 성격이 얼마나 강직한지 알 수 있다. 당시 조정의 신하들은 대북파의 위세에 눌려 어느 누구도 감히 바른 말을 하지 못하는 상황이었는데 그는 일신의 안위를 추구하며 복지부동하지 않았던 것이다.

"그런 짓을 하시고 죽어서 무슨 낯으로 종묘에 들어가서 역대 선왕들을 만나시겠소."

이런 내용의 상소를 본 광해군의 기분은 어땠을까? 당연히 광해군의 노여움을 사서 참살당할 뻔했다.

기록에 따르면 전국의 유생은 물론이고 부녀자들까지도 동계의 상소문을 언문으로 번역해서 읽었다고 한다. 동계가 구금된 감옥의 역졸들도 선생의 인품에 감복하고 또 여론에 압도되어 지성으로 동계를 보살폈다고 한다. 결국 동계 선생은 영의정을 비롯한 대신들과 전국 선비들의 여론 덕분에 참살 대신 유배형을 받아 제주도 대정현 동문 쪽에 위리안치 되어 10년간 지내야 했다.

고도孤島에서의 10년 유배에도 꿋꿋하게 심신을 보존하다

동계 선생은 유배 기간 동안 한 번도 집 울타리를 넘지 않았다고 한다. 기약은 없었지만 언젠가 있을 조정의 부름을 기다리며 자성적 자세로 끈질기게 인내한 것이다.

그때 시를 많이 썼는데, 그의 시에는 시련에 굴하지 않는 강한 의지가 담겨 있다. 특히 추위 속에 힘겹게 자태를 드러냈지만 가지가 꺾여버리고 만 매화의 시련을 자기의 처지와 비교하기도 했다.

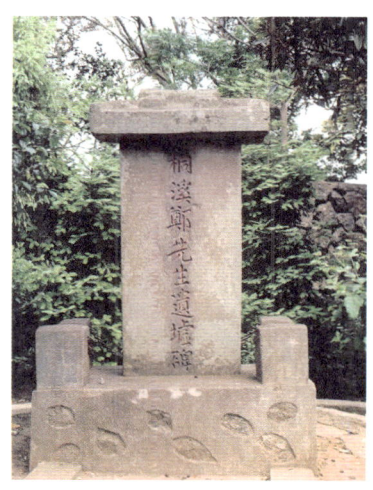

제주 동계 정선생 유허비

그의 글을 보면 절해고도의 겨울에 춥고 외롭고 고독한 심정이 잘 드러나 있다. 집 울타리도 넘지 않을 정도로 철저하게 스스로를 통제했지만, 유배 생활에서 오는 마음의 병은 어쩔 수 없었던

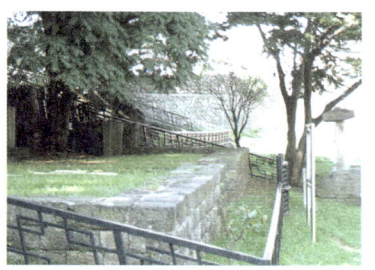

제주 오현단

것 같다. 더구나 옳고 그름에 대한 관념이 뚜렷하고 강직한 성품이었으니 마음의 병은 점점 그를 잠식했을 것이다. 하지만 동계 선생은 위리안치 된 상태에서도 인근 사람들에게 글을 가르치고 감화를 주어 '제주 오현五賢'[8]으로 추앙받고 있다.

---

8) 제주에 근무했거나 유배 왔던 명사 중 존경을 받았던 김정, 송인수, 김상헌, 송시열 그리고 정온 선생을 지칭한다.

동계 선생이 채미헌採薇軒에 은거한 까닭은

1623년 인조반정으로 유배에서 풀려나 헌납(獻納 : 사간원 정5품)에 등용되었고 이어 이조참의, 대사간, 경상도관찰사, 부제학 등을 역임했다.

병자호란으로 군신들이 남한산성에 포위되어 있을 당시 동계 선생은 김상헌 등과 함께 끝까지 오랑캐와의 화의를 반대했다. 하지만 결국 화의가 성립되자 스스로 칼을 뽑아 배를 긋는 할복자결을 기도했다. 칼날이 뱃속 2촌 깊이로 뼈에까지 닿아 유혈이 낭자했으나 인근의 사람들이 구제해서 목숨이 끊어지진 않았다.

동계 선생은 국은에 보답하지 못한 것을 한탄하고 덕유산 자락의 '모리某里'라는 골짜기로 들어가 보잘 것 없는 초가집을 짓고 세속과 발길을 끊은 채 은거했다.

'모某'는 매화나무를 의미했던 옛 글자로, 모리는 절개의 상징인 매화가 많은 마을이다. 동계 선생은 거기서 조粟를 심고 고사리와 미나리를 먹으며 살다가 5년 후에 사망했다. 그때 쓴 〈모리구소기某里鳩巢記〉가 전해온다.

당시 동계 선생이 살았던 은거지는 '채미헌'이라는 이름으로 전해진다. 한자를 풀어보면 이쪽에 어떤 음식이 많이 나는지 바로 알 수 있다. '캘 채採', '고사리 미薇', '추녀 헌軒' 글자 그대로 고사리를 캐는 집이라는 뜻이다.

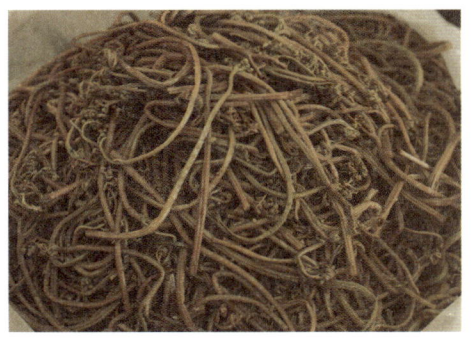

고사리

동계 선생은 고사리를 캐며 살았는데, 요즘도 동계 선생의 후손들은 제사상에 반드시 고사리와 미나리를 올려놓는다고 한다. 동계 선생의 집안에서 고사리와 미나리는 그냥 나물 반찬이 아니라 의리와 절개의 상징인 것이다.

정말 고사리와 미나리만 먹고 살 수 있을까?

옛날에 흉년이 들거나 먹을거리가 부족하면 구황식품으로 고사리(궐채蕨菜)를 먹었다. 녹말을 채취해서 떡을 만들어 먹기도 했는데 고사리 가루는 칡가루보다 찰기가 더 있어 떡이나 전을 부쳐 먹기가 수월했던 것이다. 고사리에는 당질이나 단백질이 많이 들어 있다. 미나리(근채芹菜)도 술을 마신 다음 날에 뜨면 숙취 해소에 좋다.

고사리의 효능을 이해하기 전에 알아야 할 상식이 있다. 우리 몸에는 근본이 둘 있으니 하나는 부모로부터 물려받는 정기를 간직한 곳인 '신장'으로 '선천先天의 근본'이고, 다른 하나는 음식물을 소화 흡수시켜 영양을 공급하게 하는 '비·위장'으로 '후천後天의 근본'이다. 선천이든 후천이든 근본이 무너지면 건강을 지탱하기 어려운데, 후천의 근본인 비·위장의 기가 극도로 쇠약해져 먹지 못하고 소화시키지 못하면 어떤 약으로도 이것을 다스릴 수 없다.

후천의 근본인 비·위장을 보익하는 약이 '오곡五穀'이고, 그 중에 으뜸이 쌀이다. 그러니 쌀을 비롯한 오곡을 뜨지 않고 고사리나 미나리 같은 채소류만 먹으면 비·위장이 허약해지고 영양 상태도 부실해서 오래 살 수 없다. 동계 선생은 고사리와 미나리 외에 '조

(속粟)'를 드셨기에 5년을 살 수 있었지 않았나 싶다.

물론 사람은 곡식, 채소, 과일, 생선 그리고 육류를 고루 먹어야 건강한 몸 상태를 만들 수 있다. 동계 선생도 이런 식생활을 했더라면 훨씬 오래 장수했을 것이다.

충절지사에게 고사리가 특별한 이유

고사리만 먹는 것은 후천의 근본인 비·위장을 부실하게 해서 영양 밸런스가 깨지지만, 동계 선생 같은 선비들에게 고사리와 미나리가 부분적으로 적당한 음식이기도 하다. 고사리의 한의학적인 효능을 보면 충의지사들이 왜 고사리를 많이 먹었는지 어느 정도 수긍이 갈 것이다.

고사리는 찬 성질로서 열을 내려주고 기를 가라앉히며 담을 삭여주는 효능이 있는데, 특히 기가 가슴에서 막혀 내려가지 못하는 '기격증氣膈證'의 치료에 탁월한 효과가 있다. 그래서 고사리는 기막힌 일을 당해 열이 뻗쳐오르는 것을 가라앉혀 주는데, 스트레스를 많이 받아 가슴이 답답하고 열이 오르는 것을 내려준다.

그러니 고사리는 불의에 저항하는 기개 있는 선비들의 울분을 내려주는 데 많은 도움이 되었을 것이다. 미나리도 찬 성질로 열을 내려주고 가슴이 답답하고 입이 마른데 효과가 있다. 습기와 담도 없애준다.

고사리 대용으로 좋은 약

기가 막히는 경우에 고사리 대용으로 좋은 약은 부소맥浮小麥, 두시豆豉, 향심香蕈, 감국甘菊 등이 있다. 부소맥은 밀(소맥小麥)을 물에 담갔을 때 뜨는 것인데 번열을 없애주고 심장을 맑게 해주는 효능이 있다. 두시는 콩으로 만든 메주를 일컫는데 근심 걱정을 풀어주고 가슴에 열이 있어 답답하고 잠이 오지 않는 경우에 좋다. 향심은 표고버섯인데 심장의 화기를 가라앉히고 스트레스를 해소시키는데 도움이 된다. 감국은 국화꽃을 말린 것으로 머리를 맑게 하고 기분을 상쾌하게 한다. 몸이 차가운 사람이라면 기를 잘 통하게 하는 효능을 가진 진피(陳皮 : 귤껍질을 말려서 오래 둔 것)를 달여 마시면 된다.

스트레스와 주독을 풀어주는 고사리와 미나리

치열한 경쟁사회이다보니 요즘 직장인들은 회사에서 스트레스를 많이 받는다. 실적 경쟁, 승진 경쟁 등 출세를 위해서든 살아남기 위해서든, 경쟁을 안 할 수가 없으니 스트레스가 엄청 많을 수밖에 없다. 그렇게 생기는 스트레스에 울분을 삭히려고 술을 마시지만 숙취로 몸은 더 힘들어진다. 이 숙취를 해소하는 데에 고사리와 미나리가 다주 좋은 약이 된다.

한의학에서 주독酒毒은 열독熱毒과 습독濕毒으로 분류되는데, 땀을 나게 하고 소변과 대변을 잘 나오게 하는 것

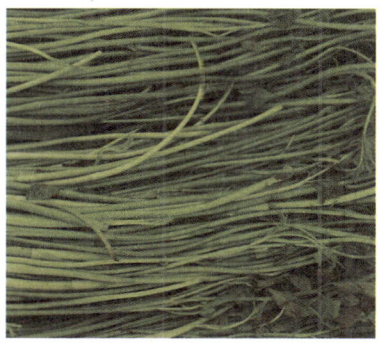

미나리

이 주된 치료법이다.

미나리는 찬 성질로 술의 열독을 풀어주고 소변과 대변을 잘 나오게 하는 효능이 있으므로 술을 즐겨 마시는 사람의 속을 시원하게 풀어준다. 그래서 복어탕이나 대구탕에 미나리를 듬뿍 넣어 먹는데, 이게 또 아주 시원한 맛을 낸다.

고사리도 열을 내려주며 대변과 소변을 잘 나오게 하는 효능이 있으므로 숙취 해소에 좋다. 고사리와 미나리는 술을 과하게 마시면 생기는 각종 병증들을 예방할 수 있기 때문에 건강, 장수에 크게 보탬이 된다. 하지만 앞에서도 언급했다시피, 고사리와 미나리만 믿고 술을 지나치게 많이 먹으면 곤란하다. 고사리와 미나리도 분명히 한계가 있기 때문이다. 술은 적당히 즐겨야 몸에 약이 된다.

성인병을 예방하는 고사리와 미나리

한의학자들은 성인병의 주된 원인을 '열熱', '담痰', '어혈瘀血' 그리고 '기氣의 소통 장애'라고 이야기한다. 그런데 고사리는 열을 내려주고 담을 삭여주며 피를 맑게 하고 기를 가라앉히는 효능이 있으니 성인병의 예방과 치료에 도움이 된다. 게다가 고사리는 칼로리가 낮고 열을 내려주어 식욕을 줄어들게 하고, 담痰을 삭혀주며 대변과 소변을 잘 나오게 하기 때문에 살이 안 빠져서 고생하는 사람이 먹으면 체중감량 효과까지 얻을 수 있다.

미나리는 열을 내리고 간장을 건전하게 하며 피를 맑게 하는 효능이 있어 간장의 열이 위로 치솟아 오르는 것을 내려주므로, 머리가 아프고 어지러우며 얼굴과 눈이 붉어지며 아픈 것을 치료한다. 이는 혈압과 콜레스테롤을 내려주는 효과로 나타난다. 물론 간 기능도 좋게 하기 때문에 간염으로 인한 황달에도 좋고, 지혈 효과도 있어 코피와 각혈, 토혈, 소변출혈을 치료한다. 그밖에도 미나리는 위와 장,

폐의 열을 내려 주므로 가슴이 답답하고 입이 마른데 효과가 있다. 습기와 담을 없애 주는 효과도 있으니 기침, 가래에 쓰며 눈이 붓고 치아가 아픈 데도 좋다. 이뇨 효과가 커서 소변이 잘 나오지 않고 뼈 근하며 아픈 경우와 부종의 치료에도 쓰인다.

고사리는 정말 정력을 약하게 만들까

지금까지 이게 궁금했던 독자들이 많았을 것이라 생각한다. 성격 급한 독자를 배려하는 차원에서 결론을 먼저 말해준다면, '사람마다 다르다'이다. 고사리를 먹는다고 무조건 정력이 약해지는 게 아니라는 말이다. 자신이 어떤 체질을 갖고 있는 것인가에 따라 결정된다.

한의학에서 정력의 근본은 불기운, 즉 '양기'이다. 그래서 성기능이 떨어진다고 할 때는 대부분의 원인이 양기부족이다. 실제로 고사리는 양기를 감퇴시키고 기를 아래로 가라앉히는 작용이 있으므로 원기를 손상시킬 수 있다. 그래서 고사리를 먹으면 남자의 양기를 줄게 한다는 말이 한의서에 기록되어 있다. 특히 기가 약하고 몸이 냉한 사람은 주의해야 하고, 만약 성기 끝부분이 차가운 경우라면 당연히 고사리를 멀리 해야 한다.

그렇지만 고사리가 정력에 도움이 되는 경우도 있다. 몸에 습기와 열기가 쌓여 있거나 기가 잘 소통되지 못하고 맺히는 것도 성기능 장애를 일으키는 원인이 된다. 특히 중년기에 술과 기름진 음식을 많이 먹는데 상대적으로 운동은 별로 하지 않는 사람들은 몸이 뚱뚱하고 습기와 열기가 많다. 이런 사람은 성기 주변의 경락과 혈관의 소통이 잘 되지 못하기 때문에 발기와 사정이 원활하지 못할 수밖에 없다. 이 경우에는 녹용 같은 보양제가 도움이 되기는커녕 되레 해가 된다. 이런 사람들에겐 반대로 열을 내려주고 담을 삭여 주며 기를 소통시켜 주는 효능을 가진 고사리가 정력제가 되는 것이다.

그렇기 때문에 '고사리는 무조건 정력을 약하게 만든다'고 생각지 말자. 자신의 몸 상태에 맞게 사용하면 오히려 비싼 약제보다 더 좋은 효과를 볼 수 있는 게 바로 고사리다.

고사리와 미나리가 몸에 맞지 않는 사람

고사리는 서늘한 곳에서 자라기 때문에 찬 성질의 음식이다. 그래서 몸이 차고 비·위장이 냉해서 소화가 잘 되지 않고 대변이 묽은 사람은 고사리를 많이 먹으면 안 된다. 이런 증상을 가진 사람이 고사리를 많이 먹으면 배가 불러 오고 머리카락이 빠지며 코가 막히게 될 수 있다.

고사리를 지나치게 너무 많이 먹으면 다리가 약해져서 걷기 힘들게 되고 눈이 어두워질 수 있다고 한다. 이것은 고사리에 비타민B1이 없고, 설상가상으로 비타민B1을 파괴하는 아뉴리나아제가 들어 있어 몸에 비타민B1이 더 부족하게 되기 때문이다. 비타민B1은 몸에서 에너지를 만드는데 사용되기 때문에 이게 없으면 몸이 점점 피곤해진다.

미나리는 비·위장이 허약하고 속이 차가운 사람과 대변이 묽거나 설사하는 사람이라면 많이 먹지 말아야 한다.

조(속미粟米)는 어떤 효능이 있을까

좁쌀은 오곡의 하나로서 비장을 건실하게 하고 위장을 조화롭게 하는 효능이 있다. 뱃속을 부드럽게 조화시켜 주고 장을 부드럽게 하여 구토와 설사, 이질을 치료한다. 서늘한 성질로서 비·위장에 쌓인 열을 없애주는데, 특히 묵은 좁쌀은 찬 성질이므로 위장의 열을 없애주어 소갈(消渴 : 위장과 대장에 열이 많은 것이 주된 원인으로 당뇨병이 여기에 해당된다)을 치료한다. 그러니 당뇨병으로 입이 마른 환자는 쌀밥 대신 묵은 조밥이나 보리밥을 먹는 것이 좋다.

좁쌀은 오장 중에 신장의 곡식이다. 신장병에는 마땅히 좁쌀을 먹으라고 하였는데 소변을 잘 나오게 하는 효능이 있어 신장의 나쁜 기운을 배설시키기 때문이다. 또한 기운을 돕는 작용이 있는데 특히 신장의 기를 길러 준다. 좁쌀로 죽을 끓여 먹으면 단전의 기운을 돕고 허약한 것을 보충하며 입맛을 좋게 한다. 평소 기력이 쇠약하거나 산후에 몸이 허약한 경우에는 좁쌀에 대추를 넣고 죽을 쑤어 먹으면 좋다.

동계 선생의 건강 장수비결

중년에 10년이나 유태 생활을 했고 노년에는 산골에서 은거하면서 고사리와 미나리, 좁쌀을 주로 먹었음에도 장수할 수 있었던 이유는 무엇일까.

앞에 서술한 대로 청나라의 침략을 받아 강토가 짓밟히고 삼전도의 굴욕을 당했기에 울분으로 열이 치받쳐 오르는 데다, 술을 자주 마셔 주독이 쌓이는 상태였던 동계 선생에게 고사리와 미나리, 좁쌀은 모두 차가운 성질로서 열을 내려주고 소변을 잘 나오게 하는 효능이 있으므로 딱 어울리는 음식이라고 하겠다. 게다가 신경성 열과 술의 열독으로 인해 생기기 쉬운 당뇨병을 예방하는 데도 안성맞춤이었던 것이다.

아울러 차가운 성질을 가진 음식들만을 먹고 지냈던 동계는 아마 열성 체질이었던 것으로 짐작되는데, 열이 많으면 원기를 소모시키고 음기를 손상하게 된다. 그러니 동계에게 그런 음식들은 건강 장수에 도움이 되었던 것으로 볼 수 있겠다.

그렇지만 가장 주된 요인은 서슬이 퍼렇다고 표현할 정도로 의기가 굳건했기 때문으로 봐야 할 것 같다. 광해군 당시 권력을 쥐고 있던 정인홍, 이이첨의 대북파와 의절한 것이나 목숨을 걸고 왕에게 상소한 것으로 미루어 짐작할 수 있다.

인내와 절제에다 불굴의 의지가 있었기에 정기正氣가 강하여 정신과 육체가 온전히 보존될 수 있었던 것으로 여겨진다.

미수眉叟 허목許穆이 그를 위해 쓴 행장 말미에 동계 선생의 성품을 파악할 수 있는 문장이 있다.

"의義가 아니면 어울리지 않고 도道가 아니면 나아가지 않았으며, 의를 보고는 망설이지 않았고 큰 환란을 당하여서도 두려워하지 않았다. 절개를 지켜 의를 취하고 죽음을 보람으로 여겼으며, 몸을 깨끗하게 하여 산속에 은거함에는 모든 세상이 다 그르다 해도 원한도 분노도 없었다. 아, 옛날의 성인이나 현인과 비교해 보아도 그 행동과 사업이 밝게 드러났으니, 해와 달과도 그 빛을 다툴 것이다."

구기자로 노화를 방지하라

은진 송씨 우암 송시열 집안

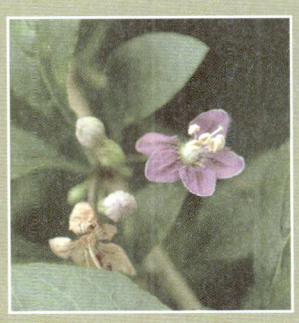

바야흐로 젊어 보이는 게 모든 사람의 소망인 것 같다. 그래서인지 주름제거 수술을 비롯한 각종 시술에 열광하는 사람도 많다. 조금이라도 젊어질 수만 있다면 거액의 돈도 아낌없이 뿌릴 준비가 되어 있는 것이다.
남성의 경우엔 정력이 고민인가보다. 매일 아침 이메일을 열어보면, 대출관련 스팸메일과 비아그라 광고 메일이 가장 많은 걸 보면 최근 사람들의 관심사가 그렇다는 것을 알 수 있다. 젊어 보이는 것도 좋고 정력을 키우는 것도 좋은데, 이왕이면 자연에서 나는 음식으로 그 둘을 다스릴 수 있다면 금상첨화가 아닐까? 알다시피 의약품은 화학적으로 만들어낸 것이기 때문에 부작용이 있을 수 있지만, 자연에서 나는 음식은 신의 선물이기 때문에 체질에만 맞으면 몸에 이상이 생기는 경우는 거의 없다.
늙지 않고 젊음을 유지하게 하는 최고의 약 구기자, 우암 송시열 선생을 통해 알아보자.

송시열은 대학자이자 사상가이며 노론의 영수로서 역사에 길이 빛나는 선비다. 사옹원 봉사를 지낸 송갑조(宋甲祚, 1574~1627, 54세)와 모친 선산 곽씨 부인 사이에 태어났다. 어릴 때부터 총명하고 기골이 장대하여 위대한 인물이 될 자질을 갖추고 있었으며, 8세 때부터 친척 되는 송이창(宋爾昌, 송준길의 부친)에게 글을 배웠다.

평생 비단을 몸에 걸치지 않았으며 잠잘 때도 요를 깔지 않고 잠을 잤다고 한다. "집안이 가난하여 내 부모님도 요를 깔지 않으셨는데 어찌하여 자식인 내가 요를 깔겠느냐."고 말할 정도로 효심이 지극하였다.

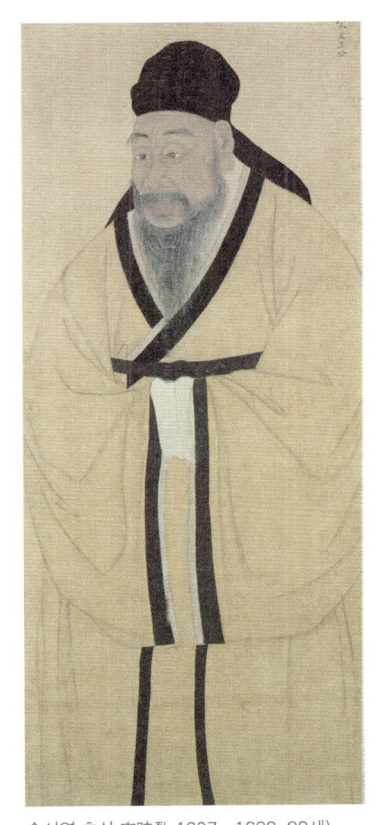

송시열 초상 宋時烈 1607~1689, 83세)

21세에 큰형이 후금군의 손에 죽은 다음 해에 부친이 괴로움을 이겨내지 못하고 사망하여 시묘살이를 했고, 49세에 모친상을 당했다. 호는 우암尤庵이다.

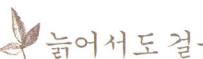 늙어서도 걸음이 빨랐던 우암

우암 선생은 19세에 한산 이씨 부인과 혼인했는데, 두 달 만에

청주에 있는 금천사金泉寺로 들어가 공부를 시작했다. 공부할 때는 침식을 잊을 때가 많았으니 깊이 생각해야 할 문제가 나오면 거의 밤잠을 자지 않다시피 했다. 밥도 먹는 둥 마는 둥하면서 오로지 거기에만 매달렸다고 한다.

24세에 김장생의 문하에 들어가 공부하여 율곡의 학통을 물려받았다. 일 년 뒤에 김장생이 세상을 떠나자 그의 아들 김집에게 배워 학문을 대성했다. 송준길의 권유에 따라 회덕懷德의 송촌宋村으로 옮겨가서 그와 한 마을에 살면서 같이 공부했다. 회덕에서 김집이 사는 연산連山까지는 50리나 떨어져 있었으나 송시열은 매일 책과 도시락을 싸가지고 다니며 공부에 전념했다.

젊어서 공부하러 다니느라 하루에 100리 길을 걸어 다녔기에 우암의 다리는 무척이나 튼튼해졌던 것 같다. 그랬기에 나중에 우암이 산수를 유람하러 다닐 때, 함께 따라나선 문하생들이 미처 따라갈 수 없을 정도로 잘 걸었던 것이라든가, 넓은 개울이나 도랑을 거의 평지같이 걸어 다닌 것은 모두 이때 익힌 것이었다.

그는 제대로 따라오지 못하는 제자들에게 흔히 "삼시마다 한 되 밥을 먹고 하루에 백리 길도 못 가는 사람은 학문도 능히 성취해 내지 못하는 위인이다."하는 말로 재촉하곤 했다.

우암이 장수할 수 있었던 데는 젊은 시절에 빠르게 걸어 다녔던 것도 한 몫을 한 것 같다. 빨리 걷는 습관이 몸에 밴 것이 평생 건강의 길로 이끌었던 것으로 여겨진다. 요즘 걷기 운동을 하는 분들이 많은데 약간 빨리 걷는 것이 좋다. 땀이 잘 나고 혈액순환도 더욱 활발해진다.

관직 취임과 낙향을 반복하다

27세(1633년)에 생원시에 장원급제했고, 29세에 봉림대군의 사부로 임명됐다. 그러나 병자호란을 겪은 후에 숨어 살고 싶어 충북 황간의 냉천리에 초당을 지어 이주했다.

월류봉月留峰의 잘 생긴 모습이 우뚝 솟아 산 높고 계곡 물 맑은 곳으로 사색과 독서를 하기에는 더할 나위 없이 좋은 환경이었다. 그러나 생활은 아주 가난하여 산나물로 이루어진 몇 가지 반찬이 고작이었고, 그나마 때로는 끼니를 굶는 경우도 있었으나 편안함을 즐기는 자세로 지냈다.

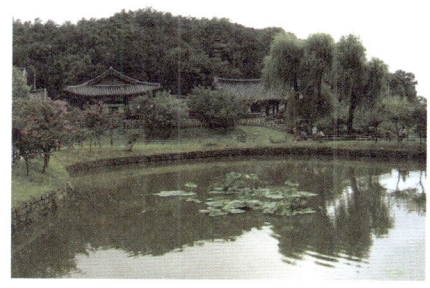
우암 사적공원

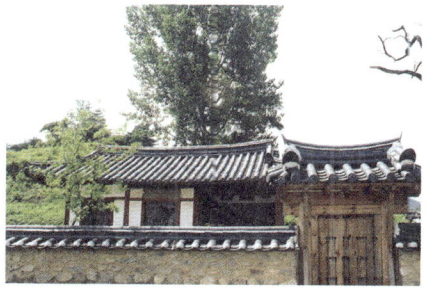

43세(1649년) 때 봉림대군이 효종으로 즉위하자 왕의 부름을 받아 세자 시강원의 진선, 사헌부 장령 등의 벼슬을 제수 받게 되는데, 취임과 사퇴를 반복했다. 52세

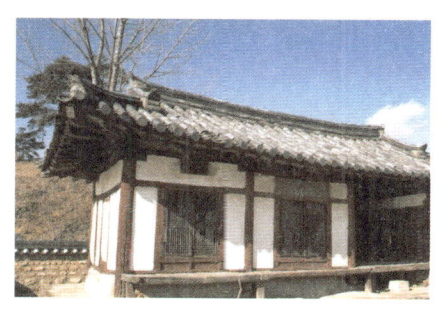
기국정

때 이조판서가 됐고 북벌 계획에도 깊숙이 관여하지만 다음 해에 효종의 갑작스런 승하로 인해 고향으로 돌아갔다.

현종이 즉위한 53세(1659년) 때 제1차 예송논쟁禮訟論爭에서 서인이 승리한 뒤 왕의 신임을 얻어 좌참찬을 지냈으나 다음 해 남인의 탄핵을 받고 낙향했다. 62세(1668년)에 다시 우의정이 되었으나 허적許積과의 불화로 사직했다. 65세(1671년)에 다시 우의정·좌의정을 잠깐 지냈다.

우암이 살았던 기국정杞菊亭

우암은 47세에 소제(蘇堤 : 현재의 대전시 동구 소제동)에 띠로 지붕을 이은 집을 지었다. 집 주위에 구기자와 국화가 무성하여 사람들이 '기국정'이라 불렀다고 하는데, 현재는 대전시 동구 가양동에 있는 우암사적공원 내로 옮겨져 있다. 이곳에서 산 후손들은 당연히 구기자차와 국화차를 마시고 국화 향을 맡으며 살았을 테니 그야말로 건강장수촌이라 할 만하다.

구기자枸杞子는 구기자나무의 열매로 신장과 간장의 음기를 보충하는 효능이 커서 음기를 보충하는 처방에는 거의 들어가는 한약재이다. 무더운 여름을 힘들게 넘기면서 좋은 보약을 찾는 독자에게 강력히 추천하고 싶다.

몸이 쇠약하고 어지러우며 눈이 침침해지는 경우에 좋을 뿐만 아니라 근육과 뼈, 허리를 튼튼하게 하고 귀를 밝게 하며, 수명을 연장하고 노화를 방지하는 효능이 있어 구기자는 옛날부터 많이 사용됐다.

구기자에 얽힌 재미있는 이야기가 있다.

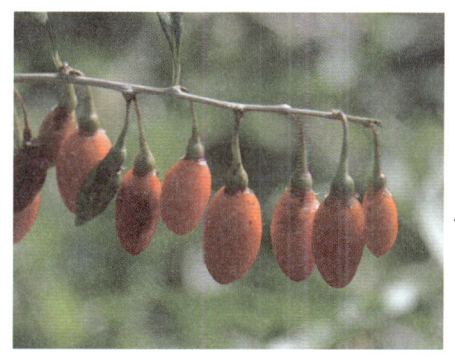 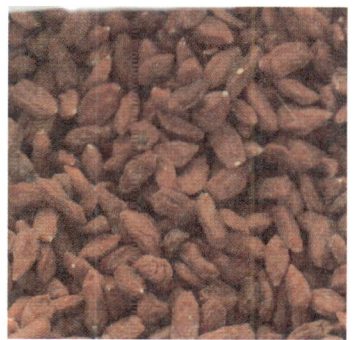

구기자

옛날 중국의 어느 지방에서 한 중년 부인이 노인과 말다툼을 하다가 그 노인의 뺨을 때렸다. 때마침 그 곁을 지나던 사람이 그 광경을 보고 의아해서 물었다.

"어째서 노인을 그처럼 무례하게 때리시오?"

여인은 그 물음에 대답하기를 이렇게 말했다.

"당신은 가던 길이나 갈 것이지, 왜 남의 집안일에 참견이오. 이 사람은 내 아들이오."

나그네가 놀라서 다시 물었다.

"아들이라니, 당신의 나이가 몇인데 저 노인을 보고 아들이라 하오?"

그러자 그 여인이 다시 대답하기를,

"아들의 나이는 72세고, 내 나이는 96세요. 어디 잘못되었소?"

"예 그렇다면 미안합니다. 그런데 나이가 들었어도 그처럼 혈기가 왕성할 수 있는 어떤 비결이라도 있습니까?"

"우리 집에는 선조 대대로 전해오는 '구기자차'라는 불로장수약이 있는데, 이 차로서 모두 장수했다오. 그런데 이 아들놈은 그 차를 마시라고 해도 말을 안 듣더니 이제 겨우 72세밖에 안된 놈이 나보다도 늙고 허리가 아프다고 하는 것이 아니겠소. 그래서 혼을 내고 있는 중이라오."
나그네는 잊지 않기 위해 "구기자차, 구기자차!"를 연신 되뇌면서 가던 길을 재촉하였다고 한다.

구기자에 얽힌 이야기로 좀 과장이 있긴 한데, 그만큼 구기자의 약효가 대단하다는 것을 말하는 것이다. 그래서인지 구기자와 관련된 재미있는 얘기가 많이 있다.
중국의 진시황이 '서복徐福'으로 하여금 동남동녀를 거느리고 동해의 봉래섬에 가서 불로초를 구해 오게 했는데, 그 불로초가 바로 구기자였다고 하는 설도 있다.

 노화 방지와 동안에 놀라운 효능

동양에서는 천 년 전의 〈본초서本草書〉에 '구기자를 오래 먹으면 몸을 가볍게 하며 얼굴색을 좋게 하여 동안이 되게 한다.'고 기재되어 있다. 구기자를 위주로 한 '구기환동환枸杞還童丸'이라는 처방이 있는데, 환동은 아이로 되돌아가게 한다는 뜻이다.
옛날 중국 서하지방의 여인들은 구기자나무의 열매, 잎, 뿌리, 줄기 등을 자주 먹었다고 기록되어 있는데, 피부가 아름답고 윤택해지며 기미나 여드름 같은 것이 말끔히 없어진다고 믿었기 때문이라고 한다.

구기자는 최고의 정력제

구기자나무는 번식력이 왕성하고 잘 자라, 한 해에 두 번 꽃이 피고 두 번 잎이 돋아나며 열매도 두 번 열린다고 한다. 그래서 성기능, 즉 정력을 강화시키는 효능도 탁월하다.

중국 광동 지방에 전해 오는 이야기인데, 90세가 되어서도 정력이 왕성한 노인이 있었다. 부인이 세상을 떠나자 노인은 20대 처녀와 재혼하여 아들을 낳았다고 하는데, 그 노인이 평소에 먹는 보양식이 바로 '이어기자탕鯉魚杞子湯'이다. 이어는 잉어이고, 기자는 구기자이다.

또 다른 얘기에는 어느 노인이 구기자를 먹었더니 나이가 백세가 넘도록 달리는 것이 나는 듯 빠르며, 빠진 이가 다시 돋아나고 양사, 즉 성생활까지 왕성했다고 한다.

구기자의 이런 효능은 신장과 간장에 작용하기 때문이다. 성기능을 주관하는 곳이 신장이고, 성기 주변으로 통하는 경락이 간장 경락이다. 또한 성기를 '종근宗筋', 즉 으뜸가는 근육이라고 일컫는데, 근육을 주관하는 곳이 간장이다.

구기자는 인삼, 하수오와 함께 3대 야생 정력초라고 하는데, '과실 비아그라'라고 불리기도 한다.

중국 속담에 '집을 떠나 천릿길에 구기자를 먹지 마라'라는 말이 있다. 여행할 때 구기자를 먹을 경우 정기가 넘쳐 자칫 실수를 할까 염려되기 때문이다. 일본에서도 '독신자는 구기자를 먹지 마라'는 말이 있고, 속담에 '혼자 사는 남자에게 구기자 술을 먹이지 마라'는 말도 있다.

구기자로 술을 담근 구기주를 마시는 것도 좋은데, 옛날부터 연년익수延年益壽, 즉 오래 살게 하는 처방으로 상용되어 왔다. 구기자는 허기를 보충하고 근육과 살을 강하게 하며 안색을 좋게 하고 몸을 건실하게 한다고 하였다. 매일 아침, 저녁에 한 잔씩 마시는데, 특히 밤에 자기 전에 마시는 것이 좋다.

구기자를 복용하는데 주의해야 하는 경우도 있다. 비·위장이 허약하여 소화가 잘 되지 않고 설사를 잘 하는 사람은 피해야 하고, 성기능이 왕성한 경우에도 주의해야 한다.

마돈나도 즐겨 먹는 구기자

구기자는 동양에서만 먹는 것이 아니고 서양에서도 인기가 많다.

몇 년 전 영국의 BBC 보도에 의하면 마돈나, 엘리자베스 헐리, 미샤 바튼, 케이트 모스 같은 연예계의 스타들이 구기자를 즐겨 먹는다는 소문이 퍼졌다. 그러자 영국과 미국 여러 곳에서 건강식품 전문점뿐만 아니라 대형 슈퍼마켓에서도 구기자가 인기상품으로 불티나게 판매됐다.

마돈나를 비롯한 스타를 보면 전혀 나이를 먹지 않는 것처럼 왕성한 활동을 벌이고 있다. 그런데 군살이 전혀 없는 날씬한 몸매의 젊음을 유지하는 비결이 바로 구기자라는 사실이다.

구기자에는 영양 성분도 많이 들어 있다. 비타민C가 오렌지보다 훨씬 많고, 암 예방에 뛰어난 베타카로틴도 당근보다 많으며, 필수 아미노산은 물론이고 철분을 비롯한 각종 미네랄이 들어 있다. 혈관 강화제인 루틴이 들어 있어 혈관의 탄력을 좋게 해주며, 칼륨이 많이 들어 있어 나트륨 과다 섭취로 인한 고혈압의 예방에도 좋다.

서양 사람들이 구기자를 먹는 것은 실험을 통해 약효가 밝혀졌기 때문인데, 체지방의 증가를 억제하고 지방세포의 증식과 분화를 억제하고 수명을 연장시키는 효과가 있다고 알려졌다. 또 면역력을 강하게 하고, 지방간과 간 손상을 억제하며, 혈관을 확장하고 혈압을 떨어뜨리는 등 동맥경화를 예방하는 작용도 있다. 그리고 강력한 항산화 활성으로 성인병과 노화를 억제하며 피부 노화를 예방한다.

하수오

구기자를 대신할만한 약으로는 하수오何首烏가 있다. 하수오는 머리카락을 검게 한다고 하여 붙여진 이름인데, 약간 따뜻한 성질로서 신장의 음기를 보충하면서 막히게 하거나 차갑게 하지 않고, 성기능을 왕성하게 하면서 건조하게 하거나 열이 나게 하지 않는, 즉 중화시키는 품성을 가져 오래된 질병에 몸을 보충해주는 성약이다. 또한 혈을 배양하고 풍기를 물리치며 뼈와 근육을 튼튼하게 하고 대변을 잘 나오게 하는 효능이 있다. 오래 먹으면 몸을 가볍게 하며 수명을 늘여주므로 노화를 방지하는 효과도 있고 동안이 되게 한다.

하수오에는 레시틴lecithin이라는 성분이 들어 있는데, 콜레스테롤을 감소시키고 혈액순환을 원활하게 하고 내분비선을 자극하여 젊음을 유지시키는데 도움이 되며 강정강장 작용을 나타낸다. 그러니 하수오는 산삼, 구기자, 영지, 동충하초 등의 보약에 견줄만한 선초仙草가 되는 것이다. 간약 양기가 부족하여 몸이 냉하고 추위를 타는 사람이라면 인삼을 먹어야 된다.

국화꽃 향기를 맡으면 머리가 맑아진다

가을의 향기 하면 국화를 떠올리게 된다. 그윽한 국화꽃 향기를 맡고 나면 왠지 머리가 맑아지고 기분도 상쾌해지는 느낌이 든다. 들국화는 달고 쓴 맛에 서늘한 성질로 '감국甘菊'이라 하는데 심장의 열을 내려주고 간장의 기를 가라앉혀서 풍기와 열기가 위로 올라오는 것을 막아 준다. 그래서 국화는 오래 전부터 머리와 눈의 질환 치료에 사용됐다.

머리가 무거운 것을 없애주고, 눈이 붉어지거나 더둡고 침침한 경

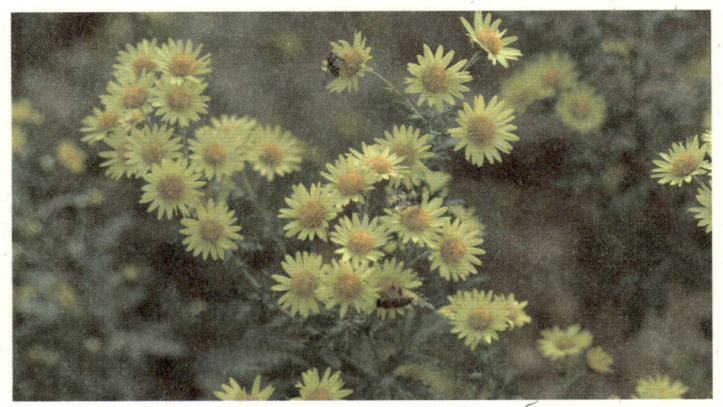
국화

우에 눈을 밝게 하는 효능이 있으며, 눈물이 많이 나오거나 귀에서 매미 우는 소리가 나는 경우에도 좋다.

국화를 베갯속으로 넣은 베개를 베고 잠을 자면 두통이나 두풍(頭風 : 풍기에 의해 머리가 무겁고 어지럽기도 하고 목으로부터 두피, 눈썹 주위, 코, 입 사이에 감각이 이상하거나 저린 곳이 있고 귀가 멍멍하고 눈이 아픈 등의 증상을 나타냄)을 치료하고 눈을 밝게 하는데 도움이 된다.

국화는 폐와 신장을 좋게 하며 음기를 도와주는 효능을 갖고 있다. 그러므로 신장의 음기가 부족하여 허열이 오르고 어지럽고 식은땀이 나며 눈이 침침해서 잘 보이지 않을 때 좋은데, 구기자와 함께 달여 마셔도 좋다. 또 국화가 머리와 눈을 맑게 하므로 국화차는 수험생에게도 매우 적합한 차다.

국화는 중풍 예방에도 효과가 있다

한의학에서 말하는 풍기는 중풍中風의 기미가 나타났다는 것으로 머리가 어지럽거나 아프고, 머리에 열이 올라오거나, 손가락이 저리거나, 짜증과 화를 잘 내는 등의 증상이 대부분이다. 신장의 음기가 부족해지거나 신경을 지나치게 쓴 경우에 열이 상부로 올라온다. 심할 경우에는 눈이 빠질 것 같이 아프거나 머리에 벌레가 스멀스멀 기어 다니는 느낌이 들기도 한다. 이러한 경우에 국화를 달여 먹으면 풍기를 내려주므로 중풍의 예방에 도움이 된다. 오래 먹으면 혈압이 떨어지고 심장 혈관에도 좋아 협심증, 심근경색증에 효과가 있다.

국화수와 국화주도 약효가 있다. 국화가 번성한 못이나 수원지의 물을 '국화수'라고 하는데 풍기를 없애주고 어지럽거나 저린 증상을 치료하며 쇠약한 것을 보해 주고 얼굴색을 좋게 한다. 특히 국화수를 오래 마신 주민들은 모두 오래 살았다고 한다. 국화로 담근 '국화주'는 눈을 밝게 하고 뼈와 근육을 튼튼하게 하며 노화 방지에도 좋다.

국화를 약으로 쓸 때 주의해야 하는 경우도 있다. 국화는 성질이 가볍고 약력(藥力 : 약의 기운)이 약하므로 오래 먹어야 효과가 나타난다. 눈병의 치료에는 효과가 빠르다. 그런데 이때 국화를 약으로 쓰려면 반드시 단맛이 나는 것을 써야 한다. 쓴맛이 많은 것은 위장의 기를 크게 해치기 때문에 쓰면 안 된다. 그리고 기운이 허약하며 비·위장이 냉하거나 음식을 적게 먹고 설사를 잘 하는 사람은 적게 먹는 것이 좋다.

재야 생활을 즐긴 우암

우암은 절간에서 독서하기를 좋아했고 산천 유람을 즐겼다. 충북 괴산군 청천면에 있는 공림사空林寺, 속리산에 있는 고산사高山寺와 서대사西臺寺, 진산에 있는 청림사靑林寺에 들어가 세속의 번다함을 피해 책을 읽곤 했다. 그리고 금강산이나 선유동을 찾아 심신을 달랬다.

60세(1666년)에는 충북 괴산의 낙양산 아래 화양동華陽洞으로 거처를 옮겼는데, 계곡의 빼어난 경치에 매료되었기 때문이다. 지극히 아름다운 천석泉石의 경치가 있고 찾아오는 사람이 없으니 책 보기가 아주 좋았다고 한다.

화양동 계곡의 운영담 위에 다섯 칸 크기의 살림집을 마련하고 화양계당華陽溪堂이라 이름 지었다. 그리고 이곳에서 좀 떨어진 금사담 위에 세 칸 크기의 정자를 지었는데, 그 정자가 오늘날까지 남아 있는 암서재巖棲齋이다.

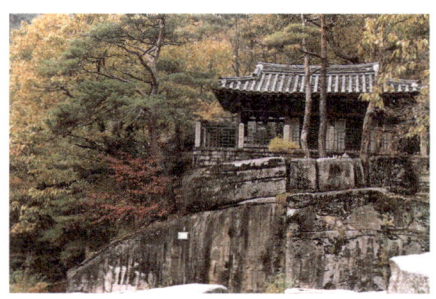
암서재

이 정자에서 독서와 사색을 했으며 때로는 찾아오는 제자를 가르치기도 했으니, 우암 선생은 자연을 즐기며 유유자적하면서 세월을 보낸 것이다. 77세(1683년)에도 10일간에 걸쳐 금강산 유람을 했다고 한다.

노후에도 힘든 유배살이를 견뎌내다

68세(1674년) 때 인선왕후仁宣王后의 죽음으로 자의대비의 복상문제가 재차 논의됐다. 이것을 제2차 예송논쟁이라 하는데 이때 남인이 승리하게 되어 다음 해 조정 실권이 남인으로 바뀌자, 우암은 1월에 함경도 덕원德源으로 유배되어 철령鐵嶺을 넘어갔다.

마음이 아픈 데다 북방의 겨울이라 무척 추웠기에 건강이 나빴지만 하루 종일 방안에 앉아 지칠 줄 모르고 책을 읽었다.

이렇게 혹독한 시련의 세월을 보내면서도 모든 시름을 잊으려는 듯 저술에 몰두하여, 3년간의 고심 끝에 72세의 나이로 〈주자대전차의朱子大全箚疑〉를 완성했다.

이 일을 끝내기 위해 치질에다 가래기침 등 악화된 건강 상태와 싸우며 새벽부터 저녁 늦게까지 거의 쉴 틈도 없이 매달렸던 것이다. 나태함을 싫어하고 부지런하게 지내는 습성이 그대로 이어진 것이다.

유배된 지 5년째 되는 1679년에는 유배지를 거제도로 옮긴다. 74세(1680년)에 경신환국庚申換局으로 남인 세력이 축출되고 서인이 다시 정권을 잡게 되자 5월에 청풍淸風으로 이배移配하라는 명이 내려졌고, 합천에 도달한 6월에는 유배를 푼다는 명이 내려졌다. 10월에 영중추부사에 임명되어 다시 관직에 복귀했다.

83세(1689년) 때 "장희빈이 낳은 왕자(뒤에 경종이 됨)의 원자 책봉이 너무 빠르니 더 기다리는 것이 좋겠다."는 상소를 올려 1월에 제주도로 유배의 명을 받았다. 25일간의 도정을 거쳐 3월에 제주도에 도착해서 위리안치 되었는데, 거기서도 학문에 매진했다.

5월에 심문을 받기 위해 한성으로 올려 보내라는 왕의 전지傳旨가 내려와 배를 타고 육지로 나와 해남, 장성을 거쳐 6월에 정읍에 이르렀는데 한양에서 사약이 내려왔다. 노구에다 거친 풍랑에 시달렸기에 극도로 쇠약해진 몸이었는데도 한 잔으로 반응이 없어 세 잔의 사약을 마시고 운명하였다고 한다.

우암의 중병과 아주 특별한 약방문

노론과 남인 간의 당쟁이 심할 때인 어느 날 우암이 중병에 걸렸다. 이런 저런 치료를 했으나 차도가 없고 그야말로 백약이 무효인 상태가 되었다. 그래서 우암은 아들을 불러 병세를 상세히 적어 주면서 "지금 곧 미수 대감께 가서 이것을 보여 드리고 약방문藥方文을 얻어 오너라."고 일렀다.

미수는 '허목許穆'이라는 분인데, 젊어서 의학을 공부하느라 늦게야 벼슬길에 올라 우의정에까지 오른 남인의 거두였다. 우암과 미수는 북벌론이나 효종 임금 승하 시 상례 문제 등에서 정면으로 대립하여 서로 원수같이 지내던 최대의 정적 사이였다.

그러니 우암의 아들은 크게 놀라며 "왜 하필이면 미수 대감에게 약방문을 청하십니까? 만일 약방문에 독약이라도 써 넣으면 어쩌시려고 그러십니까?"라고 반대했다. 그렇지만 우암은 아들을 꾸짖으며 미수 선생에게 다녀올 것을 명하니 아들은 갈 수 밖에 없었다. 미수 선생은 부탁을 받고는 묵묵히 증세를 읽어 보고 약방문을 써 주었다.

아들이 돌아와 약방문을 보니 대부분 '비상砒霜'을 비롯한 극약들로 이루어져 있는 것이 아닌가. 그래서 아들은 "이 처방은 아버님을 독살시키려는 의도가 분명합니다. 절대로 이 약방문으로 약을 드셔는 안 됩니다." 그러나 우암이 이르기를 "미수는 의술을 공부한 사람이므로 병중의 정적을 독살할 졸장부가 아니다."라고 아들을 꾸짖고, 빨리 그 약방문대로 약을 달여 오라고 하였다. 그리고 우암은 달여 온 약을 조금도 의심 없이 마셨고 얼마 지나지 않아 회복이 되었다. 그런데 병이 완전히 다 낫지는 못했다고 한다. 왜냐하면 아

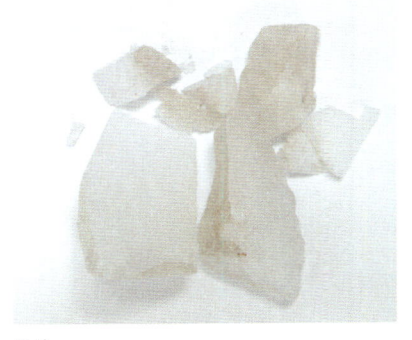
추석

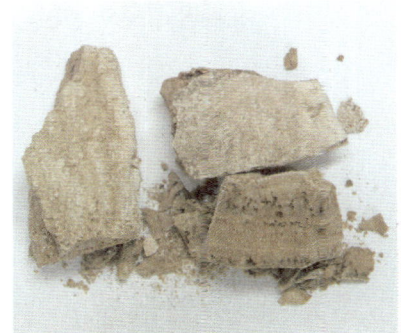
인중백

들이 아무리 생각해 봐도 도저히 그대로 약을 지을 수가 없어서 비상을 절반만 넣었기 때문이었다는 것이다.

이처럼 질병에 따라 극약을 써야만 나을 수 있는 경우가 드물게 있다. 우암 선생은 당시 매일 아이의 오줌을 받아 마시는 건강법을 사용하고 있었는데, 그로 인해 몸속에 응어리가 쌓여 있어 그 응어리를 제거하기 위해서 비상을 비롯한 극약을 써야만 했던 것이다.

우암의 건강과 요료법尿療法

우암은 요료법을 하고 있었기 때문에 평소 엄동설한에도 추위를 모를 정도로 손발이 따뜻했다. 우암 선생의 원기가 워낙 건강해 죽기 직전에 사약을 한 잔 마셨으나 별다른 반응이 없어 결국 석 잔이나 마시고서야 비로소 숨을 거두었다고 한다.

요료법은 동양에서 아주 옛날부터 넓게 활용되었는데 청나라의 서태후와 일본의 왕실 고관들도 요료법을 건강장수의 비법으로 썼다고 한다.

우암은 아이의 오줌을 마셨지만, 요료법은 자기의 오줌을 마시는 것을 말한다. 아침에 자리에서 일어나 공복에 본인의 오줌을 받아서 다른 것을 섞지 않은 채로 마신다. 한번에 150~180cc 정도 마시면 되고, 마신 후에 물로 입을 헹구어 내는 것은 무방하나 물을 마셔서는 안 된다. 마시는 것을 며칠 계속하면 몸이 나른하고 잠이 많이 올 수 있으나 이는 일시적 현상이라고 한다.

현대에 와서도 이용되고 있는 요료법

높은 계단을 뛰어다닐 정도로 건강해서 99세까지 장수를 누렸던 M. 데사이 전 인도 수상은 77년 타임지와의 인터뷰에서 "매일 아침 나 자신의 소변을 마셔서 건강을 유지한다."고 밝혔다. 이것이 구미 각국의 일반인들에게까지 요료법이 널리 알려지게 된 계기라고 한다.

독일에서는 1930년대에 이미 요료법이 첫 시행되었다는 기록이 있다. 주은래周恩來 전 중국총리의 주치의를 맡았던 명의 포보주浦輔周 교수도 1930년대에 소변을 이용한 임상실험 결과 그 효과가 범상치 않음을 보고한 바 있다.

요료법은 일본 의학계 원로들도 많이 권장했는데, 〈요료법의 놀라운 효과尿療法 驚くべきこの效果〉라는 책을 쓴 나카오 요이치中尾良一 박사의 가설에 의하면, 건강한 사람의 오줌에는 미량의 활성물질이 들어있어 체내 대사를 활성화시키는 작용을 한다고 하였다. 혈액의 분신이라는 별명처럼 맛은 혈청과 같이 짜고, 면역항체 등 혈청성분과 대사 작용의 균형을 조절하는 호르몬이 들어있다고 한다.

미국 하버드 의대 연구진이 오줌의 성분을 연구한 결과 SPU라고 하는 요성수면물질을 발견했고 이 물질이 면역기능을 강화시킨다는 것을 알아냈다. 소변에서 추출한 유로키나아제는 동맥경화를 치료하는 혈전용해제로 활용된다.

한약으로도 쓰인 오줌

당나라의 명의 손사막(孫思邈 : 藥王)은 〈천금익방千金翼方〉에서 소변을 '외과 방면 최고의 약傷科之仙藥'이라 했다. 명나라의 이시진李時珍도 〈본초강목本草綱目〉에서 소변을 이용해 고칠 수 있는 질병을 40여 종이나 들었다. 청나라 말기의 명의 당용천唐容川은 소변을 마시고 몸이 회복되어 기운이 펄펄 나는 모양이 흡사 용이 돌아온 것 같다하여 '회룡탕回龍湯'이라 불렀다. 또한 온갖 병을 고쳐 원래의 건강한 몸으로 되돌려놓는다고 '환원탕還元湯'이라고도 한다.

그래서 옛날부터 의가에서는 자신의 소변과 사람의 젖 그리고 사람의 태반의 세 가지를 일컫 '목숨을 구하는 지극히 귀한 보배接命之至寶'라고 하였다. 자신의 체내에서 나온 것을 받아 마시면 이것이 몸속을 돌아 생리적으로 활성화하는 기능이 있다고 해서, 약재로서의 소변을 '윤회주輪廻酒'라고도 한다. 또 정신이 되돌아오게 할 정도로 좋은 약이라 하여 '환혼주環魂酒'라고도 한다.

몸이 허약해지면서 가래에 피가 섞여 나오거나 코피를 쏟기도 하고 출산 후에 어혈로 인한 통증, 각종 타박상 등에 신선한 소변을 받아 따뜻하게 한두 잔을 마시거나, 탕약 속에 넣어 마신다. 소변에는 어혈을 흩어버리고 피를 돚게 하는 효능도 있기 때문이다.

어떤 오줌을 한약으로 썼나

한약으로 오줌을 쓸 때는 아무 오줌이나 쓴 게 아니고 반드시 어린 사내 아이 오줌만 썼다. 이것을 '동변童便'이라고 하는데, 동변은 옛날부터 화기를 내리는데 쓰였다. 기록에 의하면 사람이 쓰러져 인

사불성이 되었을 때 동변에 우황청심원牛黃淸心元을 개어 먹이기도 했다. 또 동변은 한약재 수치修治에도 쓰였는데, 한약재를 동변에 담가 두었다가 쓰는 것을 동변침童便浸이라고 한다.

동변은 여러 가지 효과가 있었기 때문에, 궁중의 내의원에서도 궐내의 사역원(司譯院 : 외국어 교육원), 봉상시(奉常寺 : 종묘의 제사 및 시호를 정하는 일을 관장하는 관청), 관상감(觀象監 : 천문, 기상 관측을 담당하는 관청) 등에서 교육을 받고 있던 아이들을 동변군童便軍으로 차출해서 오줌을 받아 사용했다. 그러니 지엄했던 왕이나 왕비도 아이들의 오줌을 먹었던 셈이다.

오줌으로 만들어진 약으로는 인중백과 추석이 있다. 인중백人中白은 오줌을 옹기 질그릇에 받아 두면 바닥과 벽에 허옇게 막이 형성되는데, 이것이 두터워지면 긁어서 불에 달군 다음 가루를 낸 것이다. 오줌의 침전물이므로 화기火氣를 내리고 어혈을 풀어주며 입과 혀가 헐고 아픈 것을 막아준다.

추석秋石은 동변童便을 고아서 정제精製한 결정물結晶物이다. 이것은 오줌과 달리 성질이 따뜻하다. 허로虛勞, 유뇨(遺尿 : 오줌을 저절로 흘리는 증상), 소변백탁(小便白濁 : 오줌이 뜨물처럼 뿌옇게 나오는 증상), 유정(遺精 : 정액이 저절로 흘러나오는 증상) 및 정력 강화 등에 쓴다. 청나라의 옹정황제가 추석秋石을 복용하였고, 조선의 영조 임금도 추석환秋石丸을 드셨다는 기록이 있다.

한편, 〈동의보감〉에는 오줌이 피부를 매끄럽게 해 준다고 나온다. 실제로 예전에 에스키모인이나 만주 지방에 살던 읍루(挹婁 : 말갈족)인들은 집안의 한가운데 오줌통을 놓아두고서 버리지 않고 모은 오줌으로 세수를 하고 머리를 감았다고 한다. 왜냐하면 거센 추위에 견디기 위해 온몸에 돼지기름을 두텁게 발랐는데, 당시에는 비누가 없었기에 돼지기름을 씻어내는데 오줌만한 것이 없었기 때문이었다.

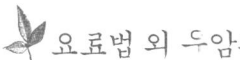 요료법 외 우암의 장수 비결

우암은 인간의 내장과 마음이 긴밀한 관계에 있다고 보아 정신 건강에도 남다른 주의를 기울였다. 또 담배가 건강에 해롭다고 해서 피우지 않고, 젊은 시절부터 술과 여자를 멀리 해서 늙도록 건강을 잘 유지하고 있었다.

80세 가까이 되어서도 머리카락에 윤기가 있어 제자들의 탄복을 사기도 했다. 평소 소식을 하는 데다 밤늦게 귀가하면 저녁도 들지 않았을 정도로 건강을 관리했다.

밤늦게 밥을 먹으면 몸에 해롭다고 보았기 때문인데, 위장병으로 고생을 했기 때문에 이토록 조심하게 된 것이다. 역시 사람은 약간의 병이 있어야 조심하게 된다. 그리고 이렇게 조심하는 마음이 건강을 유지하고 중병을 예방하여 장수할 수 있게 하는 것이다.

한의학 공부로 질병을 예방하고, 요리법을 전수하라

은진 송씨 송준길 집안

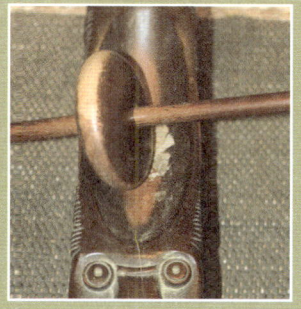

조선시대 대부분의 선비들은 과거 준비를 위해 밤낮을 가리지 않고 오로지 공부에 매진하느라 몸을 상할 우려가 많았다. 그럼에도 불구하고 스스로 자신의 건강을 챙기는 것은 물론이고 가족들의 질병도 직접 치료하고 예방할 수 있었다. 그 이유는 선비들 대부분이 기본적으로 의서를 공부하였기 때문이다.

장수한 후손들이 많은 은진 송씨 집안에도 한의서를 비롯하여 한약장과 약을 다는 저울 및 약을 빻는 기구가 갖추어져 있었다. 또한 주요 한약재는 밭에서 재배하였다. 그리고 온 가족의 음식을 책임진 며느리들에게는 요리책이 전해 내려오고 있었다.

건강 장수는 그냥 얻어진 것이 아니라 수시로 한약을 먹고 좋은 음식으로 영양을 충실하게 함으로써 지켜진 것이다. 이 집안의 건강 비결을 살펴보자.

송준길(宋浚吉, 1606~1672, 67세)은 우암 송시열과 함께 노론을 이끌었으며 효종의 북벌 계획에도 참여했던 인물이다.

영천군수를 지낸 부친 송이창(宋爾昌, 1561~1627, 67세)과 모친 광산 김씨 사이에서 태어났는데, 이때 부친은 45세로 당시로서는 고령이었다. 18세(1623년)에 우복 정경세(鄭經世 1563~1633 : 유성룡의 수제자로 영남 퇴계학파를 계승하는 성리학자)의 딸 진주 정씨와 혼인했다.

19세(1624년)에 진사가 되고 세마洗馬에 임명되었으나 사양하고, 20세 때 김장생金長生의 문하에 들어가 성리학과 예학에 관한 가르침을 받았다.

호가 동춘당同春堂인데, 사철의 원기 가운데 봄이 가장 왕성하므로 만물과 봄을 함께 한다는 뜻에서 지었다고 한다. 수십 년 동안 일기[9]를 썼고, 후손들도 많은 기록을 남겼다.

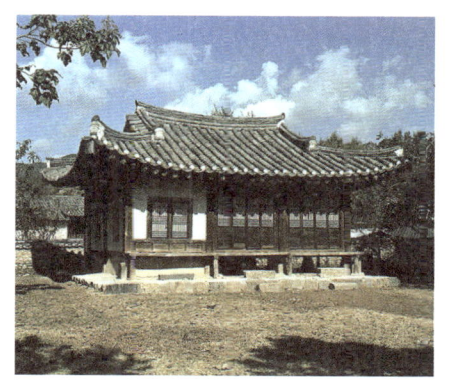

동춘당 고택

관직보다는 학문에 전념하다

동춘당은 28세에 음직蔭職으로 동몽교관을 잠시 맡았으나 이후 20년 가까이 벼슬에 나가지 않고 향리에 머물면서 학문에만 전념

---

9) 〈동춘당 일기〉는 24세 되던 1629년 1월부터 시작하여 67세가 되어 사망하기 직전인 1672년 9월까지 44년간 기록한 것이다.

했다. 44세(1649년)에 효종이 즉위하여 척화파와 재야학자들을 대거 등용할 때 송시열 등과 함께 발탁되어 부사직, 장령 등을 거쳐 통정대부의 품계를 받았지만 얼마 후에 물러나 강학과 저술을 업으로 삼고 지내며, 계룡산이나 백마강 등 인근의 명승지를 유람하기도 했다. 53세(1658년)에 대사헌, 이조참판을 거쳐 이듬해 병조판서, 우참찬에 임명되어 송시열과 함께 효종의 측근에서 국정을 보필했다. 이어 이조판서, 대사헌 등에 임명되었으나, 남인들의 거듭되는 공격으로 관직에 발을 끊고 회덕에 머물러 살면서 여생을 마쳤다.

이처럼 동춘당은 남들처럼 높은 벼슬에 연연하지 않고 느긋하게 한 평생을 보냈기에 비교적 오래 살 수 있었던 것으로 보인다. 그의 후손들도 그러한 삶의 태도를 이어받아 장수집안이 되지 않았나 싶다.

조부인 송응서(宋應瑞, 1530~1608)가 78세, 부친인 이창이 67세, 그리고 동춘당도 67세까지 살았다. 그러나 동춘당의 아들인 광식(光拭, 1625~1664)이 40세, 손자인 병문(炳文, 1640~1682)과 병하(炳夏, 1646~1697)가 각각 43세와 52세로 일찍 죽었는데, 병하炳夏의 부인인 안정安定 나씨羅氏 부인(1647~1737)이 91세까지 장수했기 때문인지 이후 자손들은 장수했다.

손자인 병하는 민정중(閔鼎重, 1628~1692 : 인현왕후의 중부)의 천거에 의해 35세에 희릉참봉(종9품)을 시작으로 벼슬길에 올라 수원부사, 충주목사에 올랐다. 그러나 놀이를 즐기지 않았다고 한다. 그의 비문에는 그가 거처와 의복을 검소하게 하였으며, 음률이나 여색은 물론 장기와 바둑도 즐기지 않았다고 되어 있다. 그 탓으로 비교적 일찍 사망한 것이 아닌가 싶다. 반면에 그의 아들인 요경(堯

卿, 1668~1728)이 61세, 요화(堯和, 1682~1764)가 83세로 장수하였다.

송준길의 호인 동춘당의 춘春은 인仁을 상징하므로 어질게 사는 삶을 추구하였을 것이니 늘 편안한 마음이었기에 몸도 평안했을 것으로 짐작된다. 게다가 동춘당은 계룡산鷄龍山과 봉무산鳳舞山 사이에 있어 용과 봉황새가 좌우에서 호위하는 형세라고 한다. 마루와 서까래가 트여 사방이 다 바라다보였고, 집은 조용하고 따스하여 겨울이나 여름 모두 좋았다고 한다.

동춘당의 적극적인 건강관리

동춘당은 자신의 병세를 잘 알고 있어서 특별한 병이 아니면 의원을 부르지 않고 의서를 펼쳐보고 자신이 직접 약을 처방해 달여 먹었다. 그가 이렇게 할 수 있었던 것은 〈동의보감〉과 명나라 때 나온 약물학 서적인 〈본초강목〉을 읽었기에 가능했다.

동춘당 집안에는 한약재 104가지를 넣을 수 있는 중형 한약장이 전해지고 있다. 작은 서랍이 가로 세로 일곱 개씩 49개, 큰 서랍

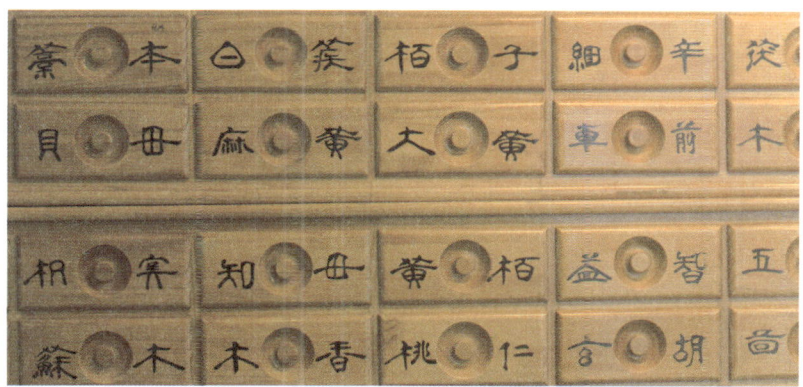

한약장

이 3개이므로 모두 52개 서랍인데, 서랍마다 두 가지 약재가 들어간다. 진료를 직업으로 하는 한의원에서는 2백종 이상의 한약을 구비해야 하므로 서랍이 100개가 넘는 대형 약장을 쓴다.

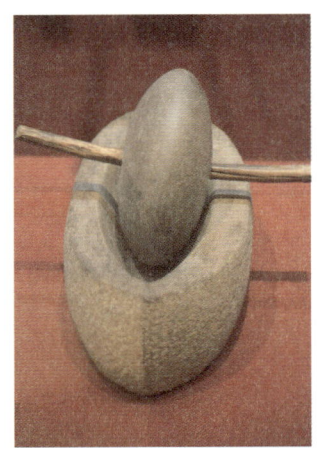

약연

물론 약을 다는 저울도 있었고, 약을 빻는 기구도 있다. 〈동춘당일기〉에는 곡식 외에도 국화, 천궁川芎, 박하薄荷, 지황地黃, 구기자枸杞子 등의 한약재를 대규모로 심었다는 기록이 있다. 또 일기에 나온 상거래 기록에서 가장 많이 사들인 것이 한약재라고 한다. 그것은 동춘당 자신이 한평생 병으로 고생하면서 약을 달고 살았기 때문일 것이다.

지황과 구기자는 신장을 보하는 보약이다. 그러니 중년기 이후 신장의 기가 쇠약해지기 시작할 때부터 먹으면 몸을 건강하게 유지

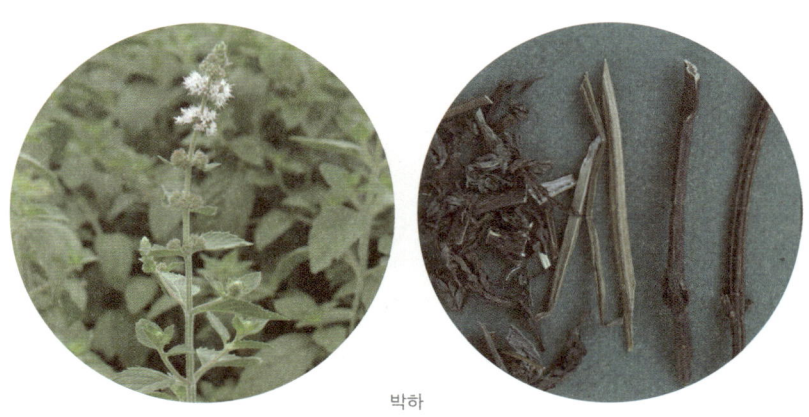

박하

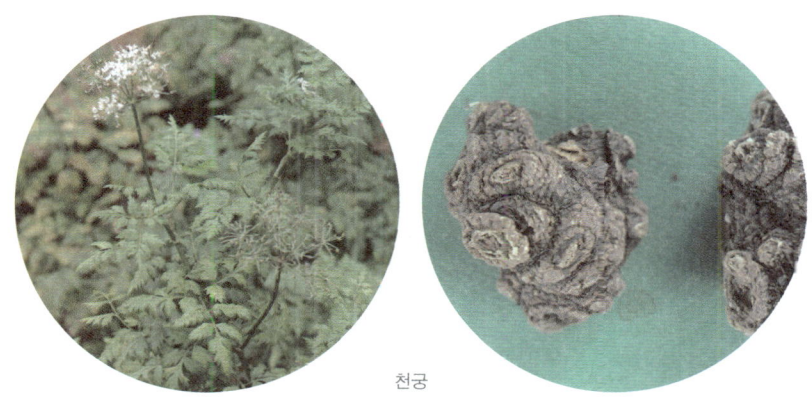

천궁

하면서 성인병을 예방하고 장수하게 하는데 좋은 약이 된다. 또한 국화, 천궁, 박하는 머리를 맑게 하며 두통을 예방하고 치료하는 약이다. 따라서 늘 글을 읽는 선비에게는 필수적인 약이라 할 수 있다. 특히 국화와 구기자는 늘 차로 마셔도 좋다.

송준길의 증손, 송요화의 삶

송요화(宋堯和, 1682~1764, 83세)는 어려서부터 설악산에 들어가 삼연三淵 김창흡金昌翕에게 역학易學을 배우고, 제자백가를 두루 읽었다.

18세(1699년)에 19세의 호연재浩然齋 안동 김씨와 혼인하였으나 41세에 부인이 세상을 떠났고, 42세(1723년)에 밀양 박씨(1700~1737)와 재혼하였다.

증조부처럼 일기를 써서 남겼기에 그의 생활상이 전해진다. 특히 모친을 지극하게 섬긴 효자로 이름 높았지만, 이렇다 할 업적이나 유명한 문집을 남기지 않은 탓에 오늘날 그 이름을 알고 있는 사

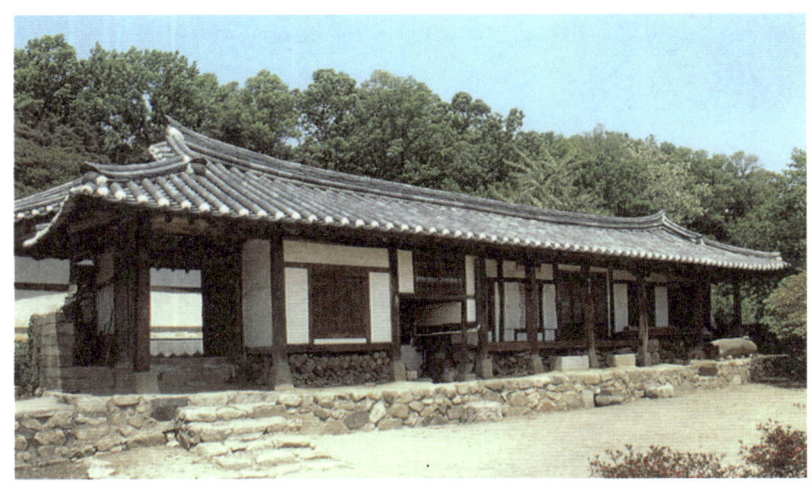

소대헌 전경

람은 별로 없다. 호가 소대헌小大軒이다.

소대헌이란 '큰 테두리만 볼 뿐이지 작은 마디에는 개의치 않는다見大體不拘小節'라는 뜻이다.

작은 사랑채인 오숙재寤宿齋에서는 호연재의 아들 익흠이 글공부를 했다. 그는 결혼해서 아들을 키우면서도 계속 오숙재에 남아서 아버지 소대헌의 곁을 지켰다.

두 채의 사랑채 앞마당은 봄이 되면 만화방창한 꽃 세상이 된다. 수령 200년이 넘는 고려영산홍과 빛깔이 선명한 자산홍, 백목련과 자목련, 적모란과 백모란 등이 앞 다투어 피어나는 것이다.

소대헌은 49세(1730년)가 되어서야 음사蔭仕로 사산감역(四山監役 : 종9품)에 임명되어 뒤늦게 벼슬길에 나갔다. 외직으로 나가 있을 때 선정을 베풀어 통정대부에 가자加資되었고, 72세(1753년)에 정3품 당상관인 돈녕부 도정으로 승진했다. 75세(1756년)에 노인 우대로서 가선대부에 올랐으며, 82세(1763년)에는 자헌대부 지중추부사知中樞府事에 올랐다.

아들 익흠(益欽, 1708~1757, 50세)은 비교적 일찍 사망하였으나, 4대손 문희(文熙, 1773~1839, 67세)와 5대손 종오(鍾五, 1828~1904, 77세), 9대손 용억(容億, 1914~2005, 92세)은 장수하였다.

 호연재 안동 김씨의 짧은 삶

마음의 병으로 고생하는 여성이라면 은진 송씨 가문에서 한 사람 더 살펴보아야 한다. 바로 송준길의 증손 송요화의 아내 호연재(1681~1722, 42세)이다.

호연재는 부친 김성달(우의정을 추증 받은 선원 김상용의 증손자)과 어머니 연안 이씨(월사 이정구의 증손녀) 사이에서 6남 4녀 중 여덟째로 태어났다. 당시로서는 늦은 나이인 19세에 혼인하였고 28세에 아들 오숙재를 낳았다. 그녀는 42세로 짧은 삶을 마감했다. 마음고생을 많이 했기 때문에 오래 살지 못했지만, 194편이란 많은 시와 문집을 남기는 등 문인으로 이름이 알려져 있다.

 호연재가 단명했던 이유

호연재의 집은 노비단 30명이 넘을 정도로 큰 규모의 살림이었다고 한다. 수십 가지기 논밭에 농사를 지어 살림은 넉넉했지만 흉년이 들거나 경조사가 많은 해에는 더러 곡식이 떨어지기도 했다. 남편 소대헌이 언제나 벼슬하는 형을 따라 다니며 모친을 관사에서 모셨으므로 부인이 홀로 집안 살림을 꾸렸다. 그럴 때는 벼슬하는 친정 오라버니에게 시를 써 보내며 쌀을 빌리거나, 시아주버니에게 편지를 보내어 곡식을 빌리기도 했다. 아마 호연재는 남편도 없이 큰살림을 꾸려나가느라 스트레스가 엄청났을 것이다.

하지만 그녀에게 오는 스트레스의 근원은 대부분의 나날을 남편 없이 지내야 하는 외로움이 아니었나 싶다.

그녀가 쓴 〈자경편自警篇〉에는 첩을 적국敵國이라 규정지으면서 날마다 부덕을 높이고 스스로 자기 몸을 닦을 뿐이라는 내용도 있어 명문가의 딸로서 투기할 수도 없는 답답한 심정을 엿볼 수 있다.

그랬기에 사대부 집안의 며느리였지만 이따금 술도 마셨고 담배도 피우면서 스트레스를 풀었던 것으로 보인다.

'남초南草'라는 한시를 지었는데 '인간 세상 시름에 막힌 사람들에게 널리 알려 이 약을 가져다 걱정스런 창자를 풀리라'고 썼다. 그리고 보면 호연재 김씨의 단명은 '화병'에 걸린 탓이 크지 않을까 생각된다.

화병이란?

흔히 '울화병鬱火病', '신경화증'이라 하는데, 정식 병명은 '화병'이다. 화병은 우리나라 중년 이후의 여성들에게 많이 발생하는 것으로 미국 정신의학회에서도 한국 특유의 증후군의 하나로 소개하고 있다. 많은 한국 여인들이 스트레스를 적절하게 풀지 못하고 마음속에 한을 쌓아두다 보니 그 때문에 생겨난 '한국형 질환'이라는 것이다. 흔히 '속에서 천불이 난다'고 얘기하는 여성들이 많은데, 가슴 속에 맺힌 응어리로 인해 열이 생겨나 가슴과 얼굴로 치밀어 올라오므로 병명에 '화火'자를 쓴 것이다.

화병의 원인은 대부분 심리적인 것으로 남편 혹은 시부모와의 갈등, 남편의 외도, 가난으로 인한 고생, 자식의 속 썩임 등등이다. 기분 좋은 일이 없기에 속상함, 억울함, 분노, 증오 등의 감정을 풀지 못해 응어리가 쌓이고 맺히는 것이다. 지금은 덜 그렇지만 과거 전형적인 한국 여성들은 집안 문제로 스트레스를 많이 받았는데, 그걸 적절하게 해소할 수 없었다. 단순히 억누른 채 참기만 해야 했다. 이렇게 살았기 때문에 화병이 생긴 것이다.

그런데 이런 증상으로 고생하는 사람들과 이야기를 해보면, 본인 자신도 무엇 때문에 스트레스를 받고 있고 또 어떻게 하면 해결할 수 있다는 것을 알지만, 어쩔 수 없이 그냥 참고 지낸다고 한다.

그러니 지금과 달리 조선시대에는 안방마님이 싸울 수도 없을 뿐만 아니라 이혼은 더더욱 할 수 없었으니 속병은 깊어갈 수밖에 없었을 것이다. 요즘도 싸움을 하거나 이혼을 해 버리면 되지만, 자식을 위해 가정의 평화를 위해, 울며 겨자 먹기로 참는 경우도 적지 않다. 꾹 참고 지내다 병이 되는데, 근래 들어 황혼 이혼이 늘고 있거나 자녀를 결혼시킨 뒤에 이혼하는 것이 예전과 달라진 모습이다.

이처럼 화병은 정신적 스트레스가 원인이며 적으면 6개월 길면 20년 정도에 걸쳐 만성적인 억울함을 참고 살다가 생기는 질환이다. 이렇게 억눌려 지내던 사람이 어느 날 충격적인 스트레스를 받으면 그것이 도화선이 되어 폭발하기도 한다.

화병의 증상과 합병증

화병은 신체적인 증상도 많다. 얼굴의 열기, 두통, 어지러움, 갈증을 비롯해서 가슴이 답답하고 두근두근 뛰거나 치밀어 오르고 목이나 가슴에 덩어리가 붙어 있는 것 같은 느낌이 들기도 한다. 소화 장애, 식욕부진, 진땀, 불면증, 변비, 월경불순 등의 증상도 나타난다. 정서적으로는 우울, 불안, 신경질, 짜증, 죽고 싶은 감정 등으로 나타나고 매사에 재미나 의욕이 없이 허무해진다.

화병이 생기면 합병증으로 오기 쉬운 병도 많다. '갑상선 기능 항진증(영류癭瘤)'은 감정 장애로 인해 갑상선의 기능이 예민하게 영향 받고 자율신경계의 평형이 깨져 갑상선 호르몬이 과잉 분비되는 병이다. 갑상선이 커지고 가슴이 뛰며 맥박이 빠르고, 식욕이 증가하나 체중은 감소하고, 더위를 참기 어렵고 땀이 많으며, 눈알이 튀어나온 것 같고, 짜증을 잘 내고 사소한 일에 쉽게 흥분하며 정서불안, 불면, 심한 피로, 운동 시 호흡곤란, 월경불순 등의 증상이 나타난다.

그밖에도 설사와 변비가 교대로 나타나고 복부 불쾌감과 팽만감 및 통증이 생기는 '과민성 대장증후군(칠정설七情泄 및 기비氣秘)'도 생긴다. 신경을 많이 써서 기가 소통되지 못해 체내의 물이 제대로 운행되지 않아서 얼굴이나 손발이 잘 붓는 '특발성 주기성 부종(기종氣腫)' 증상도 나타난다. 목에 무엇인가 걸려 있는 것 같은 느낌이 드는데 실제는 아무것도 없고, 뱉으려 해도 나오지 않고 삼키려 해도 넘어가지 않는 '인후부 이물감(매핵기梅核氣)' 등의 증상도 있다. 물론 갱년기 장애도 빨리 오고 증세도 훨씬 심하게 나타난다.

화병은 치료가 잘 될까

원래 육체적인 질병보다 정신 혹은 신경성 스트레스에 의해 일어나는 병증들은 한결 복잡하고 심하며 치료가 어렵다. 의술이나 사회 환경이 좋아진 요즘도 그렇거니와 당시에는 거의 낫지 않는다고 봐야 할 것이다. 아니 오히려 온갖 합병증을 일으켜 노화를 촉진했을 것이다. 그러므로 증상 하나하나에 집착하기보다는 근본적인 원인

을 해결해야 하니 마음 치료가 중요하다. 조선시대 여인들의 상당수
가 불교나 무속신앙에 빠져든 것도 그 때문으로 볼 수 있다.

　화병을 치료하려면 심화心火, 즉 심장의 불기운을 가라앉히는 약
물과 음식을 쓰는 것이 기본이다. 그리고 꾸준히 운동하고 탕욕과
일광욕을 자주 해야 한다. 또 체중이 늘지 않도록 과식하지 않고 달
거나 짠 음식, 기름진 음식 등을 주의해야 한다. 지압요법으로 등뼈
좌우와 손발바닥을 문질러 주는 것이 좋고, 아무리 바쁘더라도 가
끔은 편안하고 여유 있는 시간을 가져서 스트레스를 풀어줘야 한다.
그렇지만 무엇보다 가족, 특히 남편의 따스한 사랑이 중요하다는 것
은 두말 할 필요가 없다.

 송씨 집안에 내려오는 '송순주松荀酒'

　이 집안에는 〈주식시의酒食是儀〉와 〈우음제방禹飮諸方〉이라는
필사본으로 된 요리책이 대대로 전해 내려온다. 한글로 기록되어
있는 이 책들은 어느 한 사람이 기록한 것이 아니라 여러 대에 걸쳐
서, 시집 온 며느리 손끝으로 전수받은 음식 솜씨를 하나 둘 덧붙여
온 것이다.

　송영로(宋永老, 1803~1881, 79세)의 부인 연안 이씨가 처음 기
록하기 시작했다고 한다.

　〈주식시의〉는 구기자주부터 송순주를 담그는 법까지 음식과
술 만드는 법 99가지가 실려 있다. 그밖에도 '아기 배고 탈나면 약
쓰는 법', '산모 젖내는 법' 등의 임신부 건강 비결도 쓰여 있다.

　〈우음제방〉은 각종 가양주를 빚는 제조법을 적은 책으로써 소
국주小麴酒에서부터 백일주百日酒까지 24가지의 술을 담그는 법이

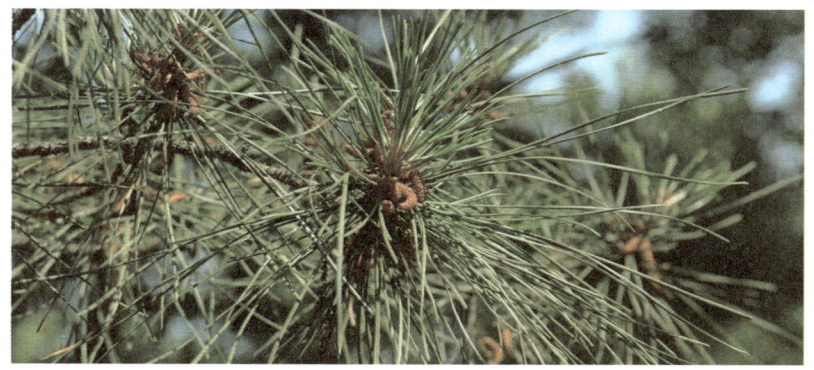
송순

실려 있다. 이 책들은 대전광역시 둔산동 박물관에 소장되어 있다.

　송순주는 소나무 새순으로 빚는 술로서 숙취의 두통이 없고 위장병과 신경통에 특효가 있으며, 풍치 예방과 강정제로 효과가 뛰어나 예로부터 약술로 즐겨 마셨다. 지난 2000년에 대전광역시 무형문화재 제9호로 지정되었다.

　송순주는 각 지방마다 담그는 방법이 다른데, 밑술용으로 누룩가루 1되와 멥쌀 3되, 덧술용으로 찹쌀 1말로 송화松花가 피지 않은 송순松筍 500g이 사용된다. 먼저 멥쌀가루를 찐 다음 누룩가루와 물을 넣고 되직하게 반죽하여 항아리에 담은 후 20~25도에서 10일간 숙성시켜 밑술을 만든다.

　덧술은 찹쌀로 고두밥을 지어 식힌 후, 숙성된 밑술을 물과 함께 버무려 만든다. 송순주를 빚을 때는 항상 집안의 우물물을 사용해야 송순주로서의 제 맛을 낸다. 깨끗한 송순을 끓는 물에 살짝 데쳐 물기를 뺀 다음 항아리에 깔고 그 위에 덧술을 넣어 20~25도에서 15일간 숙성시키면 송순주가 완성된다.

　송순주 제조기능 보유자 윤자덕(67세, 파평 윤씨) 씨는 25세에 동춘당同春堂 송준길의 둘째 손자 송병하의 11대 증손인 은진 송씨 송봉기 씨와 혼인하였다. 윤씨는 결혼 후 은진 송씨가의 10대 장손 며느리인 시어머니로부터 종가 제례 등 대소사에 소용되는 각종 음식 조리법을 배웠다고 한다.

인내하고 절제하며
18훈계를 따르라

양천 허씨 허목 집안

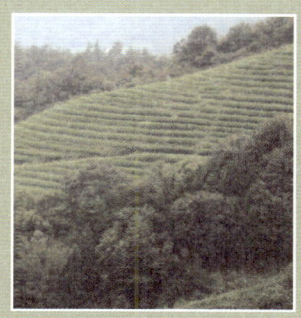

세상은 마음먹기 나름이라는 말을 많이 한다. 이 말은 주로 자신의 의지를 시험할 경우에 한정해서 많이 사용하는데, 사실은 우리의 몸도 마음먹기에 따라서 건강해지기도 하고 쇠약해져 질병에 걸리기도 한다.

간단하게 한번 체험을 해보자. 책을 잠시 덮어두고 진심으로 싫어하는 사람을 머릿속에 한번 떠올려보자. 온갖 부정적인 에너지를 뿜어대고, 천박한 욕설과 불신을 아무렇지 않게 내뱉으며 이간질을 일삼는 그런 사람이면 된다. 그러면 순식간에 기분이 나빠지면서 근육이 조금씩 경직된다. 생각만으로도 몸에 스트레스 반응이 일어나 건강에 나쁜 영향을 주는 것이다.

그렇다면 우리가 평소에 긍정적인 효과를 불러일으키는 선택을 할 수 있다면 어떻게 될까? 당연히 건강에 좋은 영향을 주게 될 것이다. 어떻게 하면 그럴 수 있는지 허목 선생에게 생활의 지혜를 배워 보자.

허목은 노론의 거두 송시열에 맞선 남인의 거목으로 우의정을 지냈다. 부친 허교(許喬, 1567~1632, 66세)와 백호白湖 임제林悌의 따님인 모친 나주 임씨 사이에서 맏아들로 태어났다. 19세 때 영의정 이원익의 증손녀 전주 이씨와 혼인하여 3남 2녀를 두었고, 측실 사이에서 2녀를 두었다.

호가 '미수眉叟'인데 어릴 때부터 눈썹이 길어 눈을 덮을 지경이었다는 데서 유래된 것으로 전해진다. 호의 국문 음처럼 미수(米壽, 米年 : 88세)까지 장수하였다. 이원익도 88세까지 장수하였고, 그의 형인 허후(許厚, 1588~1661년)도 74세로 장수했다.

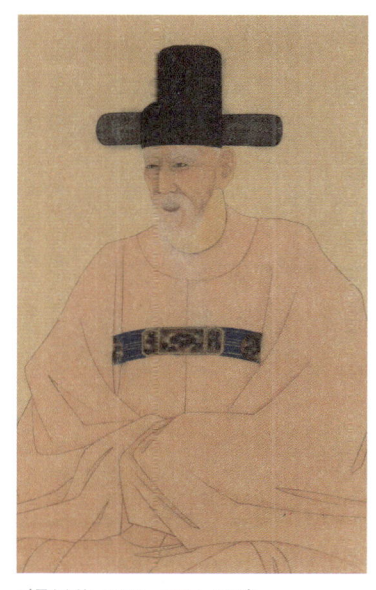
허목(許穆, 1595~1682, 88세)

도교의 수련술에 관심이 많았던 부친

부친 허교는 유교·불교·도교에 통달한 박지화(朴枝華 : 서경덕의 제자)에게 학문을 배웠다. 도교의 수련술에 관심이 많았으며 거문고를 즐겼다고 한다.

32세(1598년)에 김명원金命元의 천거로 군자감참봉軍資監參奉이 되었고 의금부도사, 선공감직장 등을 거쳐 42세(1608년)에 양성현감陽城縣監이 되었다. 이듬해 고령현감으로 부임하여 오랫동안

미제로 남았던 살인 사건을 해결하였다. 52세(1618년)에 거창을 거쳐 산음, 임실, 포천 등 7군데의 고을을 다스렸으나 집안은 항상 가난하였다.

미수도 부친의 영향을 받아 도교의 수련에 조예가 깊었을 것이고 청빈을 물려받았을 것인데, 그것이 그의 건강과 장수에 일조하였을 것으로 짐작된다.

미수가 산림(山林 : 학식과 덕망은 높지만 벼슬을 하지 않는 선비)인 까닭

미수 선생은 대대로 벼슬하던 집안에서 태어나 9세 때부터 글을 배우기 시작했는데, 그때는 100번을 읽어야 겨우 글을 깨칠 수 있었다고 한다.

젊어서 퇴계 문하 8현의 한 사람인 한강寒岡 정구鄭逑를 스승으로 하여 글을 읽었다. 29세에 동학(東學 : 양반 자제 교육을 위하여 두었던 4부학당 중의 하나)에 들어가 학업을 마치고 이어서 그곳의 재임(齋任 : 유생들을 가르치는 사람)이 되었다.

32세(1626년) 때 인조 임금이 자신의 생부인 정원대원군을 왕으로 추숭하려고 했는데, 그것을 지지한 박지계의 이름을 유생 명부에서 지우는 벌을 가했다가 정거停擧 처분, 즉 과거 응시를 금지 당했다. 얼마 후에 해제가 되었지만 그의 성품이 권세에 아부치 않고 남의 비위를 맞추거나 생색을 내거나 하지 않으며, 정심을 굳게 지키고 칼로 벤 듯 명백했기 때문에 죽을 때까지 과거는 절대 보지 않기로 결심했다고 한다.

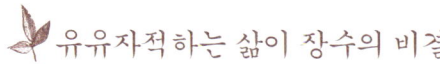
유유자적하는 삶이 장수의 비결

허목은 벼슬에 뜻을 끊고 광주廣州의 자봉산紫峯山에 들어가 학문을 닦았는데 제자백가를 비롯하여 우리나라의 역사, 풍속에 이르기까지 광범위한 지식을 섭렵했다. 그리고 산수를 좋아해서 20여 년 동안 금강산을 비롯해서 전국의 명산대천을 두루 돌아다니며 〈유금강산기遊金剛山記〉 같은 기행문을 많이 남겼다.

여러 곳을 돌아다니다가 52세(1646년)에 고향인 연천으로 돌아갔다. 이 시기에 노장 사상에 심취했고, 도가즈 우주관과 인생관으로 은일隱逸의 삶을 살며 유유자적했다. 누구든 이런 삶을 산다면 건강하게 장수할 수 있지 않을까 싶다.

이때의 지적 탐닉은 만년인 73세에 지은 〈청사열전淸士列傳〉으로 결집되었다. 김시습金時習을 비롯해서 정희량鄭希良, 정렴鄭礆, 정작鄭碏, 정두경鄭斗卿, 강서姜緖, 조충남趙忠男 등 조선의 도가로 일컬어지는 인물 7명의 열전이 그의 손에서 정리된 것이다.

한편, 미수는 글씨에도 능하였다. 삼척부사로 부임했을 때 해파海波가 심해 바닷물이 넘쳐 조수가 읍내까지 올라오자 자신이 직접 지은 '동해송東海頌'을 자신의 전형적인 고전체古篆體로 새겨 '척주동해비陟州東海碑'를 세웠다. 그러자 문장이 신비해서인지, 글자체가 힘이 넘쳐서인지 아무리 심한 폭풍우가 내리더라도 바닷물이 넘치는 일이 없어졌다고 한다. 이후 사람들은 그 비석과 비문의 신비한 위력에 놀라 이 비를 '퇴조비退潮碑'라고 불렀다고 한다.

그의 전서체篆書體는 지금 보더라도 강한 에너지가 느껴진다. 그가 독특하게 창안한 글체를 '과두문자蝌蚪文字', 즉 올챙이 글씨라고 한다. 이처럼 미수는 학문과 문장, 글씨에 두루 능했다. 그림에도 조예가 깊었는데 그가 그린 '묵매도墨梅圖'가 현존한다.

80이 넘은 나이에도 벼슬자리에서 활약하다

산중에 틀어박혀 삼베옷에 짚신신고 나물 먹으며 책 읽고 글씨만 쓰던 미수는 56세의 나이로 천거에 의해 정릉참봉(정9품의 미관말직)에 제수되었다. 63세(1657년)에 사헌부 지평에 임용되어 정계에 등장하였으나 1660년에 경자예송(庚子禮訟 : 효종상에 대한 조대비의 복제 문제) 사건으로 서인들이 승리하고 남인이 패하자 66세의 나이로 삼척부사로 좌천된다. 68세에 고향 연천으로 돌아가 10여 년 동안 낚싯대를 드리우고 시간을 보내거나 백운산과 금강산 등의 천석泉石을 찾으며 독서와 저술로 세월을 보냈다.

1674년에 2차 예송논쟁(효종비의 상에 대한 조대비의 복제 문제)이 불거져 서인이 쫓겨나고 다시 남인이 정권을 쥐게 되자 미수는 80세의 나이에 대사헌에 제수되어 정계로 복귀했다. 81세(1675년)에 우의정에 임명되어 청남淸南의 영수가 되었으나 자기의 주장이 탁남濁南의 영수인 허적許積에 의해 묵살되자 86세(1680년)에 벼슬을 버리고 연천으로 돌아가 저술과 후진 양성에만 전념하다가 88세로 세상을 떠났다.

80세가 넘은 나이에도 관직 생활을 한다는 것은 요즘에도 쉬운 일이 아닌데 하물며 그 당시라면 대단한 일이 아닐 수 없다. 육체적, 정신적으로 건강한 상태를 유지하고 있을 뿐만 아니라 자신감을 갖고 있어야만 가능한 것이다. 아마도 미수 선생에게 나이는 숫자에 불과했던 것 같다. 황희 정승이 87세까지, 이원익 대감이 81세까지 현역으로 근무한 바 있다. 수백 년 전에 그러했으니 요즘은 상당수의 사람들이 가능할 것으로 여겨진다. 그러고 보면 정년퇴직이란 쓸모없는 것인 것 같다. 물론 정년 보장도 의미가 없다.

도쿄 노인의학연구소에 따르면 1977년에 70세인 사람의 건강과 체력 수준이 2007년에는 87세에 해당되는 것으로 조사되었다.

30년 사이 17년이 젊어진 것이니 이제는 정년 연령을 없애거나 75세로 늘려야 한다는 것이다. 캐나다는 아예 정년을 없앴다고 한다. 열정과 건강만 유지하면 과거의 '노인'이 아닌 것이다.

99세의 고령에도 불구하고 왕성한 활동을 하고 있는 일본의 대표적인 노화 학자 히노하라 박사는, 심장내과 의사로서 환자를 직접 진료하면서, '인생에 은퇴는 없다'는 신념 아래 활기찬 노년 생활을 주창하는 대중 운동과 저술 활동을 활기차게 펼치고 있다.

2000년부터 일본 전역을 돌아다니며 '신新노인의 회會'를 조직해 노인이 될수록 전력을 다해 인생을 열심히 살자는 '신노인 운동'을 전개하고 있다. 특히 자신이 85세 되던 해 노인의 정의를 기존 65세에서 10년 늦춘 75세 이상으로 규정하고 이들을 '신노인'으로 새로이 정의해 학계의 주목을 받았다.

그가 지금까지 쓴 책은 〈장수 인생의 우선순위〉, 〈삶이 즐거워지는 15가지 습관〉, 〈죽음을 어떻게 살 것인가〉 등 250여권에 달한다. 그의 신간이 출간될 때마다 베스트셀러 목록에 올라, 그의 인기가 고령층은 물론이고 젊은이들 사이에서도 두텁게 형성되어 있음을 보여주고 있다. 세계에서 가장 빠른 속도로 노인인구가 늘어나는 우리나라도 이제는 성공적인 노후생활을 보내기 위한 준비가 절실히 요구된다.

히노하라 박사의 '건강하게 장수하는' 비결을 알아보자.

히노하라 박사의 장수 비결
1. 자립심을 갖고 새로운 일에 도전한다.
2. 나이 들어서도 일에 전력질주해서 행복하게 산다.
3. 아침 일찍 일어나 스트레칭으로 하루 일과를 시작한다.
4. 시간 나는 대로 책을 읽고 글을 쓴다.
5. 음식을 적게 먹는다.
6. 하루에 채소를 큰 접시로 한가득 먹는다.
7. 우유와 엽산 섭취도 잊지 않는다.
8. 에스컬레이터나 엘리베이터를 이용하지 않는다.
9. 계단을 올라갈 때는 날숨(첫 번째 계단)-날숨(두 번째 계단)-날숨(세 번째 계단)-들숨(네 번째 계단)을 반복한다.
10. 매일 밤 자기 전에 편지나 짧은 에세이를 쓰는 것으로 하루를 마무리한다.
11. 평균 수면 시간은 1일 5시간 정도다.

히노하라 박사의 신노인 장수 건강생활 법칙
1. 죽는 순간까지 인생의 현역으로 살자는 자세를 갖자.
2. 많이 사랑하고 많이 사랑받는 사람이 오래 건강하게 산다.
3. 항상 창조하는 일을 하고 남을 위해 살자.
4. 살기 어려운 것은 어느 세상에서나 똑같다고 생각하자.
5. 남이 쉽게 찾아오는 집을 만들어 사람들과 활발한 교제를 하자.
6. 젊은 사람들의 관심사에도 귀를 기울인다.
7. 항상 걷는 습관을 지니고 몸을 쉴 새 없이 쓰자.
8. 노년 건강의 최대 적은 낙상골절, 잘 구르는 연습을 하자.

9. 몸에 좋은 심호흡과 복식 호흡을 하자.
10. 웃음으로 얼굴에 주름을 늘려보자.
11. 환자의 말에 귀를 기울이는 의사를 찾자.

정적의 병을 고쳐준 명의

미수 선생은 의약에도 조예가 매우 깊었다. 허목이 벼슬 생활을 하던 당시는 노론과 남인 간의 당쟁이 극심할 때여서 북벌론이나, 효종 임금 승하 시 상례 문제 등에서 정면으로 대립할 때였다.

그런데 서로 원수같이 지내던 정적인 우암 송시열이 중병에 걸려 미수 선생에게 약방문을 요청한 일이 있었다. 원수처럼 지내던 정적의 중병을 고쳐준 미수 선생의 일화는 두고두고 회자되는 일화이다. 당시 우암 송시열도 스스로 어지간한 병은 치료할 수 있을 정도로 의약 지식이 있는 데다 여러 의원에게 온갖 치료를 받았으나 차도가 없어 그야말로 백약이 무효인 상태였다고 한다. 이런 것을 감안하면 미수 허목은 의술로도 일세를 풍미할 수 있었을 것으로 생각된다.

미수 선생이 장수할 수 있었던 요인에는 당대의 명의 반열에 들 정도로 뛰어났던 의술도 한몫 했을 것이다. 어디에 뭐가 좋고 어떻게 활용할 것인가를 구체적으로 알면 그만큼 몸에 해가 되는 선택을 줄일 수 있기 때문이다. 우암 송시열의 병을 치료하기 위해 비상을 사용한 것만 봐도 알 수 있다. 비상은 독이지만 경우에 따라 병증 치료에 기막힌 효과를 나타내기에 우암 선생의 생명을 구할 수 있었던 것이다.

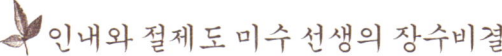 인내와 절제도 미수 선생의 장수비결

　미수 선생은 도교의 수련에 조예가 깊은 데다 청빈하여 소식하며 살고, 탁월한 의약 지식을 알고 활용하는 것보다 더 크게 기여한 것이 있었다고 생각된다. 바로 평소에 인내와 절제하는 마음을 가졌다는 것이다. 인내와 자기 절제 속에서 세속적인 일과는 담을 쌓고 선비로서의 지조와 품격을 지키며 학문의 외길을 걸었기에 당대 최고의 장수를 누릴 수 있었던 것으로 여겨진다. 스스로 경계하기 위해 만든 '희노지계喜怒之戒'를 보더라도 그 사정을 능히 짐작할 수 있다.

　　함부로 기뻐하지 말라. 부끄러움이 따를 것이다.
　　함부로 화내지 말라. 욕됨이 따를 것이다.
　　희노란 부끄러움과 욕됨의 중매자이니 삼가고 경계하기를 반드시 진실 되게 하라.

　미수 선생은 성냄은 물론이고 기쁨도 지나친 것을 경계하였다. 뭐든지 지나치면 문제가 생기기 때문이다. 이렇게 희노를 절제한다면 마음으로 인해 질병이 생기는 일은 없을 것이다. 즉, 스트레스가 원인으로 생겨나는 성인병에 걸릴 위험은 거의 없다고 할 것이니, 당대의 최고 수명까지 장수할 수 있었던 것이다.

　　미수 선생이 자손에게 남긴 18가지 훈계訓子孫十八戒
　　재물과 이익을 즐거워 말고
　　교만과 가득 참을 부러워 말라.

괴상하고 허탄한 것 믿지를 말고
남의 허물을 말하지 말라.
의심하는 말은 친족을 어지럽히고
투기妬忌하는 아낙은 집안을 망친다.
여색 좋아하는 자 제 몸을 망치고
술 마시기 즐기면 생명을 해친다.
말 많음은 반드시 피해야 하고
지나친 노여움은 경계해야 한다.
말은 충직하고 믿음성 있게
행실은 도탑고도 공정하게
상례와 제례는 조심스레 행하고
집안 간에는 반드시 화목해야 한다.
사람 가려 벗 사귀면 허물에서 멀어지고
말을 가려 집중하면 욕 볼 일이 다시없다.
군자의 행실은
남 이기는 것을 능함으로 삼지 않고
스스로를 지킴을 어질게 여긴다.
이를 힘써 잊지 말라.

    미수 선생의 가르침을 읽어보면 평소 정도에 지나치지 않는 마음가짐을 가졌으며 그것에 만족하는 태도를 생활화했다는 것을 알 수 있다. 사실 분수에 넘치지 않는 마음을 유지한다는 것처럼 어려운 일도 없다.

    하루에도 수십 번씩 지옥과 천당을 오간다는 마음 때문에 고통받는 사람들이 얼마나 많이 있는가. 그런데 미수 선생은 이런 태도를 평소에 유지했으니, 요즘 말로 스트레스 관리를 잘 한 것이다.

스트레스 관리를 잘하면 몸에 상당히 이롭다. 편안함을 느끼면 기가 맺히지 않고 소통이 잘 되므로 성인병에 걸릴 확률도 줄어든다. 결과적으로 정상적인 생활주기나 호르몬 균형을 유지할 수 있을 테니 이런 생활 태도는 건강관리가 잘 되고 장수에 보탬이 될 수밖에 없다.

음식을 비롯한 양생법을 공부하고 실천하라

양천 허씨 허엽 집안

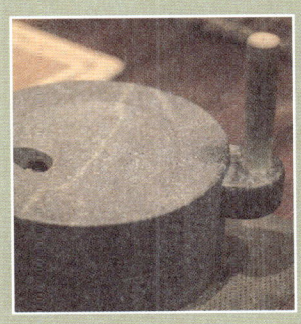

고대로부터 무병장수를 위한 건강법을 양생법이라고 한다. 요즘 나오는 웰빙 건강법에 해당된다. 내용이 매우 넓은데, 크게 나누어보면 음식, 운동, 정신, 방사 양생법 그리고 기거(수면, 휴식, 노동), 환경, 계절, 기공 양생법 등이 있다.

음식 중에는 우리 몸에 좋다는 것들이 너무나 많다. 드라마〈허준〉에서 황해도 지방의 역병을 '매실'로 물리치자 매실 음료 바람이 엄청나게 불었다. 또한 여성 호르몬의 전구물질이 약간 들어 있다고 하여 '석류'의 인기가 대단하였고, 하루에 한두 잔씩 마시면 심장병을 비롯한 성인병 예방에 좋다는 포도주의 인기는 지금도 계속되고 있다. 그밖에 마늘, 흑박, 은행, 식초, 녹차 등도 약효가 뛰어나 기막힌 효과를 볼 수 있는 훌륭한 약이 된다. 그렇지만 어떤 사람이 먹느냐에 따라 몸에 득이 되기도 하고 해가 되기도 한다. 실제로 질병에 걸린 환자 가운데는 몸에 맞지 않은 음식을 먹은 탓으로 인한 경우가 적지 않기에 음식 양생법은 매우 중요하다.

그렇지만 성리학이 주도하던 조선시대의 사대부들은 형이상학적인 가치관에 매여 있던 터라 형이하학적 영역인 음식에 관심을 가진 경우는 극히 드물었다. 오히려 먹는 것은 이치에 따른 것이라 하여 음식을 가지고 말하는 것을 천하게 여겨온 전통이 뿌리 깊었다. 그런데 그 당시에 음식에 대한 깊은 관심을 가진 집안이 있었다.

허엽(許曄, 1517~1580, 64세)은 선조 때의 문신으로 〈홍길동전 洪吉童傳〉의 저자인 허균許筠과 여류시인으로 이름난 허난설헌許蘭雪軒의 아버지이다. 유학자이면서도 도가 사상의 영향을 많이 받은 화담 서경덕의 문하에서 공부하였기에 도교에도 관심을 가졌다.

30세(1546년)에 식년문과에 갑과로 급제하여 벼슬길에 올라 동부승지, 삼척부사, 대사성, 부제학, 대사헌 등을 거쳐 1575년에 당쟁이 시작될 때 김효원金孝元과 함께 동인의 영수가 되었다.

30년간 관직 생활을 하였으며, 청렴결백하여 청백리에 녹선되었다. 경상도 관찰사를 지내고 서울로 돌아오는 도중에 상주 객관에서 객사하고 말았다.

🌿 초당두부의 원조

허엽은 전국적으로 유명하고 영양도 많은 초당두부의 원조이다. 허엽은 조정에 상소를 올렸다가 좌천되어 강릉부사로 내려왔다. 그는 근심도 달래고 머리도 식힐 겸 관청 뜰에 있는 우물물을 떠다 마시곤 했는데 물맛이 좋았다.

허엽은 평소 두부를 좋아하던 터라 그 물로 두부를 만들면 좋겠다는 생각을 했는데. 나중에는 마음이 어지러울 때마다 직접 두부를 만들었다고 한다. 알다시피 두부

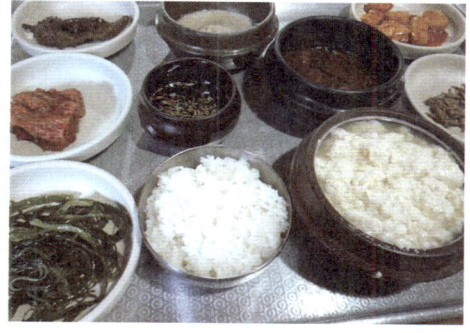

초당두부

를 만들려면 끓인 콩물을 응고시켜야 한다. 그러려면 끓인 콩물에 간수를 넣어야 했지만 강릉에는 천일염이 나지 않아 어려움을 겪었다. 그때 허엽은 소금 대신 동해의 깨끗한 바닷물을 간수로 사용해서 두부를 만들었다고 한다. 한마디로 바닷물로 간수를 대신한 것인데 참으로 기발한 아이디어였다.

강릉부사가 손수 만든 두부가 담백하고 고소해 맛있다는 소문이 곧 그 지역에 났고, 그 후 강릉 사람들은 그 두부를 허엽의 호인 '초당草堂'을 따서 초당두부라고 불렀다.

당시 두부를 만들었던 샘물이 있던 초당마을(강릉시 초당동)은 두부마을로 전국적인 명성을 얻었는데, 이곳에는 지금도 허엽을 기리는 비석이 있다. 초당두부는 여전히 전국적인 명성을 얻고 있다.

초당두부의 핵심

초당두부를 만드는 데는 콩을 불리는 작업이 매우 중요하다. 겨울에는 12시간, 봄가을에는 8시간, 여름철에는 6시간을 불리고 난 뒤에 콩을 갈기 시작한다. 갈아진 콩을 올이 촘촘한 천으로 걸러 콩물만 빼낸 다음, 커다란 가마솥에 붓고 장작불로 끓이면서 젓는다. 두부의 맛을 결정하는 것은 불의 세기를 적절하게 조절하는 것과 간수 맞추기이다. 간수가 얼마나 들어가느냐에 따라 순두부가 부드러워지기도 하고, 딱딱해지기도 하기 때문이다. 간수는 바닷물을 미리 떠다가 불순물을 가라앉힌 다음 사용한다.

두부의 약효

많은 사람들이 두부를 일상에서 반찬으로 활용하기 때문에 두부의 효능에 대해선 잘 모르고 먹는 경향이 있다. 하지만 알고 먹으면 두부에도 놀라운 치유 효과가 있다.

두부는 단 맛에 서늘한 성질로 기운을 더해 주고 비·위장을 조화롭게 하므로 병후에 몸이 허약하고 입맛이 없으며 숨이 가쁠 때 좋다. 대장의 탁한 기운을 내려주므로 대변을 잘 나오게 하며 배가 불러 있는 것을 꺼지게 해 준다. 열을 내리고 몸에 물기를 생기게 하고 건조한 것을 윤기 있게 하므로 뱃속에 열이 있어 입이 마른 것을 그치게 한다. 그래서 소갈병, 즉 당뇨병에 좋은 음식이 된다.

신장의 기가 허약하여 소변이 잘 나오지 않거나 조금씩 자주 보는 경우, 소변이 뿌옇게 나오거나 붓는 경우에도 쓴다. 폐의 열을 내리고 기침을 멎게 하며 가래를 삭여 준다. 그밖에도 고혈압, 심근경색, 동맥경화의 예방과 치료에 좋으며, 아이들의 발육과 기억력을 증가시키는 효과도 있다. 잉어와 함께 끓여 먹으면 산후에 젖을 잘 나오게 한다.

콩이 해독제로 뛰어난 효과가 있기에 콩으로 만든 두부도 마찬가지로 해독 효능이 있다. 특히 유황과 소주의 독을 푸는데 뛰어나 소주의 안주로 적합하다. 만약 소주를 너무 많이 마셔서 온몸에 붉은 반점이 생기고 가슴이 뜨거우면, 두부를 뜨뜻하게 데워 전신에 붙이고 식으면 바꾸기를 반복하면 된다.

이렇게 많은 두부의 효능을 보니, 네모나고 하얀 덩어리가 단순하게만 보이진 않을 것이다. 우리가 평소에 먹는 음식으로도 질병을 다스릴 수 있으니 두부라도 한번 꾸준히 먹어보자.

시대의 이단아, 시대를 앞선 풍운아 허균

허엽의 막내아들이자 허난설헌의 동생으로써 시문에 뛰어난 허균(許筠, 1569~1618, 50세)은 조선 최고의 천재로 불리기도 한다.

유성룡에게 배우다가, 나중에 둘째 형의 친구인 손곡 이달李達에게서 배웠다.

26세(1594년)에 정시문과에 을과로 급제하여 벼슬길에 나섰고, 29세에 문과 중시에 장원하였다. 벼슬이 공주목사, 형조판서, 좌참찬에 이르렀다.

최초의 한글 소설인 〈홍길동전洪吉童傳〉의 저자로 유명한데, 스승 이달을 비롯하여 친하게 어울렸던 심우영, 서양갑, 박응서 등 출세가 어려웠던 서자들의 처지에 비애를 느끼고 44세(1612년)에 지은 것이라고 한다.

시문에 능하고 중국어 실력도 출중하여 중국 사신들이 올 때면 항상 종사관으로 추천되었는데, 명나라 3대 문사 중의 하나인 주지번을 영접하면서 명문장으로 이름을 떨쳤다. 그러나 변혁의 세상을 꿈꾸어 오던 그는 역모죄로 체포되어 능지처참을 당하고 말았다.

허균은 남의 이목이나 법도에 신경을 쓰지 않고 행동하여 선천적인 반항아로 불리어졌다. 사람을 사귀는 데도 신분을 가리지 않았으니 몰락한 양반, 서얼, 아전, 중인계급 의사 등등 나름대로 능력을 가지고 있으면서도, 유교 사회의 제도 아래에서 소외된 삶을 살던 사람들에게 깊은 관심을 가졌기 때문이다.

뿐만 아니라 전통적으로 정욕을 금기시했던 유학을 공부했으면서도 정욕을 긍정하여 자연스러운 발산을 옹호했고 자기에게 주어진 본성대로 살았다.

31세에 황해도사에 임명되었으나 기생을 데리고 부임하는 바람에 사헌부의 탄핵을 받아 파직을 당하고 말았다. 33세에 해운판

관이 되어 세미稅米를 거둬들이며 운반하고 감독하는 벼슬을 얻었는데, 이때 부안의 유명한 기생 매창梅窓을 비롯한 여러 기생들과 어울렸다고 한다. 특히 홀어머니의 상을 당하였으나 3일장을 마치고 공무를 집행하기 위해 계속 충청, 전라도를 다녔는데 상중임에도 기생들과 어울렸다고 한다.

홍길동전

나중에 비난을 받게 되자 그는 "남녀의 정욕은 식욕과도 같은 것이다. 따라서 육접肉接은 그저 식사처럼 주린 배를 채우는 것일 뿐이다. 옛 사람들이 먹는 것을 천하다고 한 것은 너무 밝히지를 말라는 뜻이지, 어찌 먹지 말라고 한 것이겠는가. 도덕은 성인이 말한 것이요, 성욕은 하늘이 말한 것이니, 나는 성인도다 하늘을 따르겠다."고 대답하였다.

실제로 성욕이란 생리적인 현상으로써 건강한 남녀에게는 당연히 있어야 하는 것이다. 사실 대부분의 양반들은 여러 명의 처첩을 거느리면서 밖으로 드러나지 않게 즐겼던 것이고, 허균은 당시로서는 노골적으로 성생활을 한 것이 문제였던 것 같다.

불세출의 천재이면서 세상을 바꿔볼 야심을 가졌지만 중앙과 지방을 오르내리며 자주 파직당하거나 유배되는 등 순탄치 못한 관직 생활을 하던 허균에게 성생활은 해방구이자 스트레스 해소처가 되었던 것으로 여겨진다.

실제로 활발한 성생활을 통해 스트레스 완화, 면역 기능 증강,

통증 완화, 체중 감소, 질병(고혈압, 중풍, 심장병, 골다공증, 전립선질환, 우울증, 요실금, 갱년기 장애 등) 예방 및 노화 방지 등의 효과를 얻을 수 있다는 것이 밝혀졌다.

음식에 대한 뛰어난 식견을 책으로 쓰다

허균은 43세(1611년)에 〈도문대작屠門大嚼〉이라는 책을 썼다. 전라도 함열로 귀양을 가 있던 중이었는데, 유배지이니만큼 허접한 음식만을 먹을 수밖에 없었던 데다 굶주림에 시달려야 했다. 그래서 주린 배를 쥐고 밤을 새다가 이전에 먹었던 맛있는 음식을 생각나는 대로 쓴 책이다.

제목의 '도문'은 소나 돼지를 잡는 푸줏간의 문이고, '대작'은 크게 씹는다는 뜻이다. 그러니 현재 먹을 수 없는 고기를 생각하며 푸줏간 문을 향해 입맛을 다신다는 의미이다.

〈도문대작〉은 당시의 음식을 병이지류餠餌之類, 과실지류果實之類, 비주지류飛走之類, 해수족지류海水族之類, 소채지류蔬菜之類 등으로 분류하여 각 식품의 특징과 명산지를 기록하였다.

병이지류는 떡과 죽, 엿, 두부 등이고, 비주지류는 날짐승 고기이다. 그리고 당시 서울의 시식(時食 : 계절 음식)도 소개되어 있는데, 모두 합해서 134종의 음식이 등장한다. 한 마디로 조선 팔도의 미식을 품평한 책이다.

허균이 음식에 관한 식견이 뛰어났던 것은 이유가 있었다. 어려서는 높은 벼슬에 있는 부친에게 예물로 들어오는 팔도의 진귀한 음식을 두루 먹었고, 혼인한 뒤로는 부유한 처가에서 지내며 산해진미를 맛보았기 때문이다. 게다가 임진왜란의 와중에도 고향인 강릉으로 피난을 갔는데 거기서도 해산물을 많이 먹었고, 벼슬길에 나선 뒤로도 전국을 다니며 수많은 별미를 먹었던 덕분이다.

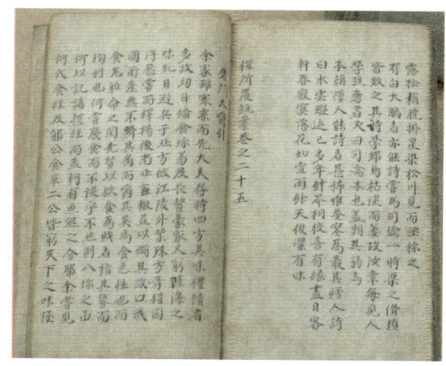
도문대작

〈도문대작〉의 서문에 이런 말이 있다.

"먹는 것은 몸과 생명에 관계되는 것이므로 선현들도 음식을 가지고 말하는 것을 천하게 여겨왔다. 먹는 것을 가리켜 이利에 따른 것이라 하여 좋지 않게 말해 온 전통이 뿌리 깊었다."

성리학이 주도하던 조선시대에 사대부들은 형이상학적인 가치관에 매여 있던 터라 형이하학적 영역인 음식에 관심을 가진 경우는 극히 드물었다. 그렇지만 부친인 허엽도 손수 두부를 만든 데다 〈홍길동전〉에서 알 수 있듯이 워낙 시대를 앞섰던 허균이기에 우리 몸과 생명에 중요한 음식에 대하여 깊은 관심을 가졌던 것이다.

그렇지만 산해진미를 두루 많이 먹는다면 성인병 발생을 촉진할 수 있는 우려가 남는다. 그런데 허균은 서문의 말미에 "세상의 부귀한 사람들은 이것을 보고 경계하여, 지나치게 음식 사치를 달아야 한다. 절약하지 않고 마구 먹으면 그 부귀영화가 항상 있지 못할 것이다."라고 써 놓았다. 좋은 음식이라도 과도하게 먹지 말라고 강조한 것이다.

물론 허균은 기본적인 한의학 지식을 공부했기에 체질과 몸 상태에 맞는 음식을 가려먹을 줄 알았을 것으로 짐작된다.

무공해 음식, 유기농 음식만을 먹었던 당시에도 그러했다면 식생활 문제가 심각한 지경에 이른 요즘에는 음식으로 치료하는 의사인 식의食醫 수준에는 이르지 못하더라도 음식에 대한 관심을 상당히 기울여야 하지 않을까? 미식가이자 식생활 전문가였던 허균은 불과 50세의 나이에 역모죄로 능지처참을 당하지만 않았더라면 오래 장수하였을 것으로 짐작된다.

허균이 극찬한 방풍죽

도문대작에서 허균이 극찬한 음식이 있다. 바로 방풍죽인데, 그 맛이 얼마나 뛰어났으면 "향기가 입에 가득하여 3일 동안 가시지 않는다."며 "속간에서 으뜸가는 진미"라고 하였다.

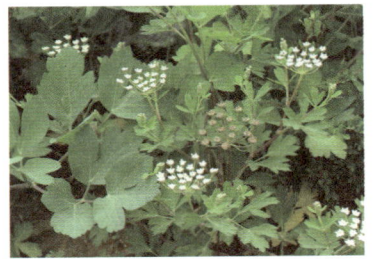

방풍죽은 방풍나물의 어린 싹을 썰어 멥쌀과 섞어서 쑨 죽이다. '단맛이 입안에 그득하여 속간에서 으뜸가는 것이다'라고 그 맛을

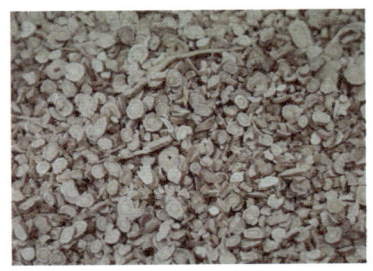

방풍

칭송한 문헌들이 상당히 많을 정도로 예로부터 맛이 유명하였다.

육당 최남선이 지은 〈조선 상식〉에 강릉의 방풍죽이 평양의 냉면, 전주의 비빔밥, 대구의 육개장 등과 함께 지방의 유명한 음식으로 소개되어 있다.

방풍防風은 뿌리를 한약재로 쓰는데 풍을 막는다는 의미이니 중풍, 두풍, 통풍, 피풍, 산후풍 등 여러 가지 풍증의 치료에 활용된다. 따뜻한 성질이고 달면서 매운 맛으로 두통을 없애고 머리를 맑게 하며 거담, 진해, 피로회복 효능을 가지고 있다 수험생이나 직장인을 비롯하여 머리가 항시 맑지 못하고 흐려 있는 사람에게 좋다.

방풍은 미나리과의 초본으로 산과 들에도 나지만 바닷가 모래땅에서 해풍을 맞고 자란 갯방풍을 윗길로 친다. 교산의 외가가 있던 강릉 경포대 해안에는 방풍이 많이 났던 모양이다.

〈증보산림경제〉에도 이른 봄에 나는 방풍의 새싹으로 죽을 쑤면 그 맛이 매우 향미롭다고 나와 있고 그 외에도 다수의 옛 요리서에 그 흔적이 발견된다.

끓이는 법은 "새벽이슬이 앉은 방풍의 새싹을 따다가 죽을 쑨다. 햇볕을 본 것은 좋지 않다. 멥쌀로 죽을 쑤어 쌀이 익고 반쯤 퍼졌을 때 방풍잎을 넣어 센 불에서 끓인다. 알맞게 되었을 때 차가운 사기그릇에 떠서 반쯤 식은 상태에서 먹는다. 반쯤 식은 상태로 죽의 적온을 맞추어 먹으면 그 향미가 더욱 가득하다."고 하였다.

🍃 임노인 양생설 任老人 養生說

〈임노인 양생설〉은 허균이 벼슬에서 물러나 낙향하여 강릉에서 지낼 때 자연히 양생에 관심을 가지기 시작하던 중에, 태화현太和縣에서 임세속任世續이라는 노인을 만나 얘기를 나누고 자기 나름대로의 양생술을 깨닫고 지은 수필이다.

허균이 임노인을 만나 양생법을 들은 것은 중국 송나라의 소동파蘇東坡가 강남 노인을 만나 양생법을 들은 것과 비슷한 점이 있다. 허균이 닮고 싶어 했던 사람이 이태백, 도연명, 소동파였다고 한다.

그 노인은 113세가 되었는데도 살결이 어린아이 같으며 얼굴에 잘 익은 대춧빛이 나서 50세 남짓한 사람 같으며 보고 듣는 것이 쇠하지 않았다.

계묘년(선조 36, 1603)에 내가 그를 만나 보았는데, 그가 무릎을 꿇고 절하는 모습이 젊은이와 다름이 없었다. 그에게 그의 이력을 물었더니, 그는 "젊었을 적에 갑사甲士로 있다가, 가정(嘉靖 : 명나라 세종의 연호) 신해년(1551년)에 나이가 차서 낙적(落籍, 명부에서 빠짐)되어 이곳에 살았다."하였다.

내가 말하기를, "노인장은 특별한 방술方術이라도 있습니까? 어쩌면 이와 같이 건강하십니까?"하니, 그 노인이 말하기를, "야인野人이 무슨 수로 방술을 지녔겠는가."하였다. 나는 또, "그럼 약이라도 복용합니까?"하고 물으니, 그는, "복용한 적은 없소." 하기에, 나는 이 대답이 괴이쩍어 다시 물었다.

"세상에 진정 수양을 하지 않고도 오래 수명을 누린 이가 있습니까?" 그는 이렇게 대답하였다.

"내가 어릴 때 병이 많아 일찍 쇠약해져서 어쩌다 조금만 배불리 먹고 나면 반드시 뱃속이 더부룩하였다. 그래서 매일 5홉 정도의 묵은 쌀만 먹고, 기름진 살코기며 날것 또는 찬 음식은 먹지 아니하였다. 그렇게 10여 년을 계속하니 병이 점점 나아갔다. 40세에 아내를 잃었는데, 이때는 두 아들이 장성하여 나를 봉양하기에 충분하므로 첩을 두지 아니하고 전답을 두 아들에게 나누어 줘서 그들로 하여금 번갈아가며 먹여 주도록 하였다. 그리고 겨울과 여름에는 두꺼운 갖옷과 시원한 홑옷을 형제가 고대로 마련해 주도록 한 다음 바람이 닿지 않는 으슥한 방을 골라 거처하였다. 내 두 아들이 봉양을 잘하여 성낼 일도 없고 살림살이를 애타게 걱정하지도 않으며, 일없이 조용히 앉아서 주리면 먹고 피곤하면 잠자면서 살아온 지 지금 60여 년이 되었다. 또한 집이 산골짜기에 있어서 날마다 삽주뿌리와 황정黃精을 캐 먹었다. 이러한 세월이 오래되자 눈이 점점 밝아지고, 귀가 점점 잘 들리며, 빠졌던 이가 다시 돋아나고, 다리 힘이 점점 강건하여졌다. 두 아들이 죽은 이후에도 손자 다섯이 있어 그러한 봉양을 폐하지 않았기 때문에 내가 나의 진기眞氣를 보존할 수 있게 되었을 뿐이다. 내게 어찌 별다른 방술이 있겠는가?"

나는 다음과 같이 말하였다.

"내가 노인장의 말씀을 듣고 양생하는 방술을 얻었습니다. 신선이 되는 사람은 반드시 정精, 기氣, 신神을 보전하는 법입니다. 노인장이 다시 장가들지 아니한 것은 정을 보전한 것이고, 음식물을 가리고 배부르게 먹지 아니한 것은 기를 보전한 것이며, 화를 내거나 가사를 걱정하지 아니한 것은 신을 보전한 것입니다. 이 세 가지가 이미 갖추어졌으니 그 많은 수명을 누리는 것이 당연합니다. 더구나 자신의 타고난 진기를 흔들지 않고 다만 주리면 먹고 피곤하면 잠자는 것은 바로 마음을 정정靜定시키는 첫째 관문이며, 삽주뿌리와 황정 또한 약 중에서 상등품입니다. 노인장은 능히 그 일을 실행하고 또 능히 그것을 복용하였으니 신선이 되어 높이 올라갈 날이 어찌 멀겠습니까? 세상에서 금단金丹을 수련하여 장수하고자 하는 사람은 누구나 건곤정기乾坤鼎器, 감이부부坎離夫婦, 용호연홍龍虎鉛汞, 진화퇴부進火退符를 들먹이고, 입으로 참동계參同契 오진편悟眞篇을 외면서 스스로 진선眞仙을 이룰 수 있다고 말하면서도 얻기에 조급하고 이익을 탐내어 분노하는 마음이 가슴 속에 소용돌이치다가 끝내 아무 것도 이루지 못합니다. 이런 사람들이 노인장을 본다면 이마에 어찌 땀이 흐르지 않겠습니까? 스승이로다, 내 스승이로다, 노인장이여."

 우리 몸의 삼보三寶, 정기신精氣神

〈동의보감〉의 내경편內景篇에 나온 양생법은 삼보를 중시하는 체제이다. 정精[10], 기氣[11], 신神[12]은 생명 존망의 관건이 되므로 삼보라 한다.

---

10) 인체를 구성하고 생명활동을 유지하는 기본물질로서 지극한 보물이다. 정이 충족하면 생명력이 강하여 외적 환경의 변화에 적응할 수 있어서 쉽게 병에 걸리지 않지만, 부족하면 생명력이 약해져 적응 능력과 항병능력이 함께 떨어진다. 그래서 정은 건강과 장수의 근본이 된다. 인체를 구성하는 생식지정(生殖之精 : 생식의 기본물질로서 자손을 번성시키는 선천지정先天之精)과 생명활동을 유지하는 데 필수적인 수곡지정(水穀之精 : 부단히 섭취하는 음식물에서 생겨 활동과 대사 유지에 불가결한 것으로 후천지정後天之精)으로 나누어진다.

11) 온몸을 두루 돌아다니면서 생명활동을 유지하게 하는 근원이 되는 것으로 물질적, 기능적, 에너지적, 정서적인 의미를 지니는 포괄적인 개념이다. 기는 음식물 섭취로부터 유래하여 혈맥과 경락을 통하여 온몸을 순행하면서 생장, 발육을 비롯한 모든 생리기능에 작용을 나타낸다. 원래 기는 우주 만물의 근원으로 무형無形, 무상無象이기 때문에 직접 관찰하기가 어렵지만, 감각이나 사물의 각종 변화에 근거하여 그 실재를 느낄 수 있다.

12) 표정, 태도, 지각, 운동 등 생명활동 현상의 총칭이다. 작용면에서 오장과 관련 지어져 혼魂, 신神, 의意, 백魄, 지志로 나누어진다. 선천지정에서 생성되며, 아울러 후천의 음식물에서 화생된 정기의 충양充養이 있어야만 그 기능을 발휘할 수 있다.

정이 기를 생성하고, 기는 신을 생한다. 또 기는 정에서 산생産生되므로 정은 기의 모母이며, 정의 화생化生은 기에 의존한다.

정이 충족하면 기가 튼튼하며, 기가 튼튼하면 신이 왕성하다. 신이 왕성하면 몸이 건강해져 병에 걸리지 않는다. 그러므로 정기신은 서로 밀접한 관계로서 하나가 존재하면 모두 존재하고, 하나가 망하면 모두 망하는 것이다.

신이 비록 정기에 의해서 만들어지지만 정기의 생산과 활동을 컨트롤하는 것은 바로 신이다. 인간의 모든 생명활동을 주관하고 통제하는 주체가 바로 신神이기에, '신위일신지군주神爲一身之君主'라고 하여 육체와 정신 중에 정신이 우위에 있다고 했다.

불로장수의 선약, 삽주뿌리

삽주뿌리는 한약명으로 '창출蒼朮'인데, 일명 산정山精이라고도 한다. 따뜻한 성질이며, 쓰고 매운 맛으로 비장을 건실하게 하고, 위장을 튼튼하게 하며 땀을 나게 하고, 습기를 물리치는 효능이 있다. 뱃속을 따뜻하게 하고 체기를 물리쳐서 소화를 잘 되게 하고, 입맛을 좋게 하며 구토와 설사를 멎게 하고 관절이나 근육의 통증에도 좋다. 비만을 방지하는 작용이 큰데, 지방세포를 억제하고 비만 흰쥐의 체중을 감소시키는 효과를 나타내었다고 보고 었다

〈향약집성방鄕藥集成方〉의 '신선방神仙方'을 보면 삽주뿌리를 먹고 불로장생하는 방법이 여러 가지 적혀 있다. 삽주뿌리를 가루 내어 먹거나 오래 달여 고약을 만들어 꾸준히 먹으면 몸이 가벼워지고 온갖 병이 사라져 장수하게 된다고 한다.

한나라의 유향劉向이 펴낸 신선설화집 〈열선전列仙傳〉에도 '연자'라는 사람이 삽주뿌리를 먹고 300살 넘게 살면서 비바람을 마음

대로 일으킬 수 있었다고 적혀 있고, 〈포박자抱朴子〉에서도 신선이 되는 선약으로 삽주뿌리가 으뜸이라고 밝히고 있다.

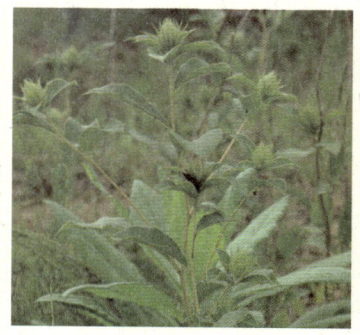 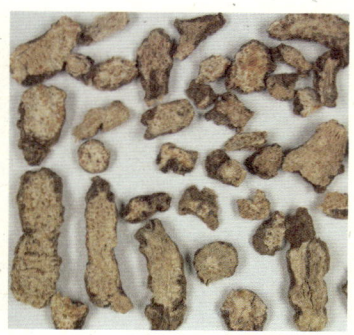

삽주뿌리(창출)

창출이 들어간 삼정환三精丸

삼정환은 동의보감에 양성연년약이養性延年藥餌의 처방으로 오래 먹으면 몸이 가벼워지고 수명이 연장되어 오래 살며 얼굴이 아이와 같게 된다고 기재되어 있다. 불로장수하며 동안이 되게 하는 처방이라는 얘기다. 주로 비장과 신장에 작용하여 신장과 간장의 정기를 보충하고 비장을 건실하게 하며 습기를 없애주는 효능이 있으므로 노화를 억제하는 효과를 나타내는 것으로 생각된다.

삼정이란 천정天精, 지정地精, 인정人精을 의미하는 것으로 창출에 천정이 있고 지골피地骨皮에 지정이 있으며 상심자桑椹子에 인정이 있다고 한다.

삼정환은 비장이 허약하여 습기가 맺혀 있거나 간장과 신장이 쇠약하여 체력이 지탱하지 못하고 기억력이 떨어지며 시력이 흐릿하고 머리카락이 일찍 희어지는 증상들이 나타나는 중·노년층이 상시 복용하기에 적합한 처방이다. 비만한 노인 분이 장기적으로 먹으면 좋은 약이기도 하다. 또한 삼정환은 초기 면역반응에 중요한 역할을 하는 대식세포의 면역 활성을 증가시켜주는 것으로 밝혀졌는데, 한의학에서 비장과 신장은 면역에 관련된 장기이다.

자양 회춘의 묘약, 황정黃精

만물을 기르는 황토의 정기를 듬뿍 지니고 있는 약재라고 하여 '황정'이라고 했다. 예로부터 신선들이 즐겨먹는 양식이라 하여 '선인유량仙人遺糧', 사슴이 즐겨 먹는 풀이라 하여 '녹죽鹿竹'이라는 이름이 있다. 뿌리는 물론이고 줄기, 꽃, 열매, 싹 모두 먹을 수 있다. 비슷한 것으로 둥굴레가 있는데, 위유萎蕤라고 한다.

황정은 오랫동안 먹으면 몸이 가벼워지고 주안駐顔 즉, 젊은 사람의 얼굴빛과 같이 얼굴을 늙지 않고 그대로 있게 하며, 수명을 연장하여 늙지 않게 하고 배고픔을 느끼지 않게 한다. 오장을 보하고 비·위장을 튼튼하게 하며 기운을 끌어 올려주고 피부를 곱게 하며 근골을 튼튼하게 하고 안색을 선명하게 하며 머리카락을 검게 하고 이빨을 다시 나게 한다. 또한 성욕이 감퇴되기 시작한 사람에게 좋은 약재로서 정력을 왕성하게 한다.

질병을 앓은 뒤에 몸이 쇠약하고 활력이 없으며 수척해진 경우에 좋은 보약이 되고, 폐가 허약하여 마른기침을 하는 경우에도 좋다. 소갈, 즉 당뇨병의 치료에도 활용되어 왔는데 동물실험에서 당뇨병이 유발된 흰쥐의 혈당을 저하시키고 고지혈증을 유도한 흰쥐의 혈액 내 지질을 감소시키는 것으로 밝혀졌다.

옥렬이라는 신선은 황정을 먹고 338세에도 청년의 모습 그대로였다고 하며, 윤첩이라는 사람은 황정의 꽃을 먹고 수백세 장수를 누렸다고 한다.

한나라 무제가 어느 고을을 지나다가 밭일을 하는 한 노인의 등에서 광채가 나는 것을 보고 기이하게 생각하여 물은즉, 동안의 이 노인이 윤이 흐르는 검은 머리카락을 휘날리면서 "오직 야산의 정기를 듬뿍 간직한 황정을 캐다가 떡을 만들어 먹은 것뿐"이라고 아뢰었다는 일화가 있듯이 대단한 자음 강장의 약재이다.

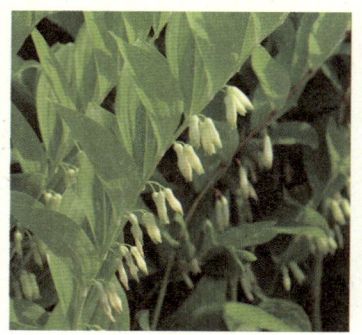 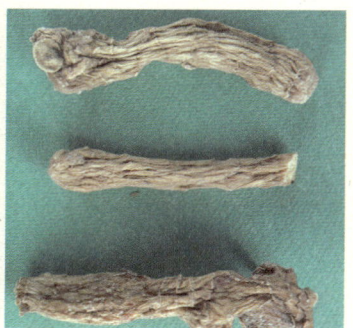

황정

황정이 들어간 이정환二精丸

이정환은 기를 돕고 정을 굳건히 지키며 단전을 보강하고 혈을 통하게 하며 얼굴에 젊음이 머무르게 하는 효능을 가진 약으로써 신선이 먹는다고 한다. 불로초에 속하는 황정과 구기자로 구성되었기에 신장과 간장을 보하고 비장을 건실하게 하며 정기를 도와주는 효능이 있어 오래 먹으면 몸이 가벼워지며 늙지 않고 오래 살게 하는 불로장수 처방이다.

신장과 간장의 음기가 허약하고 정기가 부족해져 머리와 눈이 어지럽고 노화가 일찍 시작되는 경우에 치료제로 상용되어 왔다. 한의학에서 노화의 주된 원인이 신장의 허약이므로 이정환은 노화를 억제하는 처방이 되는데, 실험에서도 노화의 원인이 되는 활성산소와 활성질소를 직접 제거하고 생성도 억제하는 것으로 밝혀졌다.

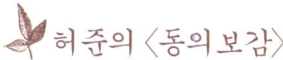 허준의 〈동의보감〉

이 가문에는 유명한 인물이 많이 있지만 빼놓을 수 없는 인물이 또 하나 있다. 드라마 주인공으로도 많은 사람들에게 친숙한 허준(許浚, 1539~1615, 77세)이다.

허준은 무관으로 용천부사를 역임한 허론許碖과 소실이었던 영광 김씨 사이의 서자로 경기도 양천현(현재의 서울 강서구)에서 태어났다.

어린 시절에는 부친의 임지를 따라 호남에서 유학자들과 교류하면서 자랐는데 장성읍지長城邑誌에도 기록되어 있다. 호는 구암龜巖이다.

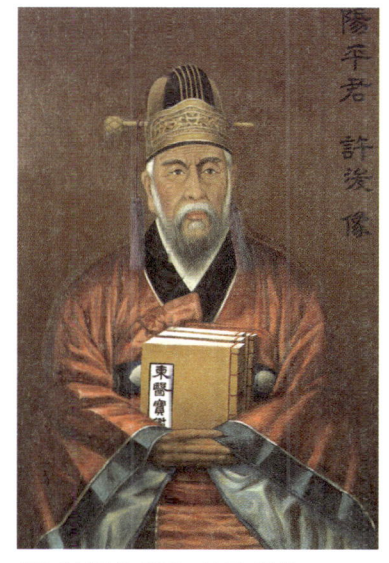
허준 초상(許浚, 1539~1615, 77세)

〈동의보감〉 편찬이라는 위대한 업적을 남겼기에 양천 허씨에 한하여 적서의 차별을 없앤다는 왕명이 내려졌다. 외아들 겸謙이 문과에 급제하여 부사를 거쳐 파릉군巴陵君에 봉작받았고, 증손 진瑱은 파춘군巴春君, 현손 육堉은 양흥군陽興君의 작호를 각각 받았다.

미암眉巖 유희춘(柳希春, 1513~1577)이 1567년부터 11년간 쓴 일기인 〈미암일기眉巖日記〉에 허준 선생이 등장한다. 일기를 보면 두 달에 한 번 꼴로 허준이 미암의 집을 방문한 것으로 기록되어 있다. 이쯤 되면 허준은 미암 집안의 주치의 역할을 한 것으로 볼 수 있다.

허준은 소설이나 드라마에 나온 것처럼 취재取才 시험을 거쳐 내의원에 들어간 것이 아니라 31세(1569년)에 미암의 부탁을 받은 이조판서 홍담에 의해 내의원에 천거되었다. 곧이어 내의원에 들어갔는데, 이미 의술이 뛰어나다는 명성이 자자했다고 한다.

30대 초반부터 궁중에서 진료를 시작했고, 33세에 첨정(僉正 : 종4품)이 되고 35세에 내의원정(內醫院正 : 정3품)이 됐다. 37세에 임금

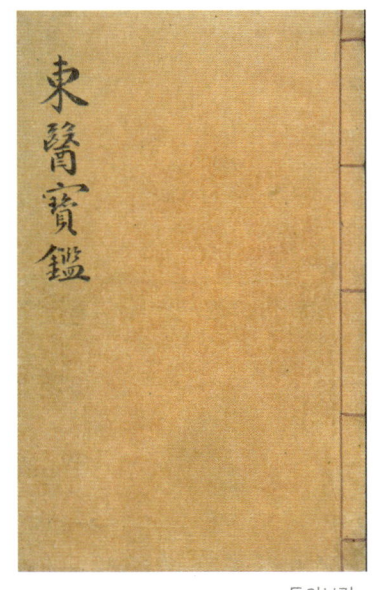

동의보감

의 질병을 진찰하는 자리에 올랐고 임진왜란이 일어나자 선조의 몽진 길을 호종하면서 실질적인 어의 역할을 했다.

〈동의보감〉은 선조 임금이 임진왜란이 끝난 후 질병 치료와 의학 발전을 위해 1596년에 허준을 비롯하여 정작, 양예수, 김응탁, 이명원, 정예남 등에게 명하여 편찬이 시작되었다. 원래 큰 전쟁을 겪으면 질병이 많이 생기기 때문이다. 그런데 이듬해 정유재란이 일어나 편찬이 중단될 수밖에 없었는데, 선조는 허준에게 단독으로 편찬하도록 명하였다. 허준 선생은 내의원에 편집국을 설치하고 착수하였는데, 68세(1606년)에 '양평군 보국숭록대부陽平君 輔國崇祿大夫'로 봉하여졌다.

그러나 70세(1608년)에 선조가 사망하자 시의로서의 책임 때문에 의주로 유배되고 말았다. 적소에서 기한飢寒과 곤고困苦와 싸우

면서도 집필에 몰두했고, 다음 해 2월에 유배에서 풀려났다. 편찬이 착수한지 14년만인 1610년(광해군 2년) 8월에 완성되었고, 1613년에 간행되었다. 〈동의보감〉은 출간된 지 400년이 된 2009년 7월 31일에 의학서적으로서는 최초로 유네스코 세계기록유산에 등재되었다.

〈동의보감〉의 주요 내용

〈동의보감〉에 나타나는 허준의 의학철학은 정말 대단하다. 그 당시에 이미 병에 걸리지 않도록 하는 '예방의학'을 중시했기 때문이다.

허준 선생은 "의술의 본의는 정신 수양과 섭생에 있으니 질병이란 기본적으로 생활 습관이 잘못되어 생기는 것이다."라고 했다. 그러니 정신적인 문제에 의한 내상병內傷病 예방이 중요하며, 수양이 먼저이고 약물과 침, 뜸이 다음이라고 했다. 즉, 약물이나 침, 뜸 등 외부에서 넣어주는 외단外丹보다 마음 수양과 절제에 치중하는 내단內丹을 중시한 것이다.

요즘 들어 많이 발생하는 암, 중풍, 당뇨병 등이 주로 스트레스와 운동부족 때문이라는 것을 허준 선생은 이미 4백 년 전에 알았던 것이다. 그러니 허준 선생이야 말로 정신신체의학psychosomatic medicine의 선구자라고 하겠다. 또한 건강하고 장수하려면 자연의 질서를 거스르지 않고 순응해야 질병에 걸리지 않는다는 것을 강조했다.

우리 향약鄕藥의 중요성을 인식하여 이의 이용과 보급을 위하였다. 약물학인 탕액편湯液編에 있는 향약 중 640가지의 이름을 한

글로 표기하여 일반 백성들이 누구나 쉽게 이용할 수 있게 한 것이다.

애민 정신에 의한 민족의학 사상과 향약 정책에 의한 민중의학 사상을 담고 있다. 특히 당시 중국에서 수입하는 약재인 당재唐材는 값이 워낙 비싸 서민들에게 그림의 떡이었으므로, 허준 선생은 각 질병마다 우리 한약재 중에서 단방약(單方藥 : 한 가지 약재로 된 처방)을 넣어 놓았다.

단방약은 복합 처방에 비해서는 효과가 떨어지지만 그래도 백성들에게 치료받을 기회를 준 것이다.

제2부

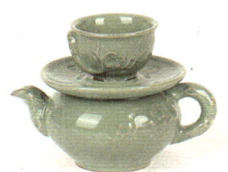

왕과 영웅들의 장수비결

영조(英祖, 1694~1776, 83세)의 장수 비결

우리나라의 역대 임금 중에서 가장 오래 살았던 왕은 바로 고구려의 '장수왕長壽王'이다. 광개토대왕의 아들로서 지금의 만주 지방 대부분을 차지하여 우리나라 역사상 최대의 영토를 가졌던 장수왕은 이름 그대로 무려 97년을 살았는데, 지금으로부터 1,600년 전이었으니 요즘으로 보면 적어도 120세 정도에 해당되는 것으로 볼 수 있다. 그러니 장수의학적인 면에서 그 비결을 연구해야 할 충분한 가치가 있지만 안타깝게도 타고날 적부터 건강했던 호걸이었다는 것 외에는 자세한 기록을 찾을 수 없다.

장수왕 다음으로 오래 살았던 임금은 조선의 영조 임금이다. 영조 임금은 83세까지 살았으니 당시로서는 엄청난 장수로서 요즘으로 치면 100세를 넘는 정도로 볼 수 있다.

조선의 왕들 중에서 60세를 넘긴 경우는 6명에 불과할 정도로 장수하는 경우가 드물었다. 막중한 국정의 중요 사항을 결정해야 하고, 신하들의 왕권에 대한 도전과 역모에 늘 노심초사하며, 왕비와 후궁 및 왕자들의 문제로 시달리는 등 스트레스가 엄청났던 것이 주된 이유로 꼽히고 있다.

그래서 영조 임금이 장수하신 비결은 그런 스트레스가 별로 없었기 때문이라고 생각하는 분들도 있겠지만, 전혀 그렇지 않았다.

영조에게 평생을 따라다닌 엄청난 스트레스

영조는 이복형이었던 경종 임금을 독살했다는 의혹에다 아들인 사도세자를 뒤주에 가두어 죽음에 이르게 한 죄책감과 슬픔에 시달렸다. 또한 비천한 무수리 출신인 어머니에 대한 콤플렉스가 대단했다.

적당한 스트레스는 건강, 장수에 도움이 되기도 하지만 이러한 사실로 인해 영조 임금이 가진 마음의 부담은 상상을 초월할 만큼 컸던 것으로 생각된다. 그럼에도 불구하고 영조 임금이 평생토록 생사를 넘나드는 중병을 앓지 않으면서 그만한 장수를 했다는 것은 엄청난 스트레스를 극복하는 과정에서 큰 힘이 생겨난 때문이 아닐까 싶다. 물론 상당히 조심하고 주의했다고 한다.

 신장을 강하게 타고나다

어머니였던 숙빈 최씨가 무척 건강하였고, 부친이었던 숙종도 당시로서는 비교적 장수인 60세까지 살았으니 건강한 체질을 물려받았다고 볼 수 있다.

이러한 경우를 선천품부가 강하다고 하는데, 선천의 기운은 신장의 정기이다. 신장은 콩팥뿐만 아니라 고환을 포함한 비뇨생식기 전부와 성호르몬을 비롯한 내분비 호르몬을 망라한 개념으로써 허리, 뼈, 뇌, 귀, 머리카락 등이 신장의 정기를 받아야 정상적인 기능을 유지하는 '신장 계통'에 속한다. 노화의 주된 원인이 신장의 정기 허약이므로 장수했던 사람은 신장이 강할 수밖에 없는 것이다.

영조가 신장이 강했다는 근거는 무엇일까? 우선 역대 임금 가운데 가장 풍성한 수염을 자랑했던 점을 들 수 있다.

　수염을 비롯한 머리카락은 신장의 정기를 받는 곳이다. 그리고 역시 신장의 정기를 공급받는 두뇌가 매우 총명했기에 독서와 창작 활동을 통해 글씨와 시, 산문 등을 수천 권 넘게 남길 정도로 학문의 경지가 높았다. 또한 기억력도 매우 뛰어났다.

　영조 말기에 세손이었던 정조는 노론파로부터 절대로 왕위에 오르지 못하도록 집중 공격을 받아 저격을 여러 번 당하는 등 온갖 방해 공작을 받고 있었다. 그런데 영조 임금은 83세로 사망하기 몇 개월 전의 노환이었음에도 불구하고 노론 대신들의 견제 속에서 정조에게 안전하게 왕위를 물려주기 위한 절차를 치밀하게 밟았던 것이다. 그리고 영조는 70세가 넘어서도 성생활을 즐겼던 왕성한 정력의 소유자였는데, 성기능의 핵심이 바로 신장이다.

　영조는 64세에 왕비를 사별하고 삼년상이 끝나자 66세에 정순왕후를 계비로 맞이하였는데, 이때 왕후의 나이는 만 14세였다. 그 당시에는 40세만 넘어도 중노인 취급을 받는 때였는데, 70세가 다 되어가는 노인이 어린 소녀와 재혼했던 것이다. 물론 나라의 왕비 자리를 비워둘 수 없기 때문이기도 하지만, 영조 임금에게는 후궁도 여러 명 있었고 그녀들을 충분히 장악하고 있었다고 한다.

소식小食과 음주飮酒 절제

　음식을 적게 먹었다. 특히 기름진 음식을 적게 먹었다고 한다. 전통적으로 조선의 왕과 왕비들은 대부분 나라가 흉하거나 천재지변이 있을 때 백성들과 아픔을 같이 하려고 하였기에, 흉년에는 반찬을 줄이거나 혹은 낡은 옷을 입는다거나 하는 것이 미덕으로 전 승되어 왔다. 영조도 가뭄이 들면 하루 다섯 번 먹던 수라를 세 번 으로 줄이고 반찬 수도 반으로 줄였으며 심지어 간장만으로 수라를 받기도 했다고 한다.

그리고 현미, 잡곡 등의 거친 음식을 즐겨 먹었다. 조선시대에는 쌀이 귀했는데, 왕이라면 당연히 쌀밥을 먹지만 영조는 백성을 사랑하는 마음으로 백성과 같은 잡곡밥을 먹었던 것이다. 그것이 결과적으로 당뇨병, 고혈압 등을 예방하는데 도움이 된 것으로 여겨진다. 아울러 백성들의 살림살이를 직접 살펴보는 '미행微行'을 다른 왕들에 비해 훨씬 많이 다녔다. 500회가 넘었다고 기록에 나와 있으니 미행이 걷기운동이 되어 건강에 도움이 된 것으로 보인다.

영조는 조선의 임금 중에서 '금주령'을 가장 강력히 시행하였다. 곡식이 부족했기 때문인데, 금주령을 어기고 술을 팔거나 마시는 사람을 잡아오라고 하였으며, 실제로 술을 마셨던 종2품 벼슬의 신하를 잡아 목을 베어 성문에 내걸었다는 기록이 있을 정도이다. 그리고 술잔을 받을 때 생강차로 술을 대신하도록 명하였는가 하면 심지어 태묘에 술을 올릴 때 감주로 대신하였다고 한다.

철저한 건강관리

평소 밤늦게까지 회의를 하다가도 식사시간만큼은 꼭 지켜서 저녁을 챙겨먹었다고 한다. 규칙적인 식사를 하는 것은 건강을 지키는데 기본이 아닌가. 또한 사형을 판결하고 나면 꼭 손을 씻어서 찜찜한 마음을 털어버리려 했다는 데서 엿볼 수 있듯이 나름대로 스트레스를 해소하면서 생활한 것으로 보인다.

그리고 의원의 진찰을 자주 받았다. 재위 52년 동안 무려 7,284회나 내의원의 진찰을 받은 것으로 기록되어 있다.

조선시대 왕들은 정기적으로 진찰인 '문안진후問安診候'를 받도록 승정원의 업무지침서인 '은대조례'에 공식 규정이 있었다.

승지가 닷새마다 한 번씩 내의원 의원과 함께 입시해서 왕의 건강상태를 세밀하게 점검했던 것이다. 한 달에 여섯 번이 되는데 이것이 귀찮다고 자주 빼먹고 가끔씩 진찰받았던 왕들도 여럿 있었다. 그런 왕들은 30대, 혹은 40대의 나이로 세상을 떠난 반면, 기본의 두 배 가까이 되는 월 평균 11.7회나 진찰을 받았던 영조 임금은 무려 83세까지 장수했던 것이다. 건강관리에 너무 지나치게 조심하고 염려하는 것도 좋지 않지만 그렇다고 너무 방심하는 것은 더욱 나쁘다는 것을 알 수 있다.

영조는 또 한약을 자주 먹었다. 평소 보양법을 매우 중시하였으니, 보약은 말할 것도 없고 '군자탕君子湯'과 '이중탕理中湯' 같이 비·위장의 기를 보강하고 소화를 돕는 한약도 수시로 복용하였다.

실록에 의하면 영조는 자신의 건강과 장수의 비결을 '인삼人蔘'의 정기精氣라고 생각했다고 한다. 질병 치료에도 인삼을 많이 사용하였는데, 72세 때 1년간 20여근을 비롯하여 59세 부터 73세까지 복용한 인삼이 100근을 넘었을 정도로 자주 복용하였다고 한다. 물론 영조가 복용한 것은 재배삼이 아니라 '산삼'이었다.

늙어서도 성생활 유지

늙어서도 후궁들을 거느렸고 특히 66세에 14세된 소녀와 재혼을 하였는데, 새 중전이 궁궐에 들어온 뒤로는 후궁들의 처소에 발길을 딱 끊고 손녀 나이뻘 되는 어린 중전에 빠져버렸다고 한다.

야사에 의하면 어린 왕비를 맞이한 영조는 주름살이 펴지고 새로운 의욕이 샘솟아 오르는 것 같았다고 하는데, 새 왕비가 앳되고 귀엽고 싱싱하여 눈을 쑥 뽑아 주어도 아깝지 않았기 때문이었다고 한다. 영조는 워낙 건강하였기에 이 결혼이 아니었어도 오래 살았을 것으로 보이지만, 어쨌건 이후로 17년이나 더 살아 83세까지 장수하였다.

그러므로 영조 임금이 노년기에도 성생활을 꾸준히 한 것은 건강과 장수에 도움이 되었으면 되었지 해가 되지는 않은 것으로 볼 수 있다. 실제로 성생활에는 정년이 없으니 80대까지도 가능한데, 한의서에는 성생활이 적당하면 기와 혈이 조화롭고 장부를 보익한다고 하였다. 물론 영조 임금이 철저하게 건강관리를 했던 것을 미루어 보면 성생활에도 분명 절제가 있었을 것으로 짐작된다.

처녀 회춘법處女回春法, gerocomia

66세에 14세의 신부와 재혼한 영조의 경우는 '처녀 회춘법'에 해당된다. 예로부터 소녀가 내쉬는 입김과 체취 속에 신선하고 순결한 생명의 활력소가 함유되어 있다고 믿었는데, 뇌하수체에서의 호르몬 분비가 자극되는 효과를 나타낸다고 한다.

구약성서에 나오는 다윗 왕이 나이가 많아져서 아무리 이불을 덮어도 몸이 더워지지 않게 되자 신하들이 나이 어린 처녀를 구하여 왕에게 데려왔다고 한다. 왕이 그녀를 품에 안고 잠을 자면 몸이 훈훈해진다고 여겼던 것이다.

이것을 '수네미티즘shunammitism'이라고 하였는데, 그녀가 옷을 모시고 시중을 들었지만 왕은 그녀와 몸을 섞지는 않았다고 한다.

'어린 여자와 자면 회춘을 한다.'는 믿음은 우리나라에도 오래 전부터 있었으니 돈 많은 노인들이 잠자리를 따뜻하게 하기 위하여 초경도 치르지 않은 어린 소녀를 구했다고 한다. '동기童妓' 혹은 '윗방아기'라고 불렀다.

그렇지만 어린 소녀와의 성생활을 통해 회춘을 하려다 명을 다하지 못한 경우도 있었다. 바로 고려의 충혜왕인데, 연산군에 버금가는 호색한이었다. 어의가 부추기기를 숫처녀 100명과 잠자리를 하면 회춘하여 100세가 넘도록 장수한다고 하였다. 그래서 충혜왕은 100일 동안 하루도 빠지지 않고 숫처녀와 동침하였는데, 바로 병을 얻어 세상을 떠났다고 한다. 방사가 도를 지나치면 음기와 정을 손상하여 수명이 단축되는 것이다.

🌿 성생활과 건강

성생활은 성호르몬의 분비를 촉진하여 근육과 관절을 비롯한 여러 곳에 작용을 나타내고 면역 기능을 증강시키며 스트레스와 통증을 완화시키는 것으로 알려져 있다. 그 뿐만 아니라 각종 질병을 예방하는 효과도 있다.

영국의 어느 대학 연구팀이 45세에서 59세의 남성 900여명을 대상으로 20년간 조사한 보고에 의하면 성생활이 왕성한 사람들에게서 심근경색과 중풍의 발생률이 감소하였고, 성생활 빈도가 낮은 사람에게서 중풍 위험이 더 높았다고 한다. 따라서 적당한 성생활은 고혈압, 골다공증, 전립선비대증 등의 예방에 도움이 되고 다이어트 및 노화 억제 효과도 있다.

노년에도 성생활을 유지하려면 심신이 건강해야 한다. 신장의 양기와 음기가 부족하지 않도록 보충해야 하고, 비만하지 않아야 하며, 허리와 다리를 튼튼하게 유지해야 하고, 마음이 편안해야만 한다. 그러기 위해서는 매일같이 걷기 운동을 하고 육식을 포함한 음식 섭취를 적절하게 하며 어혈이 생기지 않도록 해야 한다. 물론 몸에 무리가 없을 정도로 적당한 간격으로 성생활을 꾸준히 해 나가는 것이 필수적이다.

건륭황제(乾隆皇帝, 1711~1799, 89세)의 장수비결

중국의 역대 황제 가운데 가장 장수했던 황제가 바로 청나라의 '건륭'이다. 건륭은 89세까지 살았고, 60년이나 황제의 자리에 있었다. 요즘으로 보면 100세가 넘게 장수한 것인데, 그 비결은 양생법을 중시하여 철저하게 실천한 탓으로 보인다.

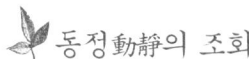 동정動靜의 조화

건륭 황제는 만주족 출신답게 운동을 매우 좋아하였다. 어릴 적부터 말을 타고 활쏘기를 하였는데 몇 차례나 황실의 시합에서 우승하였으며, 황제가 된 후 더욱 좋아하였다. 그리고 80세의 고령이 되어서도 사냥을 나갔다. 말을 타고 활을 쏘는 것은 활동량이 매우 커서 신체를 단련하는데 확실한 방법이 되었다.

또한 건륭은 여행을 매우 좋아하여 강남에 6회에 걸쳐 순행하였기에 건륭이 강남을 다닌 이야기는 백성들 사이에 모르는 집이 없을 정도였다고 한다. 또한 적지 않은 명산대천, 고찰불사 등에 그의 족적이 남아 있는데, 여행도 신체를 단련하고 마음을 다스리는데 큰 도움이 되었다.

그리고 책을 읽고 시를 짓는 것을 좋아하였다. 일생에 작문이 1,300여 편이 되고 4만여 수의 시를 썼다고 한다. 글씨를 쓰고 그림 그리기도 즐기며 정신수양도 하였다. 이와 같이 건륭황제가 운동과 유람도 많이 하는 한편으로 조용히 실내에서 시서화를 즐긴 것은 한의학적으로 상당히 의의가 있으니, 바로 동정動靜의 조화이다.

지나치게 많이 움직이거나 운동하는 것도 기와 혈을 너무 소모시켜 좋지 않고, 그렇다고 너무 가만히 앉아 있거나 누워 지내는 것도 '기일즉체氣逸卽滯'가 되어 기가 소통되지 않고 맺히고 어혈을 생기게 하므로 여러 가지 질병을 야기하게 되어 좋지 못하다.

서양의학적으로도 활동이 너무 지나치면 에너지 대사가 너무 많고 그 과정에서 산소를 많이 소모하여 활성산소(산소유리기, oxygen free radical)를 많이 생성하게 된다고 하였다.

활성산소는 각종 성인병을 유발하고 노화를 촉진하는 유해 물질이다. 반면 활동이나 운동이 너무 부족하면 신진대사가 느리고 땀과 대소변 배출도 지연되어 각종 노폐물이 쌓이게 된다. 건륭은 신체활동 면에서 중용을 실천한 것이라고 하겠다.

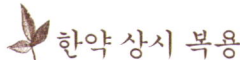 한약 상시 복용

건륭은 어의들이 고대로부터 전해 내려온 장수 비방으로 조제한 탕약을 늘 복용하였다. 기운을 돕고 장수하게 하는 처방이 6가지가 넘는데, 처방들에는 신장을 보충하는 약재가 많이 들어 있다. 황구신黃狗腎, 하수오何首烏를 비롯하여 기를 보충하고 비장을 튼튼하게 하는 인삼人蔘, 사인砂仁, 근육과 뼈를 튼튼하게 하고 경락을 잘 소통시키는 목과木瓜, 오가피五加皮, 열을 내리고 습기를 없애며 피를 서늘하게 하는 춘백피椿白皮, 연교連翹, 그리고 폐를 보충하는

천문동天門冬 등이 있다.

처방 중에서 특히 유명한 것으로 '귀령집龜齡集'이 있다. 귀령龜齡은 거북의 나이를 의미하니, 십장생十長生의 하나인 거북의 장수를 닮고자 이름을 지은 것이다. 귀령집에는 기운을 돕는 효능을 가진 33가지의 보약재가 들어있다.

녹용鹿茸, 천산갑(穿山甲 : 희귀 포유동물인 능리의 비늘), 작뇌(雀腦 : 참새의 뇌), 해마(海馬 : 뿔과 부리가 있는 어류), 청정(蜻蜓 : 잠자리), 잠아(蠶蛾 : 수컷 누에나방), 인삼人蔘, 부자附子, 음양곽淫羊藿, 당귀當歸, 구기자枸杞子, 두충杜冲, 쇄양鎖陽, 보골지補骨脂, 숙지황熟地黃, 국화菊花 등이다. 따뜻한 성질을 가진 약재가 위주가 되어 온보신양溫補腎陽하는 효능으로 신장의 양기가 허약한 경우에 쓰는 처방이다.

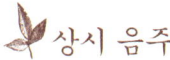
상시 음주

건륭은 술을 즐겨 마셨다. 왜냐하면 술이 백약百藥의 으뜸으로써 혈을 잘 통하게 하고 습기를 물리치며 위와 장을 따뜻하게 하고 기를 보양할 뿐만 아니라 바람과 찬 기운을 물리치며 양기를 돋구어주고 요통을 멎게 하며 해독 작용이 있다고 굳게 믿었기 때문이다. 그런데 보통 술이 아니라 한약재로 만든 여러 가지 장수주長壽酒를 마셨는데, 늘 마셨던 술은 '귀령주龜齡酒'와 '송령태평춘주松齡太平春酒'의 두 가지이다.

귀령주는 명, 청대의 황제가 모두 좋아했던 보약이 되는 술로서 앞에 나온 귀령집이라는 처방으로 담근 술이다.

한약을 가루 낸 후 종이로 잘 싸서 황색 수건으로 만든 주머니로 씌우고, 잘 봉한 후에 소주 30근과 찹쌀로 빚은 백주白酒 10근을 섞은 술단지의 제일 밑에다 넣는다. 그리고 단지 윗부분을 한 층 한 층 잘 봉하는데, 먼저 황토와 소금물을 섞어서 진흙처럼 만든 후 단지를 봉한 후에 녹두가루로 단지 주위를 잘 봉해 놓는다. 그리고 삼복철에 햇빛을 3일 쬐이는데 단지를 동서남북 방향으로 골고루 돌리면서 각 방향을 다 쬐이게 한다.

송령태평춘주는 숙지황熟地黃, 당귀當歸, 홍화紅花, 구기자枸杞子, 용안육龍眼肉, 송인松仁, 복령茯笭, 진피陳皮 등 십여 가지 약물을 넣는데 제조방법이 매우 특별하다. 깊은 산속의 곧게 잘 자란 늙은 소나무를 골라 뿌리까지 땅을 파고, 술단지 덮개를 연 후 나무뿌리 밑에 묻고 나무뿌리에 구멍을 뚫어놓으면 술이 소나무뿌리의 액체를 점차적으로 흡수하게 된다.

1년 후에 술단지를 꺼내면 술의 색깔이 송진(송지松脂)이 오래되어 응어리진 '호박琥珀'의 색깔과 같은데, 이렇게 되면 좋은 송령주가 완성된 것이다.

송령태평춘주는 기와 혈을 잘 통하게 하고 비장을 튼튼하게 하며 정신을 안정시키고 심장과 신장의 음기를 보충하는 효과가 있다.

건륭은 그밖에 옥천주玉泉酒와 도소주屠蘇酒도 즐겨 마셨다. 옥천주는 매년 봄과 가을에 찹쌀에다 효모酵母, 콩, 깨 그리고 화초花椒, 대나무 잎을 섞은 후 옥천산玉泉山의 샘물로 만드는데 건강과 장수에 좋은 데다 맛도 매우 좋아서 건륭은 거의 매일 저녁 2냥(75그램)씩 마셨다고 한다.

도소주는 청궁에서 매년 단오절이면 마셨던 술이다. 기생충과

독을 물리치고 나쁜 기운을 방지하는 작용이 있으니 돌림병을 비롯한 질병을 예방하기 위한 구역방병驅疫防病하는 약주이다.

요즘의 예방주사에 해당된다고 하겠다. 이만하면 건륭의 장수 비결에 늘 마셨던 술들의 효과를 빼놓을 수 없을 것이다. 물론 취하도록 마시지는 않았다.

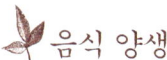음식 양생

신선한 채소를 위주로 하였고 육류는 적게 먹었다. 육류로는 신선한 산짐승 고기로 만든 음식을 좋아했으니 피서산장避暑山莊에서 지낼 때 주로 사슴고기를 먹었다고 한다.

만주족의 음식은 생선과 사슴고기를 위주로 멧돼지고기, 닭고기, 개고기 등이었는데 그 중에 사슴 꼬리가 가장 맛이 좋았다고 한다. 청대 황제들은 사슴 꼬리로 모후와 유모에게 효성을 표시했다고 하는데, 당시에는 사슴꼬리가 매우 귀한 음식으로써 낙타봉이나 곰발바닥보다도 더 귀했다고 한다.

황제는 매년 12월에 구록상狗鹿賞을 거행하여 대신들에게 개고기와 사슴고기를 나누어주었고, 각지의 관리들은 황제에게 사슴고기와 사슴꼬리를 조공품으로 바쳤다고 한다.

사슴고기는 오장을 보충하고 혈맥을 조절하며 비·위장을 보강하고 기와 혈을 도와주며 몸에 양기를 넣어주고 뼈와 근육을 튼튼하게 해 준다. 그래서 몸이 허약하고 수척한 사람에게 좋고, 산후에 젖이 나오지 않는 경우에도 좋다.

건륭은 또한 각종 약죽藥粥을 즐겨 먹었는데, 약죽은 노인들의 비·위장을 돕는데 좋은 것이다. 특히 아침에 일어나면 자리에서 제비집 스프(연와탕燕窩湯)를 마셨고 이후의 황제들에게도 전통으로 내려왔다고 한다.

제비집은 따뜻하지도 차갑지도 않은 중간 성질에 음기를 보충하고 원기와 정을 보태주므로 허약한 몸을 회복시키는데 최고의 약이 된다. 또한 폐에 윤기를 넣어주므로 허약해서 생긴 기침이나 폐결핵의 회복에 좋고, 소변이 잦은 것을 그치게 한다.

제비집은 금사연金絲燕이라는 바다제비가 바닷가 절벽의 80~100미터에 해초와 바다제비의 침으로 만든 집이다.

첫 번째 지은 제비집이 가장 귀한 것으로써 진상품으로 납품하므로 '관연官燕'이라 하는데 이물질이 하나도 없이 순백색으로 투명하기에 '설연雪燕'이라고도 한다.

제비가 이 집을 빼앗기면 다시 두 번째 집을 짓는데, 침이 모자라 이물질이 섞이고 털도 섞여있으므로 '모연毛燕'이라고 한다. 이것마저 빼앗기면 세 번째 집을 짓는데, 너무 힘들어 피를 토해가며 지었기 때문에 '혈연血燕'이라고 한다.

그리고 건륭은 노년이 되면서 매일 떡을 먹었다. 청나라 황궁에는 '청궁팔선고淸宮八仙糕'라는 떡이 있는데 워낙 떡을 즐긴 건륭이 자신의 체질에 맞게 일부 약재를 교체하여 친히 '건륭팔진고乾隆八珍糕'를 만들었다.

인삼人蔘, 복령茯苓, 백출白朮, 율무薏苡仁, 검실芡實, 변두콩白扁豆, 연자육蓮子肉, 찹쌀, 사탕가루를 부드럽게 가루낸 후에 쌀가루와 함께 쪄서 떡을 만들어 매일 4개에서 6개를 먹었는데, 비·위장을 건실하게 하고 기운을 도우며 신장의 기를 굳건하게 지키는 효과를 보았다고 한다.

　근래 중국의 임상보고에 의하면 비·위장이 허약한 환자가 '청궁팔선고'를 복용하였더니 배가 부르고 대변이 묽으며 음식을 먹지 못하고 기운이 없는 증상이 뚜렷하게 개선되고 체중이 증가되었다고 한다. 동물실험에서도 노화 증상을 개선시켰다는 보고가 있는데, 비·위장이 허약한 노인환자들의 노화를 지연시키는데 도움이 된다.

어의의 말을 듣고 담배를 끊다

　건륭황제는 어디를 가나 담배를 꼭 피웠고, 한 번 피우기 시작하면 많이 피웠다. 기록에 의하면 당시 북경의 관원귀족 가운데 십중팔구는 담배를 피웠다고 한다. 그런데 언제부터인가 자꾸 기침이 나게 되자 어의가 진찰하고 나서 담배 탓이라고 하였더니 그때서야 건륭은 담배의 위해를 깨달았다. 그래서 대신들에게 다시는 담배를 들여오지 말라고 명하였는데, 얼마 안 지나서 기침이 멎었다고 한다. 그리고 차를 마시기를 좋아했다고 한다.

　이전의 황제들은 대부분 고집이 강해서 자기가 좋아하는 것이면 유익하든 해롭든 상관없이 지속하였다. 그러나 건륭은 생활상에서 제때에 나쁜 습관을 버렸으니, 이것도 그가 장수할 수 있었던 중요한 원인으로 여겨진다. 아울러 의사의 충고를 잘 듣는 것도 건강, 장수에 큰 도움이 된다.

　건륭의 장수 비결은 크게 4가지로 요약된다. 토납폐부吐納肺腑,

활동근골活動筋骨, 적시진보適時進補, 십상사물十常四勿이다.

　토납폐부는 게으르게 자지 않고 새벽에 일어나 아침식사 전에 심호흡을 많이 하는 것인데, 항심恒心을 가지고 계속해 나간다. 활동근골은 체육단련에 적극 참여하여 항병능력, 즉 면역력을 증강시키는 것이다. 적시진보는 노년이 되면 필요한 영양이 많으니 제때에 몸에 보충이 되는 음식과 약을 먹는 것이다. 십상사물은 자주 해야 하는 10가지와 해서는 안 되는 4가지이다.

　십상十常은 치아를 서로 부딪치고, 침을 삼키고, 귀를 튕기고, 코를 주무르고, 눈동자를 움직이며, 얼굴을 쓰다듬고, 족(용천涌泉)을 안마하고, 배를 돌리고, 사지를 펴고, 항문을 조인다齒常叩 津常咽 耳常彈 鼻常揉 睛常運 面常搓 足常摩 腹常旋 肢常伸 肛常提. 사물四勿이란 먹을 때 말하지 않고, 누워서 말하지 않으며, 마실 때 취하지 않고, 색에 열중하지 않는 것이다食勿言 臥勿語 飮勿醉 色勿迷.

　특히 좋은 술과 미녀가 가득한 황궁에서 술에 취하지 않고 여색에 빠지지 않는 것은 정말 어렵고 대단한 일이었지만 건륭은 초인적인 자제력으로 실천했기에 그렇게 장수할 수 있었지 않았나 싶다.

　십상은 퇴계 선생의 〈활인심방〉에 나오는 도인법과 유사한 동작이 많다. 이런 도인법의 원조는 수당대의 명의였던 손사막(孫思邈, 581-682) 선생의 양생 기공 동작 13가지이다.

　예를 들어 비교해 보면 족상마足常摩는 각상차脚常搓에 해당되는데, 오른손으로 왼쪽 다리를, 왼손으로 오른쪽 다리를 주무르는데, 발뒤꿈치에서 발가락까지, 다시 발뒤꿈치까지 36회 시행하고, 또한 양쪽 엄지손가락으로 발바닥의 용천涌泉 경혈을 100회 문지르기 한다.

항상제항常提肛는 섭곡도攝穀道에 해당된다. 숨을 들이쉴 때 항문까지 들이쉬어 항문의 근육이 긴장하도록 하고, 숨을 참을 때 숫자를 세어가며 참을 수 없을 때까지 유지하고 숨을 내쉬면서 긴장을 풀면 된다. 수시로 해도 좋고 아침저녁으로 20~30번씩 하면 되는데, 건륭이 가장 좋아했던 양생기공법이라고 한다.

이것은 '케겔 운동법'과 유사한데, 미국의 케겔 박사가 고안한 것으로 오줌을 누다가 중간에 멈추는 것과 같은 요령으로 항문에 힘을 넣어 꼭 조였다가 힘을 빼는 동작을 반복하는 것이다. 항문 주위 근육을 오므렸다 풀었다 하므로 골반근육이 강화된다. 특히 중년 부인들이 배에 힘이 들어갈 때마다 저절로 오줌을 찔끔거리는 긴장성 요실금에 효과적이고, 성감이 높아지는 효과도 거둘 수 있어 남성들의 정력 강화에도 큰 도움이 된다.

건륭 황제의 4가지 비결만 실천한다면 누구든지(99세까지 88하게 살다 2일 아프고 3일째 죽는다)는 물론이고 최고의 장수를 할 수 있지 않을까 싶다.

공자(孔子, BC 551~479, 73세)의 장수 비결

인류의 위대한 스승이 되는 공자는 지금으로부터 2천5백년 전에 무려 73세까지 생존하셨으니 요즘으로 보면 100세가 훨씬 넘게 장수한 것으로 추정할 수 있다. 그러니 공자의 양생법은 우리가 본받을만한 가치가 충분한 것이다. 더욱이 공자는 건강장수를 인간이 취해야 할 덕목으로 지적하였고, 스스로 도덕을 지키며 몸을 수양하고 언행을 일치시키며 사물을 신중히 다루었고 올바른 음식습관과 규칙적인 운동생활을 몸소 실천하였다.

공자께서 장수하게 된 비결은 여러 가지인데, 우선 비결은 아니지만 고달픈 벼슬살이로 인한 스트레스를 별로 받지 않은 탓도 있지 않을까 하는 생각이 든다.

공자는 젊어서 곡물 출납, 가축 관리 등을 담당하는 말단 관리였다가 얼마 후에 그만두고 학문에 힘썼다. 51세에 고을을 다스리는 관리가 되었으며 53세가 되어서야 노나라의 정공에게 중용되어 사공(건설부장관)을 맡았고, 54세에 대사구(법무부장관)를 거쳐 56세에는 정승의 일까지 겸직하였다가 해임되고 말았다.

이후로 13년간 여러 나라를 떠돌아다니며 자신의 도덕정치를 펼치게 해 줄 제후를 찾았으나 끝내 만나지 못했는데, 사실 이 기간은 말이 좋아 주유천하周遊天下이지, 사실상 유랑 생활로써 숱한 고난과 박해를 당하고 양식이 떨어져 고생하기도 했다.

결국 68세에 고향으로 돌아와 서적 저편찬과 제자 교육에 전념하다가 죽음을 맞이하였다. 만약 69세에 외동아들인 이鯉가 죽고, 다음 해에 애제자인 안호顔回, 자로子路가 잇달아 죽는 불행을 당하지만 않았다면 훨씬 더 오래 살았지 않았을까 하는 생각이 든다.

끊임없이 몸과 마음으로 노력

공자의 사상 중 하나는, 사람의 한평생이 큰 지향점이 있고 추구하는 바가 있어 노력에 게으르지 말고 힘을 다해 추구해 나가야 한다는 것이다.

공자는 마음이 강해야 몸이 건강하고 몸이 건강해야 비로소 사업에서 성공할 수 있다고 믿었기에 정열적으로 부단히 노력하였던 것이다. 또한 천체의 운행이 쉼이 없듯이 군자도 항상 움직이고 활동해야 건강하고 오래 산다고 역설하였고, 스스로 실천하였다.

예를 중시

공자는 어질고 덕이 있어야 장수한다고 하였다. 덕이 있는 사람은 수양을 통해 자신의 인격의 완성과 마음의 광명에 치중하고, 어진 사람은 정신이 상쾌하고 명랑하여 사기(邪氣 : 질병을 일으키는 나쁜 기운)가 침범해 들어오기 어려우므로 건강 장수에 이롭다고 인식하였다.

〈논어論語〉에 이르기를, "지혜로운 자는 물을 좋아하고, 어진 자는 산을 좋아한다. 지혜로운 자는 움직이고, 어진 자는 고요하다. 지혜로운 자는 즐기게 되고, 어진 자는 오래 산다.(지자요수知者樂水 인자요산仁者樂山 지자동知者動 인자정仁者靜 지자락知者樂 인자수仁者壽)"라고 했다.

이 구절을 보면 공자의 사상을 명확히 알 수 있다.

풀이해 보면, 슬기로운 사람은 지혜롭기 때문에 항상 변화를 추구하므로 쉬지 않고 흐르는 물을 좋아하는데, 물의 속성이 변화이기 때문이다. 어진 사람은 항상 심지를 한곳에 굳히고 움직이지 않는 우직함이 있다. 산이 천 년이 지나도 제자리에 있듯이 어진 사람은 흔들리지 않으며 산의 속성을 좋아한다. 또한 슬기로운 사람은 지혜를 쫓고자 항상 움직이지만 어진 사람은 고요히 묵상하기 때문에 정숙하고, 지식과 견문이 넓어지면 슬기로운 사람은 세상만물을 즐기게 되며, 어진 사람은 남과 맞서 싸우지 않고 융화하려 하므로 위험에 빠질 일이 없어 오래 산다는 뜻이다.

공자는 지혜 있는 사람은 물처럼 움직이기 때문에 즐겁게 살고, 어진 사람은 산처럼 조용하기 때문에 장수한다고 하였다.

또한 '군자삼계君子三戒'를 제시하여 군자는 3가지를 경계하라고 하였다. 젊었을 때는 혈기가 안정되지 않았으므로 여색女色을 경계해야 하고, 장년에는 혈기가 왕성하므로 싸움을 경계해야 하며, 노년에는 혈기가 쇠약하므로 탐욕을 경계하라는 것이다.

군자의 마음은 평평하고 넓어 호연지기가 오래 가므로 장수하고, 소인은 종종 이해득실에 근심하니 우수憂愁로 인해 심리 평정과 안정을 얻기 어려워 오래 살기 힘들다고 하였다.

꾸준한 운동

공자는 바쁜 와중에도 신체를 건강하게 하는 활동에도 주의를 기울였다. 그는 제자들에게 "육예六藝를 능숙하게 익히고 삼덕三德을 쌓으라"고 하였는데, 육예란 '예(禮 : 예절), 사(射 : 활쏘기), 어(御 : 마차 끌기), 악(樂 : 음악), 서(書 : 서도), 수(數 : 산수)'이고, 삼덕은 '지(智 : 학식), 인(仁 : 사랑하는 마음), 용(勇 : 용감)'이다.

공자는 종종 제자들과 더불어 말을 타고 활을 쏘며 사냥을 하고 낚시를 하며 무예를 연습하고 수영을 하였고, 제자들과 같이 교외로 유람을 다녔다. 특히 등산을 제일 많이 했으며, 등산이 가장 좋은 운동이라고 칭찬하였다. 공자는 키도 크고 체중도 많은 편이었다고 하는데, 운동을 많이 한 것이 건강 장수의 주된 요인으로 여겨진다.

요즘 청소년들은 과거에 비해 체격은 좋아졌으나 체력이 떨어졌다고 하는데, 학교 체육이 부족해진 탓이 있지는 않은지 살펴봐야 할 것 같다.

음악을 즐기다

공자는 음악을 매우 좋아하였고 음율에 정통하여 거문고를 비롯한 악기 연주를 좋아하였으며 노래를 300곡이나 작곡하였다.

상중喪中을 제외하고는 매일 시를 읊고 노래를 불렀다고 하는데, 부드럽고 잔잔한 음악은 사람의 정서를 상쾌하게 만들고, 아름다운 곡조와 도덕적 내용을 담고 있는 노래는 진취적인 정신을 굳게 한다고 보았던 것이다. 이처럼 공자의 일생은 음악과 함께 하였으니 음악은 심령을 정화시키고 사람으로 하여금 온전한 정신 상태에 이르게 하는 작용이 있기 때문이다.

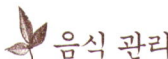 음식 관리

공자는 음식 위생과 생활환경을 대단히 중시하였다. 검소하고 소박하게 편안함을 즐기지 말고 불편하면서도 많이 움직이는 생활을 하고, 음식은 청결하고 간소하게 먹으라고 하였다.

〈논어〉에 나오는 '반소사 음수 곡굉이침지 낙역재기중(飯疏食飮水 曲肱而枕之 樂亦在其中 : 헤수니거친 곡식과 나물을 먹고 맹물을 마시며 팔베개로 잠을 자더라도 즐거움이 그 안에 있다)' 구절이 그러한 안빈낙도의 정신을 잘 보여주고 있다.

공자는 특히 팔불식八不食, 즉 8가지의 금기 음식을 강조하였다.

"곰팡이 피거나 마른 밥과, 상한 고기나 생선은 먹지 않는다. 색깔이 좋지 않은 것은 먹지 않는다. 악취가 나는 것은 먹지 않는다. 익지 않은 밥이 섞여 있거나 익힌 것이 마땅치 않은 것은 먹지 않는다. 조미료가 부당한 것은 먹지 않으니 된장이나 고추장 등의 자연 조미료가 들어간 것만 먹는다. 제때에 맞는 것이 아니면 먹지 않는다. 바르게 썰어지지 않은 고기는 먹지 않는다. 술과 익힌 고기는 시장에서 구입한 것은 먹지 않는다."

이로서 공자는 음식영양과 위생의 도를 주의하였으며 일생에 병에 걸리지 않았다.

요즘으로 보면 큰 의미가 있는 것은 아니지만 당시에는 위생 상태가 워낙 열악하였기에 공자께서 그렇게 엄격하게 지킨 것이 건강을 유지할 수 있게 한 것으로 여겨진다. 그러나 제 때 먹고 배부르게 먹지 말라고 한 것은 본받아야 할 것이다. 또한 술은 취해서 고통을 받게 먹어서는 안 되며, 약간의 취기가 있을 정도로만 마셔야 된다고 하였다.

공자의 건강장수 비결을 종합해 보면 부단히 심신을 써서 노력하되 규칙적인 생활과 음식관리를 하면서 운동을 해야 병들지 않고 오래 살게 된다는 것이다.

몸을 절도 있게 쓰고, 동(動 : 움직이는 것)과 정(靜 : 휴식하는 것)을 균형 있게 하며, 희로애락을 명쾌하게 구별하는 것이 중요하다. 편안함이나 피로가 지나치면 해로우니 너무 안일하게 혹은 너무 고단하게 생활하는 것을 주의해야 한다.

그리고 공자는 음악과 운동을 아주 즐겨하였는데, 우리들도 바쁜 가운데 경쾌하거나 감미로운 음악을 감상하고 등산을 한다면 건강하게 오래 살 수 있지 않을까 싶다.

자희태후(慈禧太后, 1835~1908, 74세)의 장수 비결

자희태후는 영화를 통해서 잘 알려진 중국의 '서태후西太后'로서 청나라 말기에 절대 권력을 가진 실질적인 최고 통치자였다.

서태후는 74세까지 살았는데, 그냥 오래 살기만 한 것이 아니라 계속해서 젊은 몸 상태를 유지하였다고 한다. 그것이 가능했던 것은 장수하는 양생법을 적극 추구하였고 그에 맞추어 신경 써서 몸조리를 잘했기 때문이다. 즉, 건강 장수에 좋은 보약과 음료, 음식 등을 지속적으로 먹었던 데다 수시로 안마를 받은 것이 주효했던 것으로 보인다.

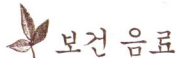 보건 음료

서태후는 몸조심을 하기는 했으나 때로는 조절하지 못하고 산해진미를 먹었기에 비·위장에 작은 병이 늘 생겼다. 그래서 어의들은 서태후에게 차대신 마시는 한방 음료를 만들어 드렸다고 한다.

우선 '자위화중대다음滋胃和中代茶飲'이 있는데, 수은 제제인 주사朱砂를 섞은 죽여, 감람橄欖, 후박화, 영양각 등의 한약재를 가루 내어 끓인 물에 타서 마셨다. 음기를 도와주고 위장을 보양하며 가래를 삭이고 열을 내리는 효능을 가지고 있다.

또 '가미삼선음加味三仙飲'도 마셨는데, 그때그때 증상에 따라 8

가지나 변화시켰다. 그 중에 '초삼선焦三仙'은 보리길금(맥아麥芽), 신곡神曲, 산사과나무 열매(산사山査)를 볶은 것으로 여기에 탱자(지실枳實), 귤껍질(진피陳皮), 빈랑檳榔 등의 한약재를 추가했다고 한다.

서태후가 53세가 되었을 때 신체가 점점 노쇠해지고 소화불량, 기혈부족, 피로, 무기력 등의 증상이 나타나자 어의가 '여의장생주如意長生酒'를 바쳤다.

여의장생주는 사국공주, 오가피주, 모과주로 된 술인데, 근육과 뼈를 튼튼하게 하고 정기와 골수를 보태주며 위장을 조화롭게 하고 소화를 잘되게 하며 갈증을 멎게 하는 효능을 가지고 있다. 그래서 노년기의 만성질병 치료와 예방에 좋으므로 장수할 수 있게 하는 것으로, 서태후는 이 술을 마시면서 몸 상태가 많이 좋아졌다고 한다.

보건 고약膏藥 붙이기

어의들이 만들어 바친 고약으로 대표적인 것이 '보원고본고保元固本膏'인데, 인삼, 백출, 당귀, 향부자, 천초, 두충, 별갑, 초과, 백작약 등 10여 가지 약재로 구성되어 있다.

만드는 방법은 참기름으로 약재들을 볶고 찌꺼기를 버린 후에 물을 넣고 끓이기를 구슬이 떨어지는 것처럼 될 때까지 한 뒤에 비정황단飛淨黃丹을 넣는다. 그리고 육계, 침향, 정향 등의 한약재를 부드럽게 가루 낸 것을 섞는데, 배와 배꼽 및 허리 등에 붙였다. 비장과 신장이 허약한 것을 보충하고 위장 기능을 조절하는 효능을 나타내며 면역력을 높이고 추위를 물리치는데 도움이 된다.

보약 수시 복용

보약을 종종 복약하였으며 일반적으로 고약膏藥이나 환제丸劑로 만들어 편리하게 복용하였다. 모두 장수하게 하는 보약으로써 양심전연령익수단養心殿延齡益壽丹, 장춘익수단長春益壽丹, 보원익수단保元益壽丹 등이 있고, 일생에서 가장 좋아하고 상용하여 노년기에 매일 복용하다시피 한 것은 국화연령고菊花延齡膏였다.

양심전연령익수단은 백복신, 백자인, 단삼, 백작약, 목단피, 천궁, 치자, 진피, 산조인 등의 10여 가지 약재가 들어가는데, 부드럽게 가루 낸 뒤에 꿀로 빚어서 수은 제제인 주사를 겉에 묻혀서 녹두알 크기로 만든다. 한 번에 9그램씩을 끓였다가 식힌 물로 복용한다.

장춘익수단은 고대 처방인 양씨환소단楊氏還少丹, 신선훈로환神仙訓老丸을 가감하여 만든 것이다.

장춘익수단은 심장과 신장, 비·위장의 허약을 보충하고 뼈와 근육을 튼튼하게 하며 머리카락을 검게 하고 피부를 윤택하게 하는 효능이 있다. 서태후가 몇 달 동안 복용하였더니 피부와 머리카락에 뚜렷한 효과가 있었기에 처방을 만들어준 어의를 크게 칭찬하였다고 한다.

약이 되는 음식

서태후는 사시장철 사람의 젖을 마시고 진주가루를 먹어 젊은 용모를 간직하였다. 그리고 어의가 만든 '팔진고八珍糕'를 아주 즐겨 먹었는데, 8가지 한약재로 만든 떡으로 비·위장을 조화시키고 보양하는 효과가 크다.

서태후는 몸속의 습기가 잘 빠져나가지 않고 소화가 잘되지 않으며 가슴과 옆구리가 답답하고 불편한 정황에 근거하여 재료를 약간 달리해서 만들었다고 한다. 서태후는 팔진고를 먹고 허약한 비위장에 매우 효과를 보았기에 장수하는데 큰 도움이 되었다.

또한 호두죽을 즐겨 먹었다. 그 덕분에 늙어서도 아름답고 고운 살결을 유지할 수 있었고, 수많은 젊은 남성들을 데리고 놀 수 있었다고 한다.

1시간 정도 물에 불린 호두의 속살과 2시간 정도 물에 불린 쌀을 함께 잘 빻은 후에 체로 걸러서 물을 붓고 끓이는데, 다 끓어 갈 때 씨를 바른 대추와 꿀이나 흑설탕을 넣으면 된다.

안마按摩

당시에 청나라 황궁에는 이연영李蓮英이라는 환관이 있었는데, 그는 감언이설과 아첨을 잘 하는 데다 정통 안마 양생술에 개우 능숙하여 서태후의 환심을 사게 되었다. 그래서 서태후는 어디를 가든지 이연영을 곁에 두면서 늘 안마를 받았다고 한다.

조선의 왕들도 어깨를 주무르고 다리를 주무르는 등의 간단한 안마는 궁녀들이나 의녀들로부터 수시로 받았고, 질병이 있을 때 침의鍼醫 등으로부터 안마를 받았다는 것이 실록이 기재되어 있다.

안마는 원래 심신단련법인 도인안교導引按蹻에서 유래한다. 도인안교는 몸을 튼튼하게 하고 병을 치료하는 방법의 일종으로 노자와 장자의 학파에서 중시했다. 도인導引은 호흡법, 체조법을 통틀어 말하는 것으로 요즘의 기공氣功과 같다.

안교按蹻는 안마법이어서 안마라고 하는데, 사람의 손이나 팔꿈치, 발 등의 신체의 각부를 사용하여 몸의 일정한 부위를 두드리거나, 주무르고, 문지르고, 압박하는 등의 여러 가지 방법으로 기계적인 자극을 주어 기혈과 경락을 잘 통하게 하는 방법이다. 안마는 추나推拿라는 이름도 있는데, 서양에서는 '마사지'에 해당된다. 지압이나 경혈안마, 경락 마사지 등도 모두 안마에서 나온 수기요법이다.

 안마는 어떻게 해서 생겨났을까?

수천 년 전부터 인류가 살고 있는 어느 지역에서든지 자연발생적으로 출현하였는데, 동양의 안마는 우주관과 인체관이라는 철학적인 사상을 그 배경으로 하고 있다.

동양인들은 인간 각자는 하늘과 땅의 기운을 받아 출현한 소우주라고 생각했다. 그러므로 몸을 만드는 물질이 육신이고 이 물질을 원리나 이치에 맞게 움직여 나가는 기운이 있어서 사람의 생명력을 유지하게 하는 것이라고 보았다. 그러므로 육체를 기르는 힘과 생명력인 기와 혈이 잘 유통되어야 하는데, 만약 기와 혈이 정체되거나 부족하거나 과잉되면 병이 된다고 본 것이다.

기혈이 운행하는 통로가 경락 혹은 경맥인데, 전신의 경맥에 기혈이 쉼 없이 잘 흐를 수 있게 해 주는 방법이 안마이다. 그러니 경맥과 기혈의 흐름을 알지 못하고는 제대로 된 안마를 할 수 없는 것이다.

안마를 받으면 어떤 효과를 얻을 수 있을까?

기와 혈을 조화시키고 경락을 소통시키며 근육을 풀어주고 어혈을 없애주며 맺힌 것을 풀어주고 국부局部의 혈액과 임파액 순환 및 영양 상태를 개선시켜 준다. 그래서 통증을 완화시키고 피로를 풀어주며 신진대사를 촉진하고 면역력을 높여주며 항병력을 끌어올려 주는 등의 작용을 나타낸다. 따라서 각종 질병의 예방과 치료에 도움을 주며 건강을 유지하게 하고 연년익수延年益壽, 즉 오래 살게 하는 노화 억제 효과를 볼 수 있다.

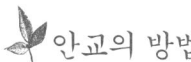안교의 방법

추법, 나법, 안법, 마법, 유법, 겹법, 차법, 요법 그리고 곤법 등의 여러 가지가 있다. 추법推法은 주로 엄지손가락이나 손바닥으로 일정 부위의 살을 누르면서 직선 방향으로 밀어가는 방법이다.

나법拿法은 한 손이나 혹은 양손으로 일정 부위의 살을 잡고 압력을 가하거나 혹은 잡아들었다가 신속히 놓는 등의 방법이다.

안법按法은 손가락이나 혹은 손바닥으로 어느 부위에 일정한 압력을 가하여 상하좌우를 향해 눌러주는 방법이다.

마법摩法은 엄지손가락 혹은 손바닥으로 일정 부위에 원을 그리듯 반복해서 마찰하는 방법이다.

유법揉法은 엄지손가락 혹은 손바닥의 볼록한 면으로 일정 부위를 부드럽게 원 모양으로 비비는 방법이다.

겹법掐法은 엄지손가락의 손톱 끝으로 치료해야 할 경혈 위를 수직으로 눌러 일정한 압력을 가하는 방법이다.

차법搓法은 양손의 손바닥으로 사지 혹은 요배부를 단단히 끼고 피부근육을 함께 움직여 빠른 속도로 비비면서 상하로 선회하는 동작을 반복하는 방법이다.

요법搖法은 양손으로 어느 한 관절 부위의 양쪽을 흔들면서 단단히 고정시키고 돌려줌으로써 관절의 운동 능력을 강화시키는 방법이다.

곤법滾法은 손등의 바깥쪽 새끼손가락에 가까운 부분으로 일정한 부위를 누르는데, 손목을 전후좌우로 연속해서 굴리는 방법이다.

누구든지 쉽게 할 수 있는 간단한 방법도 있다. 매일 아침에 일어나면 양 손바닥을 비벼서 열을 낸 뒤에 양쪽 눈 위에 밀착시켜 주고 코의 양쪽을 아래위로 문지르고 귓바퀴를 문지르고 온 몸의 살을 문질러주는 것만으로도 상당한 효과를 얻을 수 있다. 그렇지만 안마가 좋다고 해서 어느 경우에나 해서는 안 된다.

공복이거나 폭식이나 음주 후, 격렬한 운동 후에는 피해야 한다. 전염병, 피부병, 임파선염, 혈우병이 있는 환자도 안마를 받을 수 없다. 고혈압이나 빈혈이 있는 사람은 동맥 주변을 강하게 안마하지 말아야 한다. 임산부의 경우에는 합곡, 삼음교 등의 경혈 부위에 강한 자극을 하지 않아야 한다. 그리고 급성 화농성 염증, 피부에 생긴 종기 부위에는 안마를 할 수 없으며, 골절이나 탈골된 부위에도 안마해서는 안 된다.

무측천(武則天 : 624~705, 82세)의 장수 비결

측천무후則天武后는 중국 역사상 유일한 여성 황제로서 절대 권력을 휘둘렀던 여걸이다. 무려 82세까지 살았는데, 평균 수명이 불과 30여세이던 당나라 때였으니 매우 드문 경우였다. 뿐만 아니라 측천은 80세가 되어가는 고령에도 불구하고 젊은 외모를 유지하였고 노쇠하지 않았다고 한다.

〈신당서新唐書〉에는 그녀를 "비록 나이가 많았으나 아름답게 가꾸고 화장하기를 좋아하니 그 노쇠함을 알 수 없다."고 기록하고 있다. 어의들이 만들어 준 '익모초택면방(益母草澤面方 : 뒤에 신선옥녀분神仙玉女粉으로 통했음)'이라는 외용약과 '면지面脂'라는 얼굴크림 또는 팩을 바르고 최상의 보약을 지속적으로 복용한 탓에 동안을 유지할 수 있었던 것으로 보인다.

우수한 유전인자를 물려받다

측천의 모친이 보기 드물게 92세까지 장수하였고, 아버지도 군인 출신으로 강한 신체의 소유자였다. 선천품부를 강하게 타고 난 것으로 우수한 유전 인자를 물려받은 것이다. 측천이 건강하게 장수할 수 있었던 기본은 우선적으로 건강한 체질을 물려받는데 있다.

🌿 평생 근면하여 나태하지 않고 끊임없이 노력하다

어머니가 문장을 쓰는 것에 통달하고 아버지가 군인이라 그녀는 어릴 적부터 머리와 손을 함께 써서 학문을 배우고 말타기와 활쏘기를 비롯한 무술을 단련하는데 진력하였기에 지식이 풍부해지고 출세에 성공하였으며 건강한 생리의 기초를 다졌던 것이다.

측천은 14세에 입궁하여 재인才人을 거쳐 후궁이 되었다가, 태종이 죽은 후 관례에 따라 삭발하고 여승이 되어 감업사에서 지내던 중에, 태자 시절에 미모를 눈여겨보았던 고종에 의해 궁에 복귀하여 소의昭儀가 되었다.

신비宸妃를 거쳐 33세에 황후를 음해하여 내쫓은 다음 황후에 오르고, 36세에는 병든 고종을 대신하여 정사를 돌보기 시작하였으며, 45세에 조정을 손아래에 두었고 아들 둘을 황제 자리에서 내쫓더니 자신이 낳은 아들을 독살하고서 마침내 67세에 황제까지 되었던 것이다.

🌿 가슴 속이 넓고 탁 트였으며 태도가 온화하고 점잖았다

측천은 여러 신하들의 의견을 모아 큰 이익을 얻었으니 간언이든 직언이든 귀에 거슬리는 견해라도 상관없이 경청했다고 한다.

예를 들어 당시 측천의 정치를 반대하고 비방하던 낙빈왕駱賓王은 '토무씨방討武氏檄'에서 '예란춘궁 고미혹주(穢亂春宮, 狐媚惑主 : 더럽고 음란하며 여우같이 홀리는 군주)'라고 욕하는 등 측천의 죄를 20여 가지나 나열하였다.

이것을 듣고도 측천은 노하지 않고 신하들이 엄벌에 처할 것을

건의했음에도 오히려 '인재를 얻지 않고 버리면 어리석지 않느냐'며 재상을 맡으라고 하였다. 황제인 자신을 욕하는 사람에게 너그러움과 태연함을 보였으니 그릇이 크다고 하겠다.

심지어 이경업李敬業이 양주揚州에서 삼십만 대군을 이끌고 반정을 일으켰을 때도 측천은 평정한 뒤에 그를 처형하지 않고 조상의 관작을 삭탈하고 황제의 성인 이씨 성을 빼앗고 본성인 서씨徐氏로 복귀시키는 것으로 마무리했다.

이런 것을 보면 적수를 사지死地로 몰지 않고 오히려 감화하게 하였으니 얼마나 온화하고 관대한 마음을 가졌는지 알 수 있다. 이렇게 넓은 가슴은 정신 건강에 큰 도움이 되었을 것이다.

다양한 취미 생활과 유람을 즐기다

측천은 어릴 적부터 가무歌舞, 음율音律, 악리樂理, 시서詩書 등을 모두 배웠기에 춤과 노래에 능할 뿐만 아니라 거문고 연주를 좋아하였고, 장기와 바둑에도 일가견이 있었으며 서법書法도 뛰어났다. 또한 꽃을 좋아하여 정원에는 사철 내내 신선한 꽃이 피어나게 하였으며, 풀도 좋아하여 궁중에서 풀싸움인 투초鬪草 경기까지 개최할 정도였다.

꽃을 감상하는 것은 정情을 조절하고, 음악은 정신을 부드럽게 조화시키며, 춤추는 것은 아름다운 의식이고, 글씨는 기氣를 조절하므로 모두 건강에 도움이 되는 것이다.

그리고 대자연을 사랑하고 여행을 좋아하여 일찍부터 명산대천을 두루 다니며 족적을 남겼는데, 산수를 유람하고 풍광風光을 감상하는 것 역시 몸을 건강하게 하는 비결 중의 하나이다.

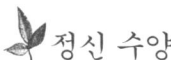정신 수양

모친이 독실한 불교도여서 측천도 어려서부터 불교를 믿었고, 태종이 죽은 후 3년간 절에서 비구니로 지냈다. 그때 정신을 단련하여 고요함으로써 움직임을 통제하였고, 결가부좌結跏趺坐를 배워 좌선坐禪을 통해 내공內功을 길렀던 것이다.

오랜 시간 지속하여 눈을 감고 조용히 사색하면서, 호흡을 고르게 하여 피로를 떨치고 정신과 지혜를 맑게 하였다. 정권을 잡은 뒤에도 종종 절을 왕래하며 수양하였다. 그랬기에 복잡한 국사를 돌보느라 무척 바쁜 중에도 의연하고 원기가 왕성하며 정신이 맑았으니, 각종 관건에 대하여 모두 제때에 즉시 결단을 내리고 전술 전략을 세워 일을 척척 처리할 수 있었던 것이다.

엄청난 정력의 화신

측천은 그냥 오래 살기만 한 것이 아니라 역사에 기록될만한 호색가로서 숱한 남성들을 데리고 성생활을 한 것으로도 유명하다. 측천과 비슷한 삶을 살았던 여성 최고 권력자도 여럿 있다.

74세까지 살면서 용모가 수려한 젊은 남성들과 어울렸던 청나라의 서태후, 67세까지 살면서 수십 명의 남첩을 거느렸던 러시아의 에카테리나 대제, 81세까지 살았던 영국의 빅토리아 여왕 등이다.

측천은 매일 밤마다 성욕이 솟구쳐 몸이 활활 달아올라 가만히 있을 수가 없었다고 한다. 신하와 미소년은 물론 심지어는 길거리의 고약장수도 침실로 불러들였다고 하는데, 건장한 장정들이 잠자리에서 수청을 들었지만 하룻밤에도 수많은 남자가 비틀비틀하며 쓰러졌다고 한다.

아무리 측천의 건강이 뛰어난다고 해도 그렇게 되기는 쉽지 않은데, 아주 특별한 비결이 있었으니 바로 '무후주武后酒'였다. 무후주라고 이름이 붙은 연유는 측천이 좋아하여 매일 즐겨 마신 결과 정력이 왕성하여 늙어지지 않고 마음껏 행동하여도 지치지 않았기 때문이다.

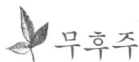 무후주

메추리(메추라기)로 담근 술인데, 메추리를 앙순鶴鶉, 순조鶉鳥라고 하기에 암순주鶴鶉酒라고도 한다. 측천은 메추리와 메추리알을 약한 불에 오래 삶은 것도 즐겨 마셨다고 한다.

메추리술이 정력에 좋다는 소문이 널리 퍼지자, 한동안 당나라 전역에서는 메추리의 씨가 마를 정도로 메추리 사냥이 성행했다그 한다.

메추리는 닭목 꿩과에 속한 작은 새로서 곡식이나 잡초의 씨, 벌레 등을 먹고 산다.

메추리고기(순육鶉肉)를 〈동의보감〉에서는 맛이 달고 차갑지도 따뜻하지도 않은 중간 성질이며, 오장을 보충하고 속기운을 도와주며 근육과 뼈를 충실하게 하는 효능이 있다고 하였다.

추위와 더위를 견디게 하는 효능이 있고, 설사와 이질에도 좋다. 아이들이 이질에 걸렸거나 여러 가지 빛이 나는 대변이 나오는 경우에 메추리 고기를 구워 먹이면 낫는다고 하였고, 아이들이 야윈 경우에도 메추리 고기나 알을 먹이면 살이 붙게 만든다고 한다. 메추리 고기는 닭고기에 비해 단백질은 많지 않으나 비타민B1과 B2가 월등히 많이 들어 있다.

무후주를 만드는 법은 메추리 한 마리를 잡아 머리, 깃털, 내장을 제거한 뒤 흐르는 물에 깨끗이 씻어 물기를 제거한다. 하수오何首烏, 녹용, 인삼, 고량주 또는 소주를 메추리와 함께 단지에 넣어 반으로 줄도록 달이고, 완전히 식힌 뒤에 다른 단지에 담아 꿀을 넣고 밀봉하여 냉암소나 지하실 같은데 3개월 정도 숙성시키면 된다. 매일 두 번 마시면 성기능을 회복시키고 강화시켜 주므로 갱년기 정력 감퇴에 효과가 좋다고 한다.

메추리알도 훌륭한 강정식이다. 계란보다 비타민B1과 B2 그리고 인과 철이 훨씬 많이 들어 있고, 대부분의 알이 산성식품인 것과는 달리 알칼리성이다. 그리고 계란에 비하여 단백질 함량이 많고 아미노산 중에 글루타민산 등이 더 많다.

양질의 단백질은 성호르몬 생성에 필수적이므로 성욕 감퇴나 정액량 감소에 도움이 된다. 메추리알은 산후증 치료에도 효과가 있는데, 얼굴이 달아오르거나 가슴이 두근거리고 유난히 추위를 타거나 무릎이 시리고 바람이 들어오는 느낌이 들거나 머리가 무거우면서 아프거나 어지럼증, 불면, 피로, 저림증 등의 개선에 도움이 된다.

메추리가 없으면 뭐가 있을까. 꿩이나 참새가 대용으로 먹을 만하다. 꿩은 조선의 왕들이 매일같이 먹었는데 필수아미노산을 비롯한 영양이 풍부하고 음기와 양기가 고루 배합된 최상의 식품이라고 할 수 있다.

참새는 신장의 양기를 강하게 하고 정수精髓를 더해 주므로 성 기능을 강하게 하며 성욕과 성감이 저하된 것을 상승시켜 주고, 허리와 무릎을 따뜻하게 하며 소변이 잦은 것을 막아 주는 효과가 있다. 그래서 그런지 중국의 황제나 조선의 왕들도 참새구이와 죽을 먹었기에 수많은 후궁들을 거느릴 수 있었다고 한다.

또한 측천은 평소 보양保養 연구를 매우 중요시하여 어의들로 하여금 좋은 보약을 만들어 오게 하였다. 신장의 양기를 돕는 방법을 써서 음양이 화합되게 하고 혈기가 충족되게 하였는데, 측천의 장수 비결에 보약 복용을 빼놓을 수 없다.

좋은 유전 인자를 물려받은 데다, 영재 교육을 받아 문무를 겸비하고, 끊임없이 노력하였으며 취미가 다양하고 유람을 즐겼으며, 좋은 최상의 보약을 보충한 것으로 충분히 건강한 삶을 살 수 있었을 것이다.

하지만 그 시대에 그렇게 장수할 수 있었던 것은 위와 같은 여러 가지 요인에다, 꾸준히 성생활을 즐기고 정신 수양을 통해 마음을 잘 다스렸던 것이 큰 요인이 되지 않았을까 생각된다.

소식(蘇軾, 1037~1101, 65세)의 양생 비결

소식은 호가 동파거사東坡居士로서 소동파로 널리 알려져 있는 송나라 제일의 시인이자 뛰어난 문장가이며, 당송팔대가唐宋八大家의 한 사람이다. 벼슬길이 평탄치 못하여 고통을 받았는데, 지방관으로 감옥으로 유배지로 돌아다니다 귀양이 풀려 돌아오던 도중에 사망하였다. 그렇지만 당시로서는 꽤나 장수한 편인데, 그가 양생법을 실천했기 때문으로 여겨진다.

 물 마시는 것을 절제하다

소동파의 양생법은 '비장을 견고히 하기 위하여 물 마시는 것을 절제한다固脾節飮水'는 것으로 소동파가 강남에서 만난 어떤 노인으로부터 듣고 깨우친 것이라고 한다.

노인은 70여세였지만 얼굴색이 붉고 윤기가 있으며 용모가 매우 뛰어나 마치 40~50세 정도로 보였다. 소동파가 그 비결을 묻자 노인이 답하기를 "조금도 비결이 없습니다. 제가 평시에 마시는 물이 일반인에 비하여 반 정도일 뿐입니다."고 하였다.

물 섭취를 적게 하는 것이 건강 장수에 좋은 이유는 두 가지로 요약된다. 첫째는 비장脾臟의 건강을 유지하는 것이 매우 중요한데, 그러기 위해서는 물을 절제해야 한다는 것이다. 왜냐하면 비장은 습기를 싫어하는데, 만약 물을 많이 마셔서 비장에 습기가 많아지면 비장의 기가 약해져서 제 기능을 발휘하지 못하기 때문이다.

한의학에서 비장은 오장의 하나(위장은 육부의 하나)로서 소화흡수 기능을 총괄하므로 후천의 근본으로 중시된다. 비·위장이 온전하게 굳건하면 백병이 생겨나지 않으므로(비위전고 백질불생脾胃全固 百疾不生), 비·위장의 건강을 보호하는 것이 중요하다는 의미이다.

우리 몸에 두 가지 근본이 있으니 선천先天의 근본인 신장과 후천後天의 근본인 비장이다. 선천이든 후천이든 근본이 무너지면 생명을 유지하기 어렵게 된다. 특히 노인이 되면서 자연적으로 선천의 근본인 신장의 음기와 양기가 부족해지는데, 만약 비장마저 허약해지면 영양을 공급받지 못하게 되므로 건강, 장수할 수 없기 때문이다. 비장은 십이지장과 소화효소의 역할에 해당된다.

서양의학에서도 물을 많이 마실 경우에 위액과 소화효소가 묽어져서 소화력이 약해지는 것으로 알려져 있다. 그러므로 식사 중이나 직후에는 물을 적게 마셔야 하는 것이다.

둘째는 물을 많이 마실 경우에 탈이 생기기 때문이다. 몸속에 물이 너무 많아지면 독이 되어 각종 이상을 일으킬 수 있다. 바로 '수독水毒'이 되기 때문이다.

한의학에서 우리 몸에 장애를 유발하는 세 가지 독이 있으니 바로 '수水', '습濕', '담痰'의 '3독三毒'이다. 수는 물이고, 습은 습기이고, 담은 물이 쌓이고 열을 받아 끈적끈적해져 가래와 비슷한 형태로 된 것이다.

습과 담은 각종 질병을 일으키는 원인으로 작용하는데, 특히 담은 성인병의 주된 원인의 하나이기도 하다. 그리고 몸이 붓는 부종 浮腫 가운데 '음수陰水 부종'은 물이나 차 또는 술을 많이 마셔서 생기는 것이다. 그러니 몸속에 물이 너무 많아지면 독으로 작용한다는 것을 알아야 한다.

물 섭취량에 대한 서양의학의 연구 보고

영국의 일간지 인디펜던트에 의하면 미국 펜실베이니아 대학의 연구팀이 물 섭취량과 건강과의 관계를 다룬 과거 논문들을 검토한 결과, 하루 8잔의 물이 건강에 좋다고 권장하거나 주장한 논문은 거의 발견하지 못했다고 한다. 그리고 물을 너무 많이 섭취할 경우 물 중독증(water intoxication), 염분 부족에 의한 저低나트륨혈증(hyponatremia)을 유발하며 심지어 사망에 이를 수도 있다고 하였다. 또한 하루 8잔의 물은 매일 마시는 차, 커피, 청량음료, 그리고 술에 포함된 수분을 빠뜨리고 계산했다는 것이다. 더욱이 우리나라 사람들은 주식인 쌀이 밀에 비해 수분 함유량이 많은 데다 거의 매 끼니마다 국이나 찌개를 먹기 때문에 서양 사람들만큼 물을 많이 마실 필요가 없다.

즐겁게 놀며 많이 걸어 다니다

소동파가 깊이 숙달하고 있는 양생은 운동하는데 참뜻이 있다. 그는 밖으로 유람 관광을 다니는 것을 좋아하여 명산대천을 두루 돌아다녔는데, 관광하면서 깨달은 것이 있어 훌륭한 시를 많이 창작하였다.

소동파는 걷기를 좋아하고 산보를 즐김으로써 근골을 활동시키고 신체를 단련하였을 뿐만 아니라, 창작 소재를 수집하고 창작 생각에 활기를 띠게 하는 일석삼조의 효과를 거두었다. 또한 손님을 맞이하고 친구를 사귀는 것을 즐겨한 것도 건강장수에 도움이 되었다. 좌담座談을 잘하고 유머를 좋아하여 누구에게나 호감을 주었으므로 많은 문인들이 모여들었다고 한다.

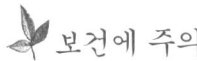 보건에 주의

소동파가 쓴 시의 한 구절에 "지황기문전 작음합리주 상음복령면 상찬기국효地黃芪門煎 酌飮蛤蜊酒 常飮茯苓麵 常餐杞菊肴"가 있다.

지황地黃과 황기黃芪를 달이고, 합리蛤蜊 즉 조개로 담근 술을 마시고, 복령茯苓으로 만든 국수를 먹고, 항상 구기자枸杞子와 국화(菊花 : 甘菊)를 안주로 먹는다는 내용인데, 모두 몸을 보하는 한약이다.

소동파는 의학도 공부하여 의술을 행하고 약방문 수집도 하였으니, 유학자이면서 의사를 겸한 유의儒醫라고 할 수 있다. 또한 불교와 도교를 깊이 탐구하여 '양생養生'의 기술을 열심히 체험하고 실행하였다.

조개는 찬 성질로서 음기를 보충하고 진액을 생기도록 도와주는 효능이 있어 오장을 윤택하게 하며 소갈, 즉 당뇨병에 이롭고 주독을 풀어준다. 또한 단단한 것을 부드럽게 하는 성질이 있어 몸속의 응어리를 풀어주므로 암을 비롯한 성인병 예방과 치료에 도움이 된다.

 정신 보양을 중시

소동파의 시 중에서 양생의 도를 쓴 것이 있으니 '반퇴찰용천 한좌관창포盤腿擦涌泉 閑坐觀菖蒲'이다.

앞의 '반퇴찰용천'은 한가롭게 일이 없을 때 용천 경혈을 안마한다는 것인데, 용천혈은 발바닥 중심선상의 앞에서 1/3 되는 부위에 있는데, 열을 내리고 통로를 열어주며, 심장과 신장을 교류시키는 효능을 가지고 있으며, 쇼크 등의 위급 상황에도 쓰인다. 용천혈 안마는 예로부터 전해오는 기공법으로 건륭황제의 장수비결에도 들어 있다.

뒤의 '한좌관창포'는 한가롭게 앉아서 창포를 감상한다는 뜻인데, 눈과 마음을 즐겁게 하고 기분을 흡족하게 하는 광경으로써 골치 아픈 생각으로 인한 부담을 풀어주고, 마음에 번뇌가 없게 하면 기가 안정되고 마음이 한가로워져서, 인생의 즐거움을 누릴 수 있다는 것이다.

소동파는 본래 성격이 밝고 명랑한 데다 시와 글씨, 그림을 즐겨 험난한 벼슬길 중에도 위험을 전혀 개의치 않았고, 근심을 풀고 기쁜 마음을 가짐으로써 낙관적인 생활과 자신감 있는 자세를 드러내었다.

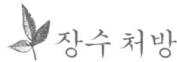 장수 처방

한번은 친구인 장악長鶚으로부터 양생장수하는 처방을 부탁받았다. 소동파는 잠시 생각하다가 말하기를 "내가 양생장수의 고방古方을 하나 얻었는데 이 약은 매우 간단하니 네 가지 약제만 있을 뿐이다. 그러나 복용 후에 효과는 매우 뚜렷하니 오늘 내가 너에게 선물하겠다."고 하며 다음과 같은 글귀를 주었다.

一曰無事以當貴 일왈무사이당귀
二曰朝寢以當富 이왈조침이당부
三曰安步以當車 삼왈안보이당차
四曰晩食以當肉 사왈만식이당육

이 글귀를 보고 친구가 망연해 하자 웃으며 해석해 주기를, "양생장수는 결심이 필요한 것이니 전부 이 네 구절 안에 들어 있다. '무사이당귀'란 사람은 공로와 명예와 이익과 녹봉과 영욕이 과하지 않아야 하며, 만약 정지情志를 자유롭게 하고 간나는 바를 즐기며 마음을 비우면 마땅히 천수를 누리게 될 것이다. '조침이당부'는 일찍 일어나고 일찍 잠드는 좋은 기거 습관을 기르는 것은, 어떠한 재물과 복을 얻는 것보다 더 귀한 보물이다. '안보이당차'는 사람이 나태해지지 말아야 함을 의미하는 것으로, 말이나 수레를 타는 것보다 걷고 운동을 많이 하여야 지체肢體가 건강하고 기혈이 잘 소통될 수 있다는 것이다. '만식이당육'은 배고픈 뒤에 먹어야 하고 바부르기 전에 멈추야 한다. 배가 고프고 나서 음식을 먹어야 조촐한 식사라도 산해진미보다 맛있고, 만약 배부른 후에도 계속 먹는다면 산해진미라도 먹기 힘들 것이다."라고 하였다.

소동파는 '절음식설節飮食說'이라는 글에서 하루 동안 술 한 잔, 고기 한 조각만 먹겠다고 하면서 음식을 절제하는 것이 최고의 건강법이라고 하였다.

소동파의 장수 처방은 실제로 정신, 수면, 운동, 음식 등의 네 가지 방면에 대한 양생장수의 중요성을 강조한 것이다. 이러한 양생의 관점은 오늘날에 보더라도 합당한 것 같다.

소동파는 작치嚼齒, 연진咽津, 조식調息, 폐기閉氣, 내시內視, 도인導引, 안마按摩 등의 기공 단련도 하였다.

이 방법들은 간단하고 쉬우면서도 효과를 보기 쉬워서 소동파가 말하기를, "그 효과가 처음에는 크게 느껴지지 않지만 100여일 정도 지속해서 하다보면 복약하는 것보다 100배 정도의 효과가 있다." 또한, "그 법이 간단하고 쉬워서 다만 오랫동안 폐기되지 않았으니, 12일 정도 시행하면 정신이 흔들리지 않고 배꼽 밑에 열감을 느끼며 허리와 다리가 가볍고 얼굴과 눈에 광채가 난다."고 하였다.

동파육東坡肉을 즐기다

소동파는 벼슬길에 있던 중에 호북성 황주黃州로 유배되었는데, 황주에서는 돼지고기 값이 무척 싸서 돼지고기를 즐겨 먹었고, 돼지고기를 이용한 새로운 요리법을 개발하였다. 그런데 소동파의 돼지고기 요리는 호북성 황주가 아니라 절강성 항주抗州의 명물 요리로 알려지게 되었다. 그것의 사연은 이렇다.

소동파가 후일 철종 황제가 즉위하면서 다시 벼슬길에 나서 항주 태수로 부임하였는데, 물난리가 나서 태호太湖가 범람할 위험에 처하자 서호西湖를 준설하고 제방을 쌓아 범람을 막았다.

이에 감격한 항주 백성들이 보내온 돼지고기에 자기가 좋아하는 방식으로 술과 양념을 넣어 요리를 만들어서 찾아오는 사람들을 정성껏 대접했는데, 스스로 요리 이름을 '동파육'이라 지었다고 한다.

한편, 소동파가 항주의 어느 식당에서 돼지고기와 술을 주문하였더니 주방장이 잘못 알아듣고 술을 넣고 요리해서 가져왔는데 먹어보니 맛이 기막히게 좋아 이후로도 돼지고기에 술이 들어간 소스를 넣고 요리해서 먹기를 즐겨하였기에 불리어졌다는 얘기도 있다.

어느 이야기가 맞든 이렇게 해서 소동파의 돼지고기 요리는 절강성 항주抗州의 명물 요리로 알려지게 되었다고 한다.

이 이야기를 기록한 송나라 주자지周紫芝가 쓴 〈동파시화東坡詩話〉라는 책에 소동파가 돼지고기를 먹고 나서 지었다는 시가 실려 있다.

> 황주의 맛좋은 돼지고기 값은 진흙처럼 싸지만
> 부자는 거들떠보지 않고 가난한 이는 삶는 법을 모르네
> 적은 물에 돼지고기를 넣고 약한 불로
> 충분히 삶으니 그 맛 비길 데 없어.

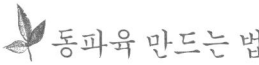 동파육 만드는 법

동파육은 홍소紅燒 요리의 최고봉이다. '홍소'는 고기에 기름과 설탕을 넣어서 볶은 후 간장을 넣고 오래 익혀서 검붉은 색이 나도

록 하는 중국의 요리법이다.

　껍질이 붙은 돼지고기 삼겹살을 삶아 눌렀다가 긴 네모꼴로 잘라서 대파·간장·설탕·팔각 등을 함께 넣고 노릇노릇하게 조린다. 맛을 돋우려고 소흥주紹興酒로 향기를 내고, 고기가 은근히 익도록 약한 불로 오랜 시간 조리하였기에, 고기 속까지 젓가락이 쑥 들어갈 정도로 아주 부드러워서, 치아가 약한 노인들에게도 인기가 높다. 금방이라도 흐트러질 것 같은 고기를 쪽파로 예쁘게 묶어서 내오는데, 껍질은 쫄깃하고 고기는 연하며 윤기가 자르르 흐른다.

　돼지고기는 중국 사람들이 유난히 좋아해서 돼지고기를 주재료로 하는 요리 방법이 28종이나 되고, 여기서 나온 음식의 가짓수는 무려 1천 5백여 종에 이른다고 한다.

　소동파는 술을 즐겼을 뿐만 아니라 요리의 달인이자 대단한 미식가로도 널리 알려져 있다. 스스로 차와 술을 빚고 술안주도 직접 만들어 이름을 지어 〈동파주경東坡酒經〉이란 책을 남겼듯이, 그의 시문에는 각종 요리와 술 담그는 법, 맛에 관한 내용이 수없이 나온다. 그는 "대나무가 없으면 사람들은 속물이 되고, 돼지고기가 없으면 몸이 마른다. 속물이 되지 않고 마르지도 않으려면 끼니마다 돼지볶음이 있어야 한다."는 말을 남길 만큼 돼지고기 예찬론자였다고 한다.

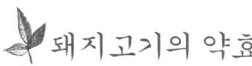 돼지고기의 약효

　돼지고기는 서늘한 성질로써 음기를 보충하는 보음補陰 효능이 커서 위와 장에 윤기를 주고, 피부를 윤택하게 하며 변비와 마른기

침에도 좋다. 또한 돼지기름은 해독 및 살충작용이 있는데, 동의보감에 보면 수은에 중독된 경우에 살찐 돼지고기를 삶아 식혀서 먹거나 돼지기름을 먹으라고 하였다.

실제로 돼지고기는 체에 쌓인 공해물질을 중화시키고 중금속과 엉켜 함께 배설되는 효과가 어느 정도 있는데 공장 근로자들의 혈중 중금속 농도를 감소시켰다는 보고가 있다. 황사 먼지로 인한 질병 예방에도 도움이 된다. 돼지 족발은 산모의 젖을 잘 나오게 하며 백약百藥의 독을 해독하는 효과도 있다.

그런데 돼지고기를 많이 먹으면 성인병이 유발되기 쉽다기에 고민하는 사람이 많고, 또한 한약을 복용하는 동안 먹지 못하게 하는 경우가 종종 있다. 그것은 돼지고기가 습기와 담을 생기게 하고 기름기가 많아 풍열風熱을 불러일으키기 때문이다.

풍열은 풍기風氣를 일컫는데, 중풍을 유발하는 주된 요인이다. 그러므로 몸이 퉁퉁하면서 혈중 콜레스테롤이 높고 고혈압, 동맥경화 등이 있는 사람은 중풍 예방을 위해 돼지고기를 비롯한 동물성 지방을 주의해야 하고, 그밖에 심근경색증, 협심증, 담석증, 통풍 등이 있는 사람도 조심해야 한다.

이와 같이 한약을 복용할 때는 무조건 돼지고기를 피해야 하는 것은 아니고 성인병을 주의해야 하거나, 혹은 체질적으로 몸이 냉한 경우에 피하라는 것이다. 그리고 찬바람으로 인한 감기를 비롯한 각종 질병의 초기에도 피하는 것이 좋다.

질병의 초기와 회복기에 소화 장애가 생기면 질병이 더욱 심해지거나 '식복食復'이라 하여 병이 거의 나은 상태에서 재발되는 경우가 있다. 그러므로 특히 소화 기능이 약한 사람들에게 질병이 완전히 나을 때까지 돼지고기를 피하라고 하는 것이다.
 돼지고기는 어떤 체질에 어울릴까. 찬 성질이기에 속에 열이 많으면서 몸이 마른 사람에게 아주 보탬이 되므로 소양인 체질에 이로운 음식이다. 반면에 속이 냉한 사람이 먹으면 소화 장애와 설사를 일으키기 쉬우므로 소음인 체질은 적게 먹어야 하고 반드시 마늘과 함께 먹어야 한다.

나오는 말

　명문 집안의 후손들은 역시 명문 집안 출신의 부친과 모친 사이에서 태어났기에 선천품부先天稟賦가 강한 데다, 엄격한 가풍 속에서 성리학 공부를 통해 '마음 건강'의 달인이 되었으니 건강, 장수에 기본적인 자질을 갖추고 있었다. 아울러 모두 시서詩書에 능통하는 등 여러 요소를 갖추었다.

　건강, 장수의 가장 기본적인 조건이 되는 선천품부는 태어날 때 부모로부터 물려받는 것으로써 '신장의 정기'이다. 하지만 비록 선천품부가 약하더라도 후천적으로 기운을 보충하면 건강하고 오래 살 수 있다. 실제로 허약한 체질을 물려받았지만 건강, 장수한 사람들도 적지 않다.

　부친이 58세 되던 해에 태어난 백사 이항복은 63세까지 살았고, 부친이 54세였을 때 태어난 성호 이익은 83세. 칠삭둥이로 태어나 겨우 목숨을 부지했던 한명회는 무려 73세까지 살았다. 그 이유는 바로 양생법을 잘 지킨 것으로 볼 수밖에 없다.

　예로부터 무병장수를 위한 건강법이 전해 왔으니 바로 '양생법'이다. 요즘 나오는 웰빙 건강법도 여기에 해당되는 것으로 보면 된다. 양생법의 범위는 매우 넓은데 크게 나누어보면 음식, 운동, 정신, 방사(房事 : 성생활), 기거(수면, 휴식, 노동), 환경, 계절, 기공氣功 양생법 등이 있다. 그런데 그 중에서 가장 중요한 것이 바로 정신 양생이다.

정신과 육체는 둘이 아니고 하나인데, 인간의 모든 생명활동을 주관하고 통제하는 주체가 바로 신(神)이다. 그래서 한의학에서는 '신위일신지군주(神爲一身之君主)'라고 하여 육체와 정신 중에 정신이 우위에 있다고 하였다. 마음이 건강해야 몸이 건강해지는 것이라고 생각하기 때문이다.

선비들의 건강, 장수에 장애가 되는 요인에는 무엇이 있었을까? 기름진 음식을 즐겨 먹거나 주색(酒色)이 지나치거나 운동이 부족한 경우, 벼슬살이에서 오는 스트레스, 그리고 부모의 사망과 형제 및 친한 벗의 억울한 죽음 등이 원기를 소모시켰을 것으로 보인다.

명문 집안에서 건강하게 장수했던 사람들은 어떤 특징이 있을까?

첫째, 청빈하고 검소하게 살았던 사람들이 많다. 퇴계, 백사, 미수, 우암, 성호, 연암, 다산 선생이 그에 해당된다. 중봉 선생도 전사하지만 않았다면 틀림없이 장수했을 것이다. 그러니 청백리에 선정된 사람들은 대부분 오래 살았다.

본문에 등장한 허엽(64세), 이항복(63세), 이시백(80세) 등을 비롯하여 황희(黃喜, 90세), 맹사성(孟思誠, 79세), 이원익(李元翼, 88세), 유성룡(柳成龍, 66세), 김상헌(金尙憲, 83세) 등이다.

이 분들의 장수 비결은 청빈하고 검소하게 살았는지라 소식하며 기름진 음식과 술을 즐기지 않고 여색을 탐하지 않았기 때문으로 생각된다. 재물이 넉넉한 경우로는 고산, 추사 정도이고, 동춘당, 소대헌, 풍석 등도 다소 여유가 있었던 것으로 보인다. 요즘으로 보면 건강, 장수를 위해 어느 정도의 재물은 필요한 것으로 생각된다. 다산이 유배지에서 맞이한 위기를 극복할 수 있었던 것도 사돈 집안의 경제적인 도움이 있었기 때문으로 여겨진다.

둘째, 혼인을 비교적 늦게 한 사람들이 오래 살았다. 15, 16세에 혼인한 경우보다 18, 19세로 갈수록 장수한 경우가 많았다. 혼인 나이를 보면 퇴계 21세, 월사 18세, 우암 19세, 동춘당 18세, 백사 19세, 허목 19세 등이다. 이는 '파양破陽'을 늦게 해서 정을 어려서부터 소모시키지 않았기 때문으로 볼 수 있다. 연암(16세), 다산(15세), 추사(15세)처럼 일찍 혼인했지만 장수한 경우도 있다.

셋째, 벼슬살이를 늦게 시작한 경우에 오래 사는 비율이 높았다. 퇴계는 34세, 이귀는 47세, 고산은 42세, 동계는 42세, 추사는 34세에 벼슬을 시작하였으며, 산림으로 지내던 우암은 43세, 미수는 63세에 벼슬자리에 나섰다. 연암도 50세가 되어서야 미관말직으로 벼슬을 시작하였다. 반면 일찍 벼슬살이를 시작할 경우 신참 길들이기, 면신례와 바쁜 공무로 인한 스트레스, 그리고 술과 기름진 음식을 자주 먹는 반면, 운동은 부족하여 건강에 장애가 되었기 때문에 장수한 사람이 별로 없는 것으로 여겨진다.

아예 벼슬을 포기하고 지낸 사람도 오래 살았는데 성호가 대표적이다. 물론 일찍 환로에 나서 오래도록 벼슬살이를 하고도 장수했던 황희 정승(26세)이나 이원익 대감(23세) 같은 예외도 있는데, 이 분들은 모두 도량이 넓고 인자했다.

넷째, 귀양을 다녀온 사람들 중에 장수한 사람이 많았다. 동계는 46세에 제주도에서 10년, 우암은 68세에 함남 덕원, 경북 장기, 경남 거제도에서 6년을 보냈고, 83세에는 제주도에서 6개월을 보냈다. 고산은 31세에 함북 경원, 경남 기장에서 6년을 지냈고, 52세에는 경북 영덕에서 1년을 지냈으며, 74세에는 함남 삼수와 경남 광양에서 7년을 지냈다. 다산은 40세에 경북 장기와 전남 강진에서 18년을 지냈고, 추사는 58세에 제주에서 8년을 보낸데 이어 66세에는 함북 북청에서 1년을 보냈다. 그러고도 장수한 것을 보면 이들의 유배 생활은 건강에 도움으로 작용했던 점이 적지 않았던 것으로 추정된다.

복잡한 관직생활과 극심한 당쟁으로 인한 스트레스에서 벗어나 심신을 편안케 할 수 있는 기회였고, 맑은 공기와 소박한 음식에다 매일같이 산책을 하며 유유자적할 수 있었기 때문이리라. 게다가 기름진 음식과 술, 여색도 자주 하지 않으니 몸에 좋을 수밖에 없다. 한편, 귀양을 다녀오지는 않았지만 한동안 혹은 장기간 벼슬자리에서 물러나 향리에서 휴양을 하였던 경우에도 장수한 사람들이 많은데 퇴계, 월사, 동춘당, 풍석 등이다.

물론 귀양으로 인해 수명을 다하지 못한 경우도 있었다. 백사는 63세에 중풍에 걸려 완전히 회복되지 않은 상태에서 함북 북청에 가서 5개월 만에, 회재 이언적은 57세에 함북 강계로 가서 6년 만에 세상을 떠났다. 두 사람 모두 노년에 북쪽의 극변지방으로 쫓겨 갔다가 그리 된 것인데, 날씨가 매섭게 추운 데다 토지가 메말라 먹을 것도 귀했기 때문으로 생각된다.

다섯째, 노년기에 들어서도 끊임없이 무엇인가를 추구한 분들이 장수했다. 우암과 고산을 비롯하여 성호, 연암, 다산, 풍석, 추사도 마찬가지였다. 이 분들은 심지어 유배를 가서도 학문에 열중하고 제자를 양성하면서 저술을 계속하기도 했다.

지금으로부터 2천5백여 년 전에 무려 73세까지 생존하였던 공자(BC 551~479)의 장수 비결도 쉴 새 없이 몸과 마음을 써서 노력한 것이 큰 요인으로 작용했을 것이다.

여섯째, 성리학이나 시문, 서예에 능한 것 외에도 뛰어난 분야가 있었다. 미수, 고산을 비롯하여 성호, 다산은 의약에 능통해 의원으로서도 이름을 떨쳤다. 고산을 비롯하여 실학자인 성호, 다산, 풍석은 잡학에도 능통했다. 고산은 음악에도 조예가 깊었고, 연암도 꽤나 음악을 좋아했다. 미술에는 세한도를 그린 추사를 비롯하여 미수, 다산이 조예가 있었다.

그렇지만 이들의 가장 중요한 특징은 뭐니 뭐니 해도 '기氣'가 강하다는 것이 아닐까 한다. 특히 중봉을 비롯하여 동계, 미수, 우암, 고산 등은 엄청난 기를 소유하고 있었고 백사, 다산, 풍석, 추사가 보여준 대단한 정신력과 집념의 원천도 역시 샘솟듯 솟아나는 '기'에서 나왔던 것으로 생각된다. 따라서 힘든 귀양살이를 오래 하면서도 건강을 유지할 수 있었던 원동력 역시 그 때문으로 여겨진다.

21세기를 살아가는 사람들이 명문 집안의 건강 장수법을 적용하려면 어떻게 해야 할까? 당연히 마음 건강의 달인이자 자기 절제의 도사였던 분들을 본받으려는 노력이 필요하다.

마음을 잘 다스리는 것이 무병장수를 위한 양생의 첫째라는 것을 명심해야 하는 것이다. 그리고 스스로 의학 공부를 하고 양생법을 터득해서 실천하거나, 음식 섭취를 비롯한 모든 건강을 살펴주는 주치의를 두거나, 그것도 안 된다면 복잡한 업무나 먼지, 유해 색소, 농약 및 소음 공해에서 벗어나 전원에서 매일 운동하면서 생활하는 수밖에 없을 것 같다. 아울러 각종 건강 기능 식품에 너무 의존하는 것도 좋지 못한 것으로 생각된다.

한편, 정책적으로 개선되어야 할 부분도 적지 않은 것 같다. 선비들의 건강법은 학교 교육에도 반영되어야 한다. 우선 체육 시간을 늘려야 한다. 이웃 중국에서는 신종 인플루엔자가 확산되면서 초중고교에서 매일 1시간씩 체육을 하기로 했다는데, 면역 기능을 증가시키기 위해 정기를 기르려면 체육을 통한 육체 단련이 필수적이다. 공자님도 체육을 매우 중시하지 않았던가. 그리고 대학의 필수 교양 강좌에 생활 경제, 생활 법률과 함께 생활 건강이 들어가야 할 것이다. 음악·미술 교육도 형식적으로 하지 말고 실질적으로 진행되어야 할 것이며, 대학에서도 교양 음악·미술이 필요하지 않나 싶다. 그리고 노인의 시작 연령을 상향 조정해야 할 것이다. 노인이 되어도 할 일이 있는 것이 건강하게 장수하는데 큰 도움이 되기 때문이다.

조선시대에 기로소(耆老所 : 연로한 문신을 예우하기 위한 기구)에 들어가는 나이가 70세였다. 뿐만 아니라 70세는 말할 것도 없고 80세가 넘어서도 벼슬자리에서 제 역할을 했던 명신들도 있었다. 황희 정승(1363~1452, 90세)은 18년이나 영의정에 재직하고 87세(1499년)가 되어서야 물러났고, 미수 허목은 80세에 대사헌, 81세에 우의정에 올랐다가 86세에 벼슬을 버리고 낙향했다.

이런 것을 본다면 지금이라도 노인 복지법과 근로기준법 등을 개정하여 노인의 시작 연령을 65세가 아니라 적어도 70세로 상향시켜야 할 것이다. 더욱이 유소년 인구가 엄청나게 줄고 노년층 인구가 급격히 늘어나고 있어 노동 인구가 감소하는 추세를 감안하면 한시라도 빨리 그렇게 되어야 하지 않나 싶다. 물론 정년이 연장되거나 없어지는 만큼 임금피크제가 고려되어야 할 것이다.

우리 국민들은 몇 백 년을 내려오는 가문들의 건강, 장수 비결을 이어받을 수 있는 데다 세계적인 유산인 〈동의보감〉을 보유하고 있다. 이러한 비결을 잘 실천하여 성인병을 예방하고 건강장수하게 된다면 국가 경쟁력이 높아질 뿐만 아니라 의료비 지출도 줄어 국가 재정이 건실해지는 데도 큰 도움이 될 것이다.

저자가 이 원고를 집필하는 도중에 어머니께서 80세로 세상을 떠나시는 큰 슬픔을 당하였다. 평소 저자가 쓴 글들을 읽고 저자가 출연하는 방송을 보고 듣기를 좋아하셨는데 이 책의 출간을 보지 못하시고 말았다.

병석에 누워 계시면서 간병하시는 분들이나 문병오시는 분들에게 이 책이 나오면 선물로 주기로 하셨다며 언제 출간되는 지를 묻곤 하셨는데. 평생토록 오직 자식들을 위해 헌신하시고 자식 걱정에 노심초사하신 어머니 영전에 이 책을 올린다.

참고문헌

우리가 정말 알아야 할 우리 선비, 정옥자, 현암사, 2003
조선의 청백리, 이영춘 외, 가람기획, 2003
호걸이 되는 것은 바라지 않는다, 정민, 이홍식, 김영사, 2008
선비의 탄생, 김권섭, 다산초당, 2008
5백년 명문가, 지속경영의 비밀, 최효찬, 위즈덤하우스, 2008
그 세월 그 사람, 이전문, 사회발전연구소 출판부, 1986
인생의 참 스승 선비 2, 이용범, 도서출판 바움, 2004
향따라 여백 찾아가는 길, 곽의진, 도서출판 들녘, 2002
선비 소신과 처신의 삶, 정광호, 눌와, 2003
박규수 연구, 이완재, 집문당, 1999
나의 아버지 박지원, 박종채 지음, 박희병 옮김, 돌베개, 1998
조선을 구한 13인의 경제학자들, 한정주, 다산초당, 2008
인물로 읽는 한국 풍류사, 황원갑, 청아출판사, 2000
울고 싶지, 그래 울고 싶다, 신정일, 김영사, 2005
우암 송시열, 이종호, 일지사, 2000
가락국의 후예들, 김병기, 역사의 아침, 2008
양반나라 조선나라, 박홍갑, 가람기획, 2001
사대부 소대헌 호연재 부부의 한평생, 허경진, 푸른역사, 2003
선비답게 산다는 것, 안대회, 푸른역사, 2007
끝내 세상에 고개를 숙이지 않는다, 김학수, 삼우반, 2005
옛 그림 읽기의 즐거움 1, 2, 오주석, 솔, 1999, 2006
조선 사회사 연구, 송준호, 일조각, 1987
유배, 김만선, 갤리온, 2008
재미있게 간추린 한국 인물 탐사기 4, 5, 강만길, 오늘, 1996
다산 정약용 유배지에서 만나다, 박석무, 한길사, 2003
정약용과 그의 형제들, 이덕일, 김영사, 2004
역사 인물 이야기, 이이화, 역사비평사, 1989
엽기 조선왕조 실록, 이성주, 추수밭, 2006
조선사 쾌인쾌사, 이수광, 추수밭, 2009
조선 명인전 1, 2, 이은직, 일빛, 2005
5백년 내력의 명문가 이야기, 조용헌, 푸른역사, 2002
조용헌의 명문가, 조용헌, 랜덤하우스코리아, 2009
명문가 탐방 1, 2, 강정기, 도서출판 태봉, 2007
조선시대 생활사 연구 1, 2, 한국고문서학회, 역사비평사, 1996, 2000
조선왕조 5백년의 선비정신 상, 중, 하, 강효석, 화산문화, 1996
유머, 세상을 내편으로 만드는 힘, 송길원, 청림출판, 2005

조선시대 왕들은 어떻게 병을 고쳤을까, 강지천, 중앙생활사, 2007
식의들이 알려주는 생명의 음식 120, 정지천 외, 중앙생활사, 2008
대장부의 삶, 임유경, 역사의 아침, 2007
조선 선비들에게 배우는 마음챙김의 지혜 100, 윤홍식, 봉황동래, 2006
궁궐 밖의 역사, 성대중, 열린터, 2007
삼수갑산에서 거제도까지, 유경재, 푸른사상, 2005
과거 공부를 알아야 우리 교육이 보인다, 이원재, 문음사, 2001
요료법, 김기일, 아침나라, 2004
기적의 요료법, 편집부, 국일미디어, 1999
조선 후기 산림세력 연구, 우인수, 일조각, 1999
백사 이항복의 문학 연구, 이종건, 국학자료원, 2002
윤선도, 정은채, 건국대학교출판부, 1995
19세기 조선 생활과 사유의 변화를 엿보다, 주영하, 돌베개, 2005
역사 속의 유배지 답사기, 박진욱, 보고 싶은 책, 1998
나의 양반문화 탐방기, 윤학준, 길안사, 1994
회재 이언적, 이종호, 일지사, 2001
양반의 사생활, 하영휘, 푸른역사, 2008
미수 허목의 기행문학, 최강현, 신성출판사, 2001
고전문학의 향기를 찾아서, 정병헌, 돌베개, 2000
한국사 이야기 14, 15, 이이화, 한길사, 2001
한국의 차 문화 천년 1, 2, 송재소 외, 돌베개, 2009
추사와 그의 시대, 유봉학, 돌베개, 2002
조선을 뒤흔든 아버지와 아들, 이종호, 역사의 아침, 2008
허균 나는 나름대로 내 삶을 이루겠노라, 허경진, 1983
조선의 상식, 최남선, 두리미디어, 2007
조선의 문화공간, 이종묵, 휴머니스트, 2006
절망의 시대 선비는 무엇을 하는가, 허권수, 한길사, 2001

사진 제공 및 소장처

기관   * 성호 이익 초상화 : 성호기념관 제공
     * 성호사설 사진 : 성호기념관 제공
     * 정약용 초상화 : 다산유적지 제공
     * 다산 생가 사진 : 다산유적지 제공
     * 다산초당 정석 사진 : 강진군청 제공

* 우당 이회영 사진 : 우당기념관 제공
* 연암 초상 : 실학박물관 제공
* 임원경제지 사진 : 고려대학교 중앙도서관 제공
* 허목 초상화 : 수원화성박물관 제공
* 허준 초상화 : 허준박물관 제공
* 조헌 초상 : 우저서원 제공
* 동의보감 서문 사진 : 규장각한국학연구원 제공
* 동의보감 표지 사진 : 규장각한국학연구원 제공
* 자산어보 사진 : 규장각한국학연구원 제공
* 이항복 초상 : 서울대학교 박물관 제공
* 홍길동전 사진 : 국립중앙도서관
* 규합총서 사진 : 국립중앙도서관
* 서유구 초상 : 국립중앙도서관(임원경제지 內 사진)
* 활인심방 책 사진 : 한양대학교 중앙도서관, 백남학술정보관 제공
* 활인심방 그림 : 한양대학교 백남학술정보관 제공
* 도문대작 사진 : 연세대학교 중앙도서관, 학술정보원 제공
* 퇴계 이황 초상 : 문화콘텐츠닷컴 제공
* 마과회통 사진 : 장서각 제공
* 송시열 초상 : 국립중앙박물관 제공
* 칠백의총 사진 : 금산군청 제공
* 동계 고택 사진 : 거창군청 제공
* 제주 오현단 사진 : 제주시청 제공
* 초의선사 초상 : 초의선사유적지 제공
* 공재 윤두서 자화상 : 해남군 제공
* 동국여지도 사진 : 해남군 제공
* 녹우당 현판 & 전경 사진 : 해남군 제공
* 윤두서 고택 사진 : 해남군 제공

개인
* 도산서원 사진 : 윤정노 씨
* 남간정사 사진 : 박경원 씨
* 기국정 사진 : 박경원 씨
* 동춘당 고택 사진 : 황준철 씨
* 암서재 사진 : 김윤만 씨

* 사진을 제공해주신 분들 중 누락이 되신 분들은 추후 연락을 주시면 사진 사용에 대한 합당한 예우를 해드리겠습니다.